告别

糖尿病

饮食+理疗+中医调养

赵春杰　主编

U0201080

华龄出版社
HUALING PRESS

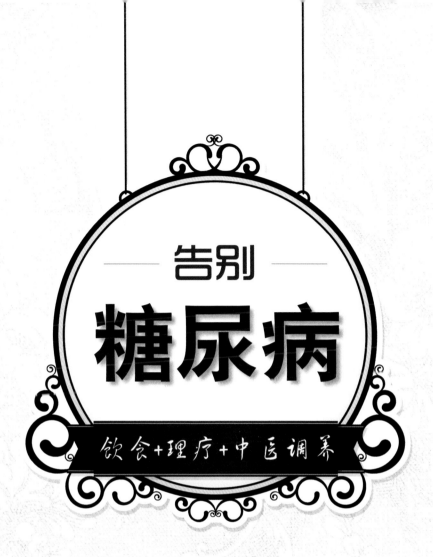

责任编辑：郑建军
责任印制：李未圻

图书在版编目（CIP）数据
告别糖尿病 / 赵春杰主编. -- 北京 : 华龄出版社，
2019.12
ISBN 978-7-5169-1593-6

Ⅰ. ①告… Ⅱ. ①赵… Ⅲ. ①糖尿病—中医治疗法
Ⅳ. ①R259.871

中国版本图书馆 CIP 数据核字（2019）第 298217 号

书　　名：告别糖尿病
作　　者：赵春杰

出 版 人：胡福君
出版发行：华龄出版社
地　　址：北京市东城区安定门外大街甲 57 号　　邮　　编：100011
电　　话：010-58122246　　传　　真：010-84049572
网　　址：http://www.hualingpress.com

印　　刷：北京彩虹伟业印刷有限公司
版　　次：2020 年 5 月第 1 版　　2020 年 5 月第 1 次印刷
开　　本：710×1000　1/16　　印　　张：14
字　　数：200 千字
定　　价：68.00 元

版权所有　翻印必究
本书如有破损、缺页、装订错误，请与本社联系调换。

目录

第一章 认识糖尿病

第二章 享受美味，平稳降血糖

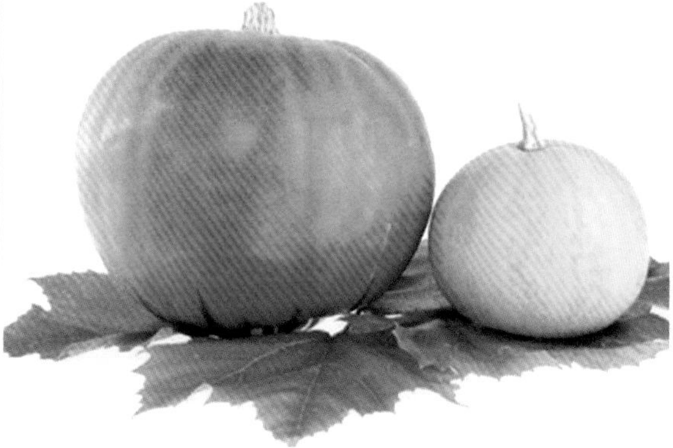

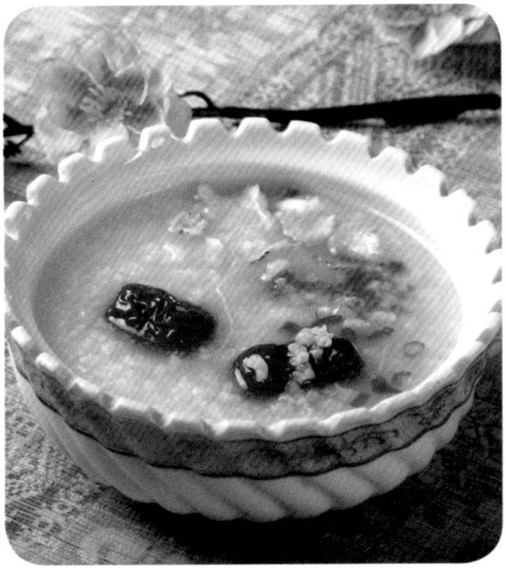

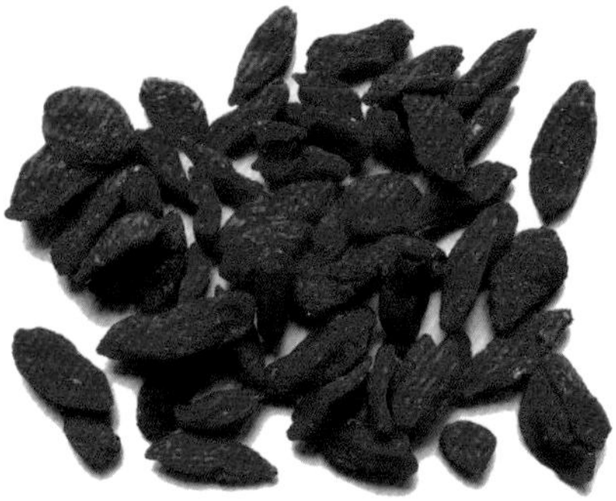

第三章　妙药奇方——祛除高血糖之患

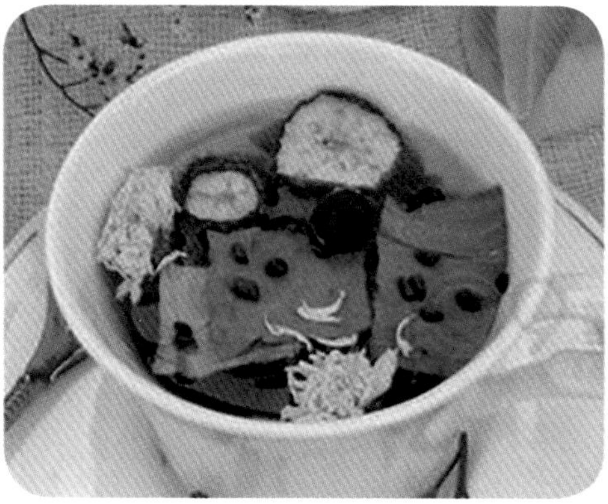

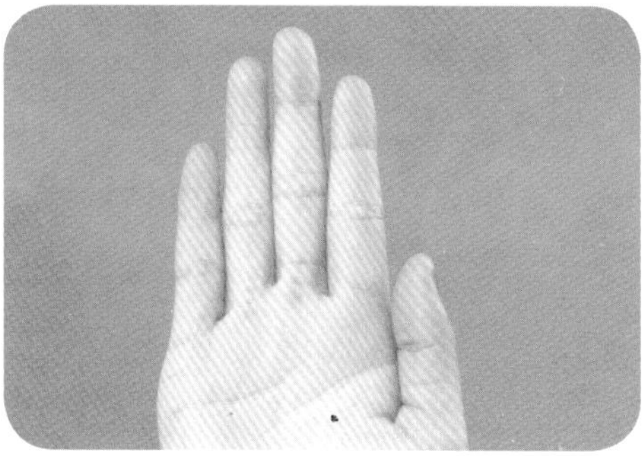

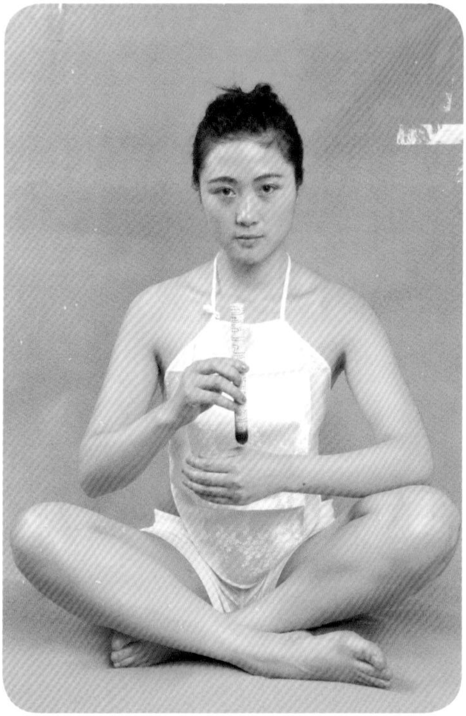

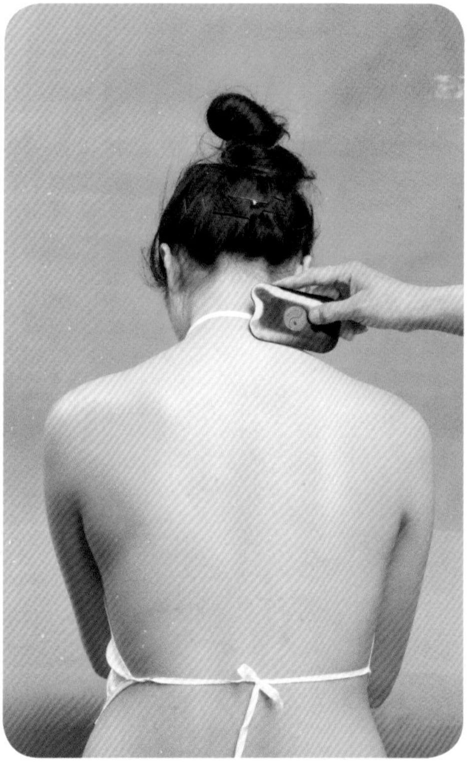

第二节　平衡血糖特效穴位

第五章 辨证理疗调理五大证型糖尿病

第一章

认识糖尿病

糖尿病正严重威胁人们的健康，它在人类十大死因中名列第四。但是，遗憾的是，大多数患者并不了解自己的病情，对糖尿病的认识也非常有限。俗话说："知己知彼，方能百战不殆。"要战胜糖尿病，就必须要先了解它。那么，就让我们来认识糖尿病吧。

什么是糖尿病

糖尿病的表现就是"血糖值偏高"。"血糖值"指的是"血液中葡萄糖的数值"。当血液中的葡萄糖浓度持续过高，即得了糖尿病。

定义

糖尿病是一组由遗传和环境等多种病因引起以慢性高血糖为特征的代谢性疾病群。由于胰岛素分泌相对或绝对不足；或胰岛素作用缺陷引起糖、蛋白质、脂肪、水和电解质等一系列代谢紊乱。持续高血糖是基本特征。久病可引起多系统损害，导致眼、肾、神经及心脑血管、下肢等器官的慢性并发症。病情严重或应激时可发生急性代谢紊乱如酮症酸中毒、高渗昏迷、乳酸性酸中毒而威胁生命，常易并发化脓性感染、尿路感染、肺结核等。

符合以下任何一个条件的人，可以诊断为糖尿病：

（1）有糖尿病"三多一少"等（多饮、多食、多尿、体重下降、皮肤瘙痒、视力模糊等急性代谢紊乱表现）症状者，同时一天中任一时间血糖≥ 11.1 毫摩尔 / 升（200 毫克 / 分升）；

（2）空腹血糖水平≥ 7.0 毫摩尔 / 升（126 毫克 / 分升）；

（3）口服葡萄糖耐量试验 2 小时血糖水平≥ 11.1 毫摩尔 / 升（200 毫克 / 分升）。

糖尿病的几种类型

糖尿病分为四大类，即 I 型糖尿病、II 型糖尿病、其他特殊类型和妊娠期糖尿病。

I 型糖尿病

I 型糖尿病患者有胰岛 β 细胞破坏，引起胰岛素绝对缺乏，有酮症酸中毒倾向。可发生于任何年龄，但多见于青少年。起病急，代谢紊乱症状明显，患者需注射胰岛素以维持生命。包括免疫介导和特发性两种亚型。免疫介导糖尿病常有一种或多种自身抗体存在，例如，胰岛细胞抗体（ICA）、胰岛素自身抗体（IAA）和谷氨酸脱羧酶 65（GAD65）抗体等。

II 型糖尿病

II 型糖尿病患者大部分超重或肥胖，也可发生于任何年龄，但多见于成年人。以胰岛素抵抗为主伴胰岛素分泌不足，或胰岛素分泌不足为主伴或不伴胰岛素抵抗。患者在疾病初期或甚至终生，其生存不需要胰岛素治疗。通常无酮症酸中毒倾向，但在感染等应激情况下，也可诱发酮症酸中毒。II 型糖尿病的遗传易感性较 I 型糖尿病强烈。由于高血糖发展缓慢，许多患者早期因无典型症状，未能引起足够注意，多年未发现糖尿病，但却有大血管和微血管病变的发生。

妊娠期糖尿病

妊娠期糖尿病指妊娠期初次发现任何程度的糖耐量受损（IGT）或糖尿病，原来已有糖尿病而现在合并妊娠者不包括在内。这一类型的临床重要性在于有效地处理高危妊娠，从而降低许多与之有关的围生期疾病的患病率和病死率。部分妇女在产后糖耐量恢复正常，但在产后 5 ～ 10 年仍然有发生糖尿病的高度危险性。

其他特殊类型糖尿病

此类型按病因及发病机制分为 8 种亚型，包括 1985 年 WHO 分类标准中所有继发性糖尿病，同时也包括已经明确病因和发病机制以及新近发现的特殊类型。

病因

遗传因素

I 型或 II 型糖尿病均存在明显的遗传异质性。糖尿病存在家族发病倾向，1/4 ～ 1/2 患者有糖尿病家族史。临床上至少有 60 种以上的遗传综合征可伴有糖尿病。I 型糖尿病有多个 DNA 位点参与发病，其中以 HLA 抗原基因中 DQ 位点多态性关系最为密切。在 II 型糖尿病已发现多种明确的基因突变，如胰岛素基因、胰岛素受体基因、葡萄糖激酶基因、线粒体基因等。

环境因素

进食过多，体力活动减少导致的肥胖是 II 型糖尿病最主要的环境因素，使具有 II 型糖尿病遗传易感性的个体容易发病。I 型糖尿病患者存在免疫系统异常，在某些病毒如柯萨奇病毒、风疹病毒、腮腺病毒等感染后导致自身免疫反应，破坏胰岛 β 细胞。

糖尿病对人体的危害

目前，糖尿病已成为第三大严重危害人类健康的疾病，也是全世界非常关注的问题之一。据有关调查发现，我国的糖尿病是最早、最多，也是最严重的。而且病程较长的在不同程度上都存有并发症。那么糖尿病对人体有什么危害呢？

糖尿病对心脑血管的危害

糖尿病致命性并发症就是对心脑血管的危害。主要体现在主动脉、脑动脉粥样硬化和广泛小血管内皮增生及毛细血管基膜增厚的微血管糖尿病病变。由于血糖升高的原因，从而形成高血糖、高血脂、高血压，导致糖尿病心脑血管病发病率和死亡率逐步上升。而心脑血管病包括冠心病、脑出血和糖尿病心力衰竭、心律失常等。糖尿病患者心脑血管病并发率和病死率为非糖尿病患者的 3.5 倍，是 II 型糖尿病最主要的死亡原因。

糖尿病对肾脏的危害

由于血糖、血压及血脂异常升高的原因，促进了糖尿肾病的发生和发展，可导致肾功能衰竭，同时也是II型糖尿病最重要的死亡原因之一。

糖尿病对周围血管的危害

糖尿病对周围血管主要以肢动脉为主，糖尿病患者由于血糖升高的原因，可引起周围血管发生病变，引发局部组织对损伤因素的敏感性降低。临床表现为下肢疼痛、溃烂，供血不足而引发肢端坏死，如果出现这种情况，可导致残废，甚至会截肢。

糖尿病对神经的危害

神经病变是糖尿病慢性并发症之一，是导致糖尿病致死、致残的重要因素。糖尿病神经病变最常见为周围神经病变和自主神经病变。周围神经病变主要体现在四肢末梢麻木、冰冷刺痛等；而自主神经病变主要体现在无汗、少汗或者多汗等。

糖尿病对眼球的危害

糖尿病患者除动脉硬化、高血压视网膜病变及老年性白内障外，糖尿病视网膜病与糖尿病性白内障为糖尿病危害眼球的主要表现。轻者视力下降，重者可引起失明。在美国，糖尿病是20岁以上患者失明的最主要原因。另外，糖尿病还能引起青光眼及其他眼病。

糖尿病对物质代谢的危害

主要是由于糖尿病患者胰岛素相对或绝对缺乏，引起糖代谢严重紊乱，脂肪及蛋白质分解加速，酮体大量产生，组织未能及时氧化，肺及肾也未及时调节排出酮体，血酮浓度明显增高，出现酮症酸中毒和高渗性非酮症昏迷，病死率极高，需紧急救治。

感染

常见有皮肤感染反复发生，有时可酿成败血症；霉菌性阴道炎引起的外阴瘙痒、甲癣、足癣、泌尿道感染（肾炎和膀胱炎），另外，容易染上肺结核，一旦得病，蔓延广泛，易成空洞，发病率比正常人高5倍。

根据调查还得出，我国是糖尿病并发症发生最早、最多，且最严重的国家。糖尿病患病10年以上的患者，78%以上的人都有不同程度的并发症，预防、治疗糖尿病成为我国医疗事业建设不可或缺的一部分。

哪些人易患糖尿病

有糖尿病家族史的人

父母、子女或兄弟姐妹中有患糖尿病者，即为有糖尿病家族史。II型糖尿病患者中1/3的后代将表现为糖尿病或糖耐量异常；双亲患有II型糖尿病，估计其后代达60岁时，糖尿病发生率约为50%，另有12%伴糖耐量减低；母亲患糖尿病的遗传倾向高于父亲；有糖尿病的父母所生子女，糖尿病的发生年龄早于无糖尿病的父母所生子女。

高血压和血脂异常者

糖尿病常常是一手牵着高血压，一手拉着血脂异常来影响人体，它们已是糖尿病最常见的并发症，同时又是患糖尿病的危险因素，因为这些疾病都有胰岛素抵抗，同属于代谢综合征。

吸烟者

吸烟可以使多个器官受损，特别是心血管系统。而糖尿病患者吸烟对已发生心血管并发症的人来说，那是雪上加霜，有害无益。

缺乏运动者

运动除了消耗热量、减轻肥胖外，还可以增加胰岛素的敏感性，因此，缺乏运动者是糖尿病瞄准的一个对象。

中老年人

人到中年生活工作压力加大，精神紧张，而生活条件改善，摄取热量较多，运动量减少，热量消耗降低；另外，人到中年以后，各种脏器渐渐老化，细胞功能逐渐衰退等，使得这部分人容易患糖尿病。年龄 40 岁以上就应该每年检查尿糖、糖耐量、血糖、血脂、血压等，这对糖尿病的早期发现很重要。

肥胖者

II 型糖尿病发生的危险性与肥胖呈正相关，肥胖的病程越长，程度越重，患糖尿病的危险就越高，尤其是腹型肥胖（男性腰围≥ 90 厘米，女性腰围≥ 80 厘米）患 II 型糖尿病的危险性更大。根据中国工程院院士项坤三等人的研究表明，内脏型肥胖是导致 II 型糖尿病的最主要原因之一。一般来说，肥胖体重指数在 25 以上的成年人才容易患内脏型肥胖，但有 14% 左右的非肥胖中国成年人，也患有内脏型肥胖，中国人的脂肪容易在内脏周围存积，因此更容易得 II 型糖尿病。肥胖造成胰岛素抵抗，胰岛素抵抗容易造成胰岛素过多地分泌，胰岛素过多分泌不可能持续很长时间，胰岛细胞最后会不堪重负而发生功能衰竭，引发糖尿病。

高热量饮食习惯的人

摄入高热量及结构不合理的膳食而体力活动不足，易导致肥胖及降低胰岛素敏感性，可促进糖尿病的发生。

食用过多糖类和淀粉的人

糖尿病本质是糖代谢功能失调，如果日常饮食当中过量摄入糖类和淀粉类的物质，人体又无法正常消耗，过量的无法代谢，最终导致病理性的代谢失调。事实上日常饮食清淡，少吃淀粉类，如土豆、玉米、大米、精面粉的人一般不会得糖尿病。

不明原因的疲劳的人

典型的“三多一少”，即多饮，多尿，多食和体重减轻症状并不多见，而疲劳症状在休息后不能缓解，是糖尿病患者最早出现，也是最多的临床表现。

糖尿病的症状

1. 典型症状：三多一少症状，即多尿、多饮、多食和消瘦。

多食：由于大量尿糖丢失，如每日失糖500克以上，机体处于半饥饿状态，能量缺乏需要补充引起食欲亢进，食量增加。同时又因高血糖刺激胰岛素分泌，因而患者易产生饥饿感，食欲亢进，老有吃不饱的感觉，甚至每天吃五六次饭，主食达1～1.5公斤，副食也比正常人明显增多，还不能满足食欲。

多饮：由于多尿，水分丢失过多，发生细胞内脱水，刺激口渴中枢，出现烦渴多饮，饮水量和饮水次数都增多，以此补充水分。排尿越多，饮水也越多，形成正比关系。

多尿：尿量增多，每昼夜尿量达3000～5000毫升，最高可达10000毫升以上。排尿次数也增多，1～2小时就可能小便1次，有的患者甚至每昼夜可达30余次。糖尿病患者血糖浓度增高，体内不能被充分利用，特别是肾小球滤出而不能完全被肾小管重吸收，以致形成渗透性利尿，出现多尿。血糖越高，排出的尿糖越多，尿量也越多。

体重减少：由于胰岛素不足，机体不能充分利用葡萄糖，使脂肪和蛋白质分解加速来补充能量和热量。其结果使体内碳水化合物、脂肪及蛋白质被大量消耗，再加上水分的丢失，患者体重减轻、形体消瘦，严重者体重可下降数十斤，以致疲乏无力，精神不振。同样，病程时间越长，血糖越高；病情越重，消瘦也就越明显。

2. 不典型症状：一些II型糖尿病患者症状不典型，仅有头昏、乏力等，甚至无症状。有的发病早期或糖尿病发病前阶段，可出现午餐或晚餐前低血糖症状。

3. 急性并发症的表现：在应激等情况下病情加重。可出现食欲减退、恶心、呕吐、腹痛，多尿加重，头晕、嗜睡、视物模糊、呼吸困难、昏迷等。

早期症状

1. 糖尿病有一定的遗传倾向，如果父母有一人患糖尿病，其子女发病率比普通人高2.5倍。

医学家认为，糖尿病患者的视网膜及晶状体病变很早就已发生，因此对患有白内障、青光眼等眼病的人要注意检查是否患糖尿病；经常饥饿，常有空腹感、乏力，查不出其他原因的排尿困难者，都应及时检查是否患糖尿病。

2. 反复发生低血糖　早期糖尿病患者，也能分泌一定量的胰岛素，但分泌过程缓慢，当血糖高峰已经过去，胰岛素分泌才达到高峰。而这恰恰是血糖浓度降低的时候，于是会出现低血糖，表现出饥饿感、心悸、流汗等。

因此，反复发生低血糖者，应警惕是否患了糖尿病。

3. 皮肤病变　皮肤病变是潜伏着的糖尿病在体外唯一的明显症状，除糖尿病早期可同时存在皮肤病变外，也可能是糖尿病继发或反复发生各种感染性或非感染性皮肤病。主要表现为毛囊炎、疖、痈、癣症以及丘疹、水疱、脱屑、浸渍、糜烂等。约有 30% ～ 40% 的患者会发生周身皮肤瘙痒，同时伴有皮肤干燥、色素沉着、脂溢性皮炎等。

4. 难于控制的肺结核　糖尿病患者并发肺结核比正常人多 3 ～ 5 倍，这是由于糖尿病患者的抵抗力差，高糖环境更有利于结核菌的生长繁殖，药物治疗效果也不显著，症状难以控制。尤其是中老年人患肺结核久治不愈，更应考虑并发糖尿病的可能。

5. 多发性周围神经病变　早期表现为对称性远端感觉障碍，下肢比上肢重，双下肢发麻，伴有刺痛或烧灼感、蚁行感；有的手足疼痛，夜间加重，甚至盖棉被，接触衣服也会引起疼痛；手足皮肤色素变深，指甲变厚；因颅神经发生病变而出现眼球运动障碍，眼后或眼球上方疼痛，面神经麻痹或神经性耳聋。

晚期症状

糖尿病的晚期症状主要有：失水、营养不良、继发感染，及心血管、神经、肾脏、眼部等并发症而出现各种体征。肝脏可肿大。

此外，昏睡是糖尿病的晚期症状中较为严重的症状，但是昏睡不能代表患者已经进入了糖尿病晚期。有的患者在初期就有昏睡症状，尤其是年轻人最多。引起昏睡时，会有作呕、呕吐、感到腹痛等消化系统的症状，所以容易被误认为急性阑尾炎。

以初期症状来说，饭后约 3 ～ 5 个小时会出现低血糖症状，四肢无力，思考力降低，冒汗，有异常感，手指颤抖。有时饭后血糖值会升高，一段时间后又会异常降低，然后发生上述症状。

糖尿病的并发症

糖尿病肾病

糖尿病肾病是糖尿病患者最重要的并发症之一。我国的发病率亦呈上升趋势，目前已成为终末期肾脏病的第二位原因，仅次于各种肾小球肾炎。由于其存在复杂的代谢紊乱，一旦发展到终末期肾脏病，往往比其他肾脏疾病的治疗更加棘手。但积极适当地干预措施能明显减少和延缓糖尿病肾病的发生，尤其在病程早期干预治疗效果甚佳。

糖尿病眼部并发症

糖尿病性视网膜病变　是糖尿病性微血管病变中最重要的表现，是一种具有特异性改变的眼底病变，是糖尿病的严重并发症之一。临床上根据是否出现视网膜新生血管为标志，将没有视网膜新生血管形成的糖尿病性视网膜病变称为非增殖性糖尿病性视网膜病变（或称单纯型或背景型），而将有视网膜新生血管形成的糖尿病性视网膜病变称为增殖性糖尿病性视网膜病变。

与糖尿病相关的葡萄膜炎大致上有以下 4 种情况：①与糖尿病本身相关的葡萄膜炎；②感染性葡萄膜炎，糖尿病患者发生内源性感染性眼内炎的机会较正常人明显增加；③伴有一些特定的葡萄膜炎类型，但不知二者是偶然的巧合，抑或是有内在的联系；④内眼手术后的感染性眼内炎或无菌性眼内炎。多发生于中年人和老年人糖尿病患者。

糖尿病性白内障　发生在血糖没有很好控制的青少年糖尿病患者。多为双眼发病，发展迅速，甚至可于数天、数周或数月内发展为完全混浊。

糖尿病足

足部是糖尿病这个多系统疾病的一个复杂的靶器官。糖尿病患者因周围神经病变与外周血管疾病合并过高的机械压力，可引起足部软组织及骨关节系统的破坏与畸形形成，进而引发一系列足部问题，从轻度的神经症状到严重的溃疡、感染、血管疾病、关节病和神经病变性骨折。实际上类似的病理改变也可以发生在上肢、面部和躯干上，不过糖尿病足的发生率明显高于其他部位。

糖尿病心血管并发症

包括心脏和大血管上的微血管病变、心肌病变、心脏自主神经病变，是引起糖尿病患者死亡的首要病因。冠心病是糖尿病的主要大血管并发症，研究显示，糖尿病患者冠心病的死亡风险比非糖尿病患者高 3 ～ 5 倍。其病理机制是动脉粥样硬化，高血糖、高收缩压、高胆固醇、低密度脂蛋白增高、高密度脂蛋白下降、吸烟、家族史均是其发病的危险因素。

糖尿病性脑血管病

糖尿病性脑血管病是指由糖尿病所引起的颅内大血管和微血管病变，据统计，II 型糖尿病患者有 20% ～ 40% 会发生脑血管病，主要表现为脑动脉硬化、缺血性脑血管病、脑出血、脑萎缩等，是糖尿病患者的主要死亡原因之一。

糖尿病神经病变

糖尿病神经病变最常见的类型是慢性远端对称性感觉运动性多发神经病变，即糖尿病周围神经病变，发病率很高，部分患者在新诊断为糖尿病时就已经存在周围神经病变了，遗憾的是在治疗上，尤其是在根治糖尿病神经病变方面相当困难，所以其重点还在于预防其发生和控制发展。

糖尿病并发症对照表

受累的组织或器官	发生的变化	并发症
血管	动脉粥样硬化斑块形成并阻塞心脏、大脑、下肢及阴茎的大、中型动脉。小血管壁受损，以致血管不能正常输送氧气，并可能发生渗漏	循环不良导致伤口愈合差，可能导致心脏病、卒中、手足坏疽、阳痿及感染
眼睛	视网膜的小血管受损	视力下降，最终可能失明
肾脏	肾脏的血管变厚；蛋白漏入尿中；血液不能正常滤过	肾脏功能减退；肾衰竭
神经	由于葡萄糖代谢异常及血液供应不足导致神经病变	一侧下肢突然或逐渐无力；手足感觉减退，刺痛、疼痛；神经的慢性损害
自主神经系统	调控血压及消化过程的神经受损	血压波动；吞咽困难及消化道功能改变，伴有腹泻
皮肤	皮肤的血供差，感觉丧失，导致重复受伤	溃疡、深部的感染（糖尿病溃疡）；愈合差
血液	白细胞功能受损	对感染的抵抗力差，尤其是易患尿路及皮肤感染
结缔组织	葡萄糖代谢异常，导致组织增生或挛缩	腕管综合征；杜普伊特伦挛缩（掌挛缩病）

如何预防糖尿病

虽然糖尿病已经成为危害现代人健康的高发病之一，但其实它是可以预防的，需要把好以下这三道防线。

一级预防是树立正确的进食观，采取合理的生活方式。糖尿病的发生虽存在一定的遗传因素，但生活因素和环境因素也很重要。过度摄入热量、营养过剩、肥胖、缺少运动是发病的主要原因。摄入适当热量，低糖、低盐、低脂、高纤维、维生素充足，是最佳的饮食原则。

二级预防是定期测量血糖，以尽早发现无症状性的糖尿病。中老年人应该将血糖测定列入常规的体检项目，即使一次血糖测定正常，仍要定期测定。凡有皮肤感觉异常、性功能减退、视力不佳、多尿、白内障等，更要及时去测定血糖和仔细鉴别，以尽早诊断，争得早期治疗的宝贵时间，避免并发症的发生。

三级预防是糖尿病患者很容易并发其他慢性病，患者多因并发症而危及生命。因此，要对糖尿病慢性并发症加强监测，因为早期诊断和早期治疗，减少并发症造成的危害，能使患者过上正常人的生活。如何正确自测血糖？首先注意血糖仪的各种提示信号，并保证操作前有充足的电量。然后调整好血糖仪代码，使之与试纸代码相同。每次自测时，都要察看试纸表面有无受潮或受其他污染，切忌用手触摸试纸条表面。采血前先用温水或中性肥皂洗净双手，反复揉搓准备采血的手指，直至血量丰富。然后用75% 的酒精消毒指腹，待酒精挥发完后再扎手指。将一滴饱满的血吸入试纸的吸血槽中，将试纸插入血糖仪中等待结果即可。需要注意的是，将血吸到试纸上后不要再追加吸血，否则会使测试结果不准确。

糖尿病与遗传因素密切相关，是一种遗传性疾病，但遗传的并不是疾病本身，而是容易发生糖尿病的体质。在糖尿病家族中，糖尿病患者越多，其他成员患糖尿病的风险就越高。有资料表明，父母亲都是糖尿病患者，其子女得病的概率超过 50%；若父母亲中只有一方患糖尿病，则子女得病的概率为 20% ～ 30%。虽然目前尚无根治糖尿病的方法，但通过多种治疗手段可以控制好糖尿病，即便是有糖尿病史的家庭，只要掌握了糖尿病的发病规律，采取积极的预防措施，也能避免糖尿病的发生。

我们知道，糖尿病的发病除了遗传因素外，主要在于环境因素的诱发。所以，有糖尿病家族史的人要想不得糖尿病，就要注意克服环境因素的影响。

首先要避免肥胖。体重超重或肥胖者得糖尿病的概率要比体重正常的人高数倍。基于以上原因，有糖尿病家族史的人要想不得糖尿病，必须调整饮食结构，改变饮食的不良习惯，加强体育锻炼，避免体重超重或肥胖。

其次要调节情绪，保持良好的心态。

最后，如果你有糖尿病家族史，要想早发现糖尿病，不仅要注意监测血糖，还要尽早做胰岛素受体结合率检测，提前发现糖尿病的倾向，及时采取干预措施，有效避免糖尿病的发生。

合理控制血糖水平是关键

控制血糖的方法有哪些？血糖波动会影响患者短期的生活，长期来说会引起多种并发症。因此保持血糖稳定是糖尿病患者最重要的事，那么，控制血糖的方法有哪些呢？怎样把血糖降下来？

控制总热量

糖尿病的饮食中比较关键的是要控制摄取的食物总量，来维持患者的体重在一定的范围里，尽量不要导致营养不良的情况。一般老年人，每日摄入热量在 1500 ～ 1800 千卡，胖人宜减少到 1200 ～ 1500 千卡。其中碳水化合物占总热量 60% 左右，相当于主食 300 ～ 400 克。粗杂粮中的糖类分解较缓慢，适于糖尿病患者。

多食蔬菜

生姜能够缓解血糖升高，促进脂肪细胞增多，脂肪细胞则可吸入血液中的葡萄糖成分，从而起到降低血糖值的效果。胡萝卜有降血压、降血糖、消炎和抗过敏的作用。芹菜有散瘀、消肿、解毒、降血糖、降血压的功能；蘑菇安神、降血压、降血糖、开胃，消瘦的糖尿病患者宜多食用。冬瓜能治糖尿病消肿。洋葱适用于糖尿病并发症动脉硬化患者食用。

吃鱼降血糖

鱼比猪、羊、牛肉好，鱼类机体中含有一种脂肪酸，它可以保护人体处理葡萄糖免受影响，每天吃 30 克即可，可以防止发生糖尿病。选含硒的食物，硒是糖尿病的克星，糖尿病患者体内普遍缺硒，其中血液的硒含量明显低于健康人，硒可以消除体内的垃圾——自由基，防止一些糖尿病并发症的发生，含硒的食物有鱼、香菇、芝麻、大蒜等，能降血糖并改善糖尿病症状。

餐后散步

糖尿病患者在每餐后半小时行走 5000 步，日复一日，就能使血糖保持正常或接近正常水平，餐后行走不仅能促使血液中的葡萄糖迅速进入肌肉和其他组织，加速糖的氧化、利用过程，而且可以减轻或消除胰岛素的抵抗现象，使居高不下的血糖很快降下来。

增加活动量

II 型糖尿病患者通过加强锻炼一般都会得到更好的血糖控制。即使是很简单的运动，如每天步行20分钟，只要能坚持下去，就可以有效地改善胰岛素抵抗和减轻体重。研究证实，经过合理的运动锻炼，糖尿病患者确实可以减少降糖药的用量，甚至可以完全脱离药物治疗。

必要时使用药物

只有当自己的血糖不能通过生活方式控制时，才需要药物的帮助。一般情况下，如果能通过饮食和运动达到控制血糖的目的，就不需要用药物，药都是有毒性的，长期使用避免不了一些副作用。选择药物时要根据自己身体情况选择，比如说肝肾功能不全的患者最好不要选择经过肝肾代谢的药物。必要时采用胰岛素。

积极治疗其他疾病（如感冒、感染等）

感冒、感染等问题都会引起体内肾上腺素的增多，这将会导致血糖的升高。尽管这种变化是机体对抗疾病的一种生理反应，但却不利于您的血糖控制。因此，虽然在这种情况下您的胃口不好，吃的较少，仍然需要继续用药来控制血糖，有时甚至还需要增加药物的用量。在患病期间，具体该怎样办，您需要去征求医生的建议。

自我放松与情绪调节

放松运动（如深呼吸、配合着轻松舒缓的音乐来松弛肌肉等等）可以帮助缓解压力，使降糖治疗更有效。学会调节情绪，增强自我效能感（人们对自己是否能够成功地进行某一行为的主观判断），从而克服患病后的恐惧、消极等不良心态，同样有助于血糖的控制。

血糖的正常值

1. 空腹血糖正常值

①一般空腹全血血糖为3.9～6.1毫摩尔/升（70～110毫克/分升），血浆血糖为3.9～6.9毫摩尔/升（70～125毫克/分升）。

②空腹全血血糖≥6.7毫摩尔/升（120毫克/分升）、血浆血糖≥7.8毫摩尔/升（140毫克/分升），2次重复测定可诊断为糖尿病。

③当空腹全血血糖在5.6毫摩尔/升（100毫克/分升）以上，血浆血糖在6.4毫摩尔/升（115毫克/分升）以上，应做糖耐量试验。

④当空腹全血血糖超过11.1毫摩尔/升（200毫克/分升）时，表示胰岛素分泌极少或缺乏。因此，空腹血糖显著增高时，不必进行其他检查，即可诊断为糖尿病。

2. 餐后血糖正常值

①餐后1小时：血糖6.7～9.4毫摩尔/升，最多也不超过11.1毫摩尔/升（200毫克/分升）。

②餐后2小时：血糖≤7.8毫摩尔/升。

③餐后3小时：第3小时后恢复

正常，各次尿糖均为阴性。

3. 孕妇血糖正常值

①孕妇空腹不超过5.1毫摩尔/升。

②孕妇餐后1小时：餐后1小时血糖值一般用于检测孕妇糖尿病检测中，权威数据表明孕妇餐后1小时不得超过10.0毫摩尔/升才是血糖的正常水平。

③孕妇餐后2小时：餐后正常血糖值一般规定不得超过11.1毫摩尔/升，而孕妇餐后2小时正常血糖值规定不得超过8.5毫摩尔/升。

认清糖尿病的误区

误区一：吃糖太多引发糖尿病。

迄今为止，没有任何科学证据表明，吃糖多会得糖尿病。糖尿病的发生原因极为复杂，涉及遗传、感染、基因变异、环境、饮食等因素，至今未被医学界完整清晰地阐明。因此，不可将糖尿病与吃糖太多简单地画等号。

误区二：肥胖引发糖尿病。

体重指数（BMI）超过25只是引发糖尿病的诸多危险因素之一。有很多体重超重的人身体完全健康，一些体重正常的人却得了糖尿病。

误区三：糖尿病是老年病，与我无关。

60%年轻人认为糖尿病与年轻人无关，认为它纯粹就是老年病。事实上，糖尿病并不是老年人的专利。近年日本的统计资料显示，在新诊的青少年糖尿病中II型糖尿病的比例竟高达80%。出现这种情况主要与青少年中超重和肥胖患者日益增多，高脂肪、高热量饮食和体力运动减少有很大关系。因此，年龄并不是避免糖尿病的有效武器。

误区四：亲戚（有血缘关系）患有糖尿病，与我无关。

认为亲戚患有糖尿病并不会提高自己患糖尿病的几率。这个观点也不正确，因为有糖尿病家族史的人是糖尿病高危人群之一，他们的患病几率比一般人要高。

误区五：身体没有任何异样，不可能患糖尿病。

多数人不知道糖尿病的症状表现，更不知道很多糖尿病其实没有症状表现，因此他们认为身体没有不适，就不可能患有糖尿病。一般说来，患糖尿病的典型症状是“三多一少”，即吃得多、喝得多、尿多，但人很瘦。不过，在实际中，多数II型糖尿病患者起病隐匿，很多人都是等有了并发症，如视力急剧下降、容易感染、性功能障碍等，到医院其他科室看病，等检测出血糖才知道患有糖尿病。

误区六：糖尿病很恐怖或糖尿病没什么大不了。

一些人对待糖尿病会出现两种极

端，一种是超级重视以至产生恐惧，另一种是超级不重视以至蔑视，其实这两种态度都是看待糖尿病的大忌。因为糖尿病完全可以很好控制，因此患病的人没必要增加自己的心理负担，不患病的人也不要用异样的眼光看待别人；不过，一旦你完全忽视糖尿病，它就会随着你毫无控制的不良生活方式而缠上你。因此，对待糖尿病最好的方法就是：在战略上蔑视它，在战术上重视它。

误区七：糖尿病可根治。

糖尿病病因目前还未完全明确，糖尿病无法根治，是一种需要终生控制的慢性疾病。有些病友确实在糖尿病发病早期，可以仅凭饮食和运动、生活方式干预或较少量的药物让血糖控制在正常范围内，但这并不等于糖尿病已经被治好了，应继续保持健康的生活方式。建议长期用药，切忌擅自停药，否则高血糖必然卷土重来，导致病情恶化。如果出现随病程发展，胰岛细胞功能逐渐减退，血糖会出现波动，则需遵医嘱调整用药方案。

误区八：使用胰岛素会成瘾。

胰岛素是正常人体内存在的降糖激素，糖尿病正是由于胰岛素分泌不足或作用被抵抗等因素而产生的疾病。事实上，注射胰岛素治疗糖尿病，是糖尿病药物治疗中副作用最小的生理性疗法，根本不存在成瘾的问题。部分患者打胰岛素后真的撤不下来了，也并不是对胰岛素产生了依赖，而是他们的病情需要长期的胰岛素治疗。例如，有的患者并发症严重，不打胰岛素就无法有效延缓这些并发症的发展；有的患者胰岛功能已经衰竭，胰岛素分泌严重不足，不打胰岛素就无法理想控制血糖。当然很多糖尿病患者，使用胰岛素治疗一段时间，血糖控制理想后，配合饮食、运动、生活方式干预，可以逐渐减少胰岛素用量，改用相对方便的口服药治疗。

误区九：根据他人经验用药。

降糖药的选择因人而异，不同个体、不同阶段身体状况都有不同，要考虑如疗效、心血管安全性、年龄、肝肾功能、低血糖风险、是否怀孕等因素，应在医生指导下正确使用，切忌自作主张、看心情吃药。

误区十：吃“无糖食品”最好。

糖尿病患者在饮食控制上切忌“极左极右”，特别需要警惕的就是“无糖食品”。“无糖食品”这个名称容易让人以为它对血糖无影响，但事实上，几乎所有的食物种类，如碳水化合物、蛋白质、油脂等都会产生热量而影响血糖。所谓“无糖食品”指的仅是不含蔗糖的食品，而并不是没有热量的食品。目前市场上的“无糖食品”大都是无糖的糕点、饼干、奶粉、麦片、八宝粥等，成分多是碳水化合物，如果摄入过多，同样会导致血糖升高。

归根结底，控制饮食，控制的是总热量。糖尿病患者无论是吃主食、副食、水果还是所谓的“无糖食品”都要考量它所含的热量，做到合理配餐，平衡膳食。

糖尿病失控的信号

血糖失控在全身都有信号，神经、血管及气管都会有，导致多种糖尿病并发症。

视力变化

糖尿病患者有时可能会发生视力模糊，阅读困难，晚上看灯出现光环等现象。血糖过高容易造成视力模糊，看东西出现黑点或者闪光等问题。另外，从黑暗处到较亮处时，糖友眼睛需要更长时间加以调节。

听力丧失

耳朵中很多细小血管及神经对听力过程起到关键作用。高血糖会损伤这些血管和神经，使糖友听力丧失风险比普通人高两倍。

牙龈出血

除了出血之外，高血糖还会导致牙龈萎缩及出现严重牙周病的症状。久拖不治，则容易导致牙齿脱落。牙龈炎会导致血糖更难控制，从而形成恶性循环。

口腔干燥或溃疡

高血糖会导致口干舌燥，更容易发生口腔疼痛、溃疡、炎症和龋齿。勤刷牙和每半年看一次牙医，有助于防止与糖尿病有关的口腔疾病。另外，戒烟和定期清洁假牙也非常重要。

头晕眼花

血糖过高容易造成起身站立速度太快时感到有昏晕感，心动过速。这些情况可能会突然发生，或者同时伴有呼吸急促、胸闷、说话不清或视力丧失。这时心脏或大脑供血可能减少或受阻。应立即求助或拨打急救电话，及时就医。

四肢刺痛或麻木

神经损伤会扰乱四肢与大脑之间的神经传递信号。血糖过高容易造成手脚针刺感或麻木，走路时感到脚痛。腿部和脚部肌肉力量减弱，站立不稳。

手脚经常疼痛

受损神经会传递混乱的信号，造成身体反应与外界刺激难以同步。很轻柔的毛毯碰到脚都可能会产生疼痛感，夜间疼痛更明显。另外，糖友会感觉手脚极热或极冷，或者感觉像戴了手套和穿了袜子。

腿部痉挛或疼痛

高血糖会让血液循环不良，这会导致糖友走路或者进行其他身体活动时发生小腿、大腿或臀部疼痛。休息后，疼痛感减轻。建议将此症状告诉医生，

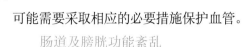

可能需要采取相应的必要措施保护血管。

肠道及膀胱功能紊乱

高血糖损伤膀胱神经后，患者难以识别何时该小便，导致憋尿，从而让膀胱炎频发。如果肠道神经持续受损则容易导致便秘和腹泻。胃部消化食物能力也会大大削弱，导致呕吐和腹胀。

出汗异常

血糖过高容易导致一些患者出汗更频繁，夜间或吃饭时尤其严重。但是，有些患者则完全不出汗，即使在大热天也很少出汗。另外，检查一下脚底，如果皮肤很干燥，说明汗腺功能出现异常。

性生活困难

血糖过高容易导致男性勃起困难或勃起时间过短，女性阴道干涩、性唤起困难、难以达到性高潮。因此，出现性问题，也要查血糖。

皮肤干燥或瘙痒

血糖过高时，体液相对较少，易导致皮肤干燥和瘙痒。皮肤裂口易造成细菌侵入皮肤，导致感染愈合缓慢。其他症状包括：皮肤出现黑色斑点、水疱、皮疹、鳞状脱屑或豌豆大小硬块。皮肤局部还会出现僵硬、蜡状、发凉或无毛等现象。

这 12 种信号中，有很多都是高血糖造成的神经病变所引起。木丹颗粒便是一种专门针对糖尿病出现的四肢麻木疼痛、手脚经常疼痛、出汗异常、皮肤干燥或瘙痒等症状治疗的创新药物，缓解糖尿病患者的痛苦，因此，早防早治，阻止疾病的发展是关键。

防治糖尿病的营养攻略

合理摄取三大营养成分，保持营养均衡

虽然糖尿病患者饮食控制十分重要，但三大基本营养物质糖尿病患者仍然应该按需摄取。

蛋白质

蛋白质具有多方面的重要的生理功能，是人体所需的最重要的营养素之一，可以说，蛋白质是生命的基础，没有蛋白质就没有生命。

在蛋白质摄入不足的时候，体内的蛋白质分解增加，合成减少，部分的蛋白质会用来补充热能。在这种情况下，青少年患者会出现生长发育不良，成人患者会出现消瘦、营养不良、贫血、抵抗力下降、易感染等情况。因此，对于糖尿病患者来说，保证足够的蛋白质摄入量是非常重要的。

成人糖尿病患者，蛋白质的需要量是每千克理想体重 1 克。例如，如果患者的理想体重为 60 千克，则每日需要蛋白质 60 克。消瘦的患者每千克理想体重的蛋白质摄入量应在 1.2 克

左右。儿童糖尿病患者，蛋白质提供的热能应占总热能的15%～20%。糖尿病患者妊娠后4个月，蛋白质的摄入量应比一般成人每日增加15～25克，以保证胎儿生长发育的需要。

鲜奶和奶制品、瘦肉、鱼类和水产品、禽类、大豆及豆制品等，在每日的食谱中应适量摄入这些富含蛋白质的食物，以保证机体对蛋白质的需求。

脂肪

单位重量的脂肪可以提供的热量要远远高于同样重量的蛋白质和碳水化合物，同时，脂肪中含有的不饱和脂肪酸会对糖尿病的心血管并发症产生不利的影响，因此糖尿病患者要合理地摄入脂肪，防止脂肪摄入过多。

一般说来，由脂肪提供的热量要占总热量的30%以下。如：若糖尿病患者全天摄入的总热量为2000千卡，脂肪提供的热量为25%的话，则脂肪提供的热量为500千卡，而每克脂肪可产生9千卡的热量，故每日应进脂肪56克。包括食用油和食物本身所含的脂肪。因此糖尿病患者应尽量食用低脂低胆固醇的食物，改善烹调方法，少用油炸、油煎等方法，提倡应用炖、煮、蒸、拌等烹调方法。

富含胆固醇、脂类的食物有：动物内脏、蛋黄、鱼子、肥肉、奶油、黄油、鸡鸭皮、猪油、牛油等。

碳水化合物

碳水化合物是膳食中的最主要的组成部分，粮食中的主要成分是碳水化合物，其主要功用是提供热能。由碳水化合物提供的热能应占总热能的50%～65%。如：若糖尿病患者全天摄入的总热量为2000千卡，碳水化合物提供的热量占60%的话，则由碳水化合物提供的热量应为1200千卡，每克碳水化合物可产生4千卡的热量，故每天应进食300克的碳水化合物。因此有些患者认为主食吃得越少越好，甚至不吃主食，这是不对的。

在以碳水化合物为主要成分的各种谷物中，除米面之外，玉米面、荞麦面等也是对糖尿病患者有益的食物。

了解能有效降糖的13种微量元素

现代科学证实，糖尿病与人体必需微量元素铬、锌、锰、硒缺乏有关。这些元素在体内有一定的安全和适应范围，一旦摄入不足而缺乏，体内失去平衡，就会导致胰岛素的合成、分泌、转运、与受体结合的各个环节发生障碍，引起糖尿病。因此，预防糖尿病的理想方法之一，就是在日常生活中多吃些含铬、锌、锰、硒丰富的食物。

钙：促进胰岛素的正常分泌

钙有负责传达“分泌胰岛素”信息的作用，当血糖升高时，身体就会需要胰岛素来进行调节，这时就需要钙来传达这个信息给胰腺，让它开始分泌胰岛素。因此，若人体缺乏钙质，就无法完成传达信息的功能，胰岛素的分泌就会失常，血糖值就会升高。

主要功能　构成骨骼与牙齿的主要元素；调节细胞和毛细血管的通透性；维持肌肉神经的正常兴奋性；促进体内多种酶的活动；帮助血液凝集；维持心律。

缺乏时的表现　骨质疏松、易骨折；驼背、身高降低；经常腰酸背痛、腿部抽筋；手足麻木、多汗多尿；记忆力和思维能力减退、智力下降；出现神经衰弱和精神疾病。

推荐摄入量　每天摄入 800 毫克，相当于牛奶 769 克，相当于虾皮 81 克，相当于黑芝麻 102 克。

铬：重要的血糖调节剂

铬参与糖的代谢，又协助胰岛素分泌和发挥作用，机体铬水平可影响空腹血糖、循环胰岛素水平、胰岛素结合力、β 细胞敏感性、受体数量及糖代谢中酶的活性，铬是胰岛素执行功能时的伴随因子，可以增加胰岛素的功能，可以增加胰岛素的结合能力，增加胰岛素的接受体数目，增加肝脏、肌肉、脂肪组织的葡萄糖运输。铬元素显著减轻低血糖，降低高血糖，有效对抗糖尿病和预防糖尿病并发症！

主要功能　控制血糖水平；护心血管；控制体重。

缺乏时的表现　糖代谢失调；患糖尿病；诱发冠状动脉硬化导致心血管病；严重的会导致白内障、失明、尿毒症等并发症。

推荐摄入量　成年男性、女性 0.09 毫克。

食物来源　小麦、花生、蘑菇、胡椒、动物的肝脏、牛肉、鸡蛋、红糖、乳制品。

镁：促进胰岛素的分泌

在糖代谢过程中，镁是不可或缺的元素，镁对促进胰岛素的分泌有重要作用，如果体内缺乏镁元素，会降低胰岛素对葡萄糖的吸收效果，造成身体对胰岛素反应不佳，导致血糖上升。

主要功能　调节神经和肌肉活动；维护骨骼的生长；辅助钙与钾的吸收；维护胃肠道和激素的功能；参与体内能量的运转；激活多种酶的活性。

缺乏时的表现　血清钙下降；造成肌肉无力、抽筋等症；导致胰岛素抵抗；增加高血压和心脏病的发病率；影响睡眠质量；导致食欲缺乏。

推荐摄入量　每天摄入 350 毫克，相当于花生米 200 克，相当于荞麦 135 克。

食物来源　坚果、空心菜、牛奶、燕麦、糙米。

硒：促进葡萄糖的运转

硒是构成谷胱甘肽过氧化物酶的

活性成分，它能防止胰岛 β 细胞氧化破坏，使其功能正常，促进糖分代谢、降低血糖和尿糖，改善糖尿病患者的症状。

主要功能　组成体内抗氧化酶，能保护细胞膜免受氧化损伤，保持其通透性；硒 -P 蛋白具有螯合重金属等毒物，降低毒物毒性作用。

缺乏时的表现　心脏扩大、心跳加快、生长迟缓。

推荐摄入量　每天摄入 50 微克，相当于蛤蜊 93 克，相当于罗非鱼 222 克。需要注意的是，摄入过多或过少都不利于糖尿病病情的控制。

食物来源　海参、蛤蜊、鳝鱼、腰果、杏仁、西瓜子、罗非鱼、鸡腿、牛肉。

锌：胰腺制造胰岛素的必要元素

提高胰岛素原的转化率，锌是胰腺制造胰岛素的必要元素，可提高胰岛素原的转化率，升高血清中胰岛素的水平，从而使肌肉和脂肪细胞对葡萄糖的利用也大大增强。如果人体缺乏锌元素，则会使胰岛素分泌失常，甚至无法制造，进而影响血糖，引发糖尿病。

主要功能　促进生长发育；增强细胞免疫功能；促进性功能发育；促进维生素 A 的吸收；帮助伤口愈合；参与蛋白质的合成与修补。

缺乏时的表现　出现厌食、偏食或异食症状；导致精子数量减少；受损伤口不易愈合；身材矮小、瘦弱；易患前列腺炎；易感冒发烧。

推荐摄入量　每天摄入 15 毫克（男），11.5 毫克（女）。相当于牡蛎 21 克（男），16 克（女）。相当于牛肉 200 克（男），151 克（女）。

食物来源　紫菜、海带、虾、蟹、牡蛎、牛肉、豆类、乳制品、蘑菇、花生、南瓜子。

维生素 B_1：糖代谢所必需的微量元素

维生素 B_1 是人体能量代谢，特别是糖代谢所必需的，故人体对维生素 B_1 的需要量通常与摄取的热量有关。当人体的能量主要来源于糖类时，维生素 B_1 的需要量最大。

主要功能　促进成长；帮助消化，特别是碳水化合物的消化；改善精神状况；维持神经组织、肌肉、心脏活动的正常；减轻晕机、晕船；可缓解有关牙科手术后的痛苦；有助于对带状疱疹的治疗。

缺乏时的表现　干性脚气病、湿性脚气病、婴儿脚气病等。

推荐摄入量　成人的建议每日摄取量是 1.0 ～ 1.5 毫克。妊娠、哺乳期每天摄取 1.5 ～ 1.6 毫克。

食物来源　酵母、米糠、全麦、燕麦、花生、猪肉、大多数种类的蔬菜、麦麸、牛奶。

维生素 B_2：分解和代谢糖类，促进细胞再生

维生素 B_2 可以帮助糖类分解与代谢，当体内 B_2 缺乏时，糖类分解与代谢能力会较差，进而影响血糖值的控制状况。

主要功能　促进发育和细胞的再生;促使皮肤、指甲、毛发的正常生长;帮助预防和消除口腔内、唇、舌及皮肤的炎性反应，统称为口腔生殖综合征；增进视力，减轻眼睛的疲劳；影响人体对铁的吸收；与其他物质结合一起，从而影响生物氧化和能量代谢。

缺乏时的表现　病变多表现为口、眼和外生殖器部位的炎症，如口角炎、唇炎、舌炎、眼结膜炎和阴囊炎等。

推荐摄入量　成人的每日摄取量是 1.7 毫克。

食物来源　奶制品及动物的肝脏和肾脏中。另外鸡蛋黄、紫菜、胡萝卜、生菜、香菇、鳝鱼中也富含维生素 B_2。

维生素 B_6：稳定情绪，增加体内抗体

当缺乏维生素 B_6 时，身体会产生一种名为黄尿酸的中间代谢物，这种物质存留在体内会破坏胰脏细胞，最后导致糖尿病的发生。

主要功能　主要以磷酸吡多醛（PLP）形式参与近百种酶反应。多数与氨基酸代谢有关:包括转氨基、脱羧、侧链裂解、脱水及转硫化作用。

缺乏时的表现　食欲不振、食物利用率低、失重、呕吐、下痢等。严重缺乏会有粉刺、贫血、关节炎、小孩痉挛、忧郁、头痛、掉发、易发炎、学习障碍、衰弱等。

推荐摄入量　成年男性 2.0 毫克，妇女 1.6 毫克。

食物来源　酵母菌、肝脏、谷粒、肉、鱼、蛋、豆类及花生中含量较多。

维生素 A：强化葡萄糖耐受性，让身体更强壮

胡萝卜素经过吸收代谢后转为维生素 A。所有胡萝卜素中尤以 β-胡萝卜素最佳，β-胡萝卜素含有降糖物质，是糖尿病患者的良好食品。β-胡萝卜素的分子结构相当于 2 个分子的维生素 A，进入机体后，在肝脏及小肠黏膜内经过酶的作用，其中 50% 变成维生素 A，有补肝明目的作用，有糖尿病眼病风险的糖友要适当补充。

主要功能　维持正常视觉功能；维护上皮组织细胞的健康和促进免疫球蛋白的合成；维持骨骼正常生长发育；促进生长与生殖；抑制肿瘤生长；营养增补剂。

缺乏时的表现　结膜干燥；角膜干燥；汗腺可出现萎缩和角化性鳞状细胞化生；对呼吸系统也有不同程度的影响，使气管及支气管的上皮细胞中间层的细胞增殖；使骨变得又短又厚；味觉和嗅觉障碍。

推荐摄入量　成年男性600微克，成年女性500微克。

食物来源　鱼肝油、鸡蛋、胡萝卜、红心红薯、杧果、辣椒、柿子、车前子、防风、紫苏、藿香、枸杞子等。

维生素C：清除体内自由基

维生素C能够清除自由基（自由基是有害人体的生化物），预防糖尿病合并神经和血管病变。

主要功能　促进骨胶原的生物合成；促进氨基酸中酪氨酸和色氨酸的代谢，延长机体寿命；改善铁、钙和叶酸的利用；改善脂肪和类脂特别是胆固醇的代谢，预防心血管病；促进牙齿和骨骼的生长，防止牙床出血，防止关节痛、腰腿痛；增强机体对外界环境的抗应激能力和免疫力；水溶性强抗氧化剂，主要作用在体内水溶液中等。

缺乏时的表现　面色苍白、倦怠无力、食欲减退、抑郁等表现。儿童表现易激惹、体重不增，可伴低热、呕吐、腹泻等；毛囊周围充血、溢血、紫斑，继之毛囊肿胀与肥厚，使皮肤更显粗糙；牙龈肿胀、发红、疼痛和出血；常伴有贫血、浮肿、伤口愈合缓慢而易继发感染。

推荐摄入量　一般成人每日推荐摄入量为60毫克，糖尿病患者可补充100～500毫克。

食物来源　辣椒、茼蒿、苦瓜、豆角、菠菜、土豆、韭菜、酸枣、鲜枣、草莓、柑橘、柠檬等。

锰：使脂酸代谢正常，稳定血糖

锰缺乏将导致胰岛素合成和分泌的降低，影响糖代谢和葡萄糖耐受异常。

主要功能　锰是正常机体必需的微量元素之一，锰是几种酶系统包括锰特异性的糖基转移酶和磷酸烯醇丙酮酸羧激酶的一个成分，并为正常骨结构所必需。

缺乏时的表现　运动失调症；骨质疏松、糖尿病、动脉粥样硬化、癫痫、创伤愈合不良等。

推荐摄入量　每天均为2.0～3.0毫克。

食物来源　核桃、麦芽、赤糖蜜、莴苣、干菜豆、花生、马铃薯、大豆、向日葵籽、小麦、大麦以及肝等。

维生素E：强化心血管，预防血管并发症

维生素E是一种天然的脂溶性抗氧化剂，亦为自由基清除剂；维生素E与β-胡萝卜素有协同作用，可预防心脑血管疾病。

主要功能　维生素E能促进生殖；保护淋巴细胞、保护红细胞、抗自由基氧化、抑制血小板聚集，从而降低心肌梗死和脑梗死的危险性。还对烧伤、冻伤、毛细血管出血、更年期综合征、美容等方面有很好的疗效；还

发现维生素 E 可抑制眼睛晶状体内的过氧化脂反应，使末梢血管扩张，改善血液循环。

缺乏时的表现　维生素 E 缺乏时，男性睾丸萎缩不产生精子，女性胚胎与胎盘萎缩引起流产，阻碍脑垂体调节卵巢分泌雌激素等诱发更年期综合征、卵巢早衰；人体代谢过程中产生的自由基，不仅可引起生物膜脂质过氧化，破坏细胞膜的结构和功能，形成脂褐素；而且使蛋白质变形，酶和激素失活，免疫力下降，代谢失常，促使机体衰老。

推荐摄入量　正常人每日推荐摄入量为 14 毫克，而糖尿病患者每天可补充维生素 E100 ～ 200 毫克。

食物来源：果蔬、坚果、瘦肉、乳类、蛋类、压榨植物油等。果蔬包括猕猴桃、菠菜、卷心菜、菜花、羽衣甘蓝、莴苣、甘薯、山药。坚果包括杏仁、榛子和核桃。

次亚麻油酸：调节生理代谢机能，稳定血糖值

次亚麻油酸是构成细胞膜与合成前列腺素的成分之一，具有调节生理代谢的功能，能够控制血糖，让血糖变化趋于稳定。

主要功能　调控循环系统、免疫系统、生殖系统及皮肤系统等。

缺乏时的表现　肌肉无力、视觉模糊、感觉异常、易患皮肤病。

食物来源：黄豆、黄豆制品、月见草油、葵花油、橄榄油。

第二章

享受美味，平稳降血糖

第一节　可降血糖的美味鲜蔬

圆白菜

调节糖代谢，减少有害物质

别　　名　卷心菜、包心菜、洋白菜、包菜、莲花白、疙瘩白、大头菜。

性味归经　性平，味辛、甘；归脾、胃经。

建议食用量　每餐 150 ～ 300 克。

营养成分

蛋白质、脂肪、碳水化合物、膳食纤维、维生素 A、胡萝卜素、硫胺素、核黄素、烟酸、维生素 C、维生素 E、钙、磷、钠、镁、铁等。

降糖原理

圆白菜富含维生素 E，维生素 E 可促进人体内胰岛素的生成和分泌，调节糖代谢，圆白菜所富含的 B 族维生素、钾能预防由糖尿病引起的心脏病等并发症。

饮食宝典

圆白菜能抑制癌细胞，通常秋天种植的圆白菜降糖较高，因此秋冬时期可以多吃圆白菜。

食用功效

日本科学家认为，圆白菜的防衰老、抗氧化的效果可与芦笋、菜花媲美。此外，圆白菜富含叶酸，这也是甘蓝类蔬菜的一个优点。怀孕的女性、贫血患者应当多吃些圆白菜，它能提高人体免疫力，预防感冒。在抗癌蔬菜中，圆白菜名列前茅。新鲜的圆白菜有杀菌消炎的作用，咽喉疼痛、外伤肿痛、蚊叮虫咬、胃痛牙痛都可请圆白菜帮忙。

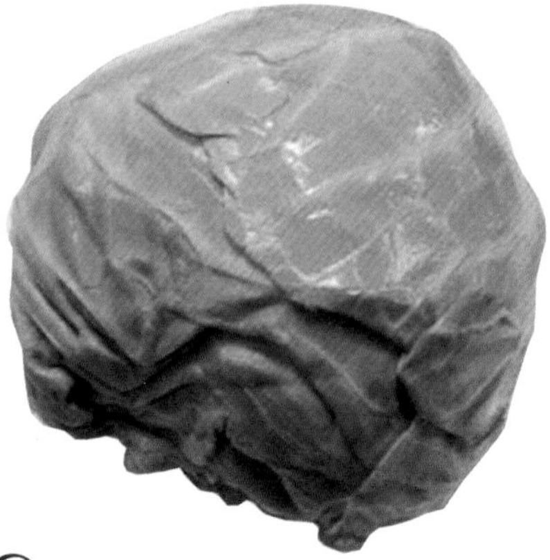

小贴士

尖头卷心菜：叶球顶部尖近似心脏形。代表品种有上海的鸡心甘蓝、河北的牛心甘蓝等。

圆头卷心菜：代表品种有北京早熟、喀什夏莲花白、延春甘蓝等。

大头卷心菜：代表品种有大同大白菜、张家口茴子白等。

养生食谱

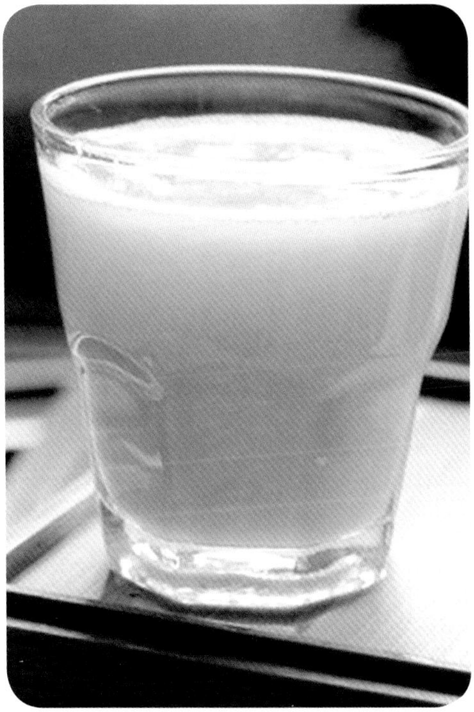

◆ 圆白菜煨面

主　料：圆白菜 100 克，火腿 50 克，面条 200 克。

调　料：盐、葱、姜、植物油各适量。

做　法：

1. 圆白菜洗净，切丝；葱、姜分别洗净，切末；火腿切小块。

2. 锅置火上，放入适量清水，下入面条煮熟后，捞出沥干水分。

3. 另取一锅置火上，放油烧热，爆香葱末、姜末，放入圆白菜丝煸炒，加入适量水，放火腿块、盐、煮好的面条稍煮即可。

◆ 百合圆白菜汁

主　料：百合 3 个，圆白菜菜叶 4 片。

做　法：百合掰开，洗净；圆白菜菜叶洗净，撕成小块。将以上食材一同放入榨汁机中，倒入凉开水榨汁即可。

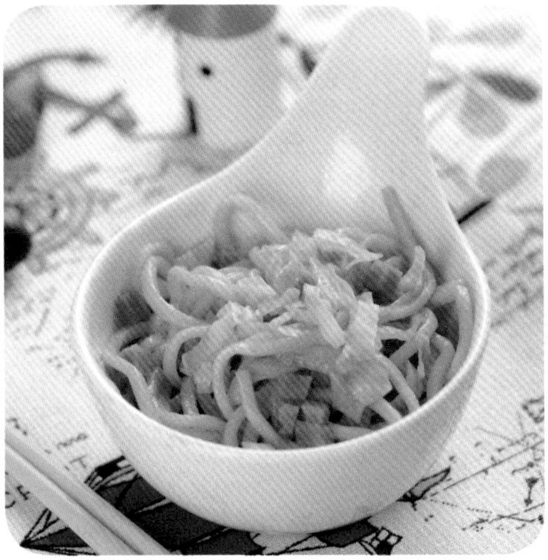

白萝卜

降脂又降压

别　　名　莱菔。

性味归经　性凉，味甘、辛；归脾、胃、肺、大肠经。

建议食用量　每餐 100 ～ 200 克。

营养成分

蛋白质、糖类、碳水化合物、维生素、芥子油、淀粉酶和粗纤维等营养成分。

降糖原理

白萝卜含有丰富的钾元素，能有效预防高血压。白萝卜还富含香豆酸等活性成分，能够降低血糖、胆固醇，促进脂肪代谢，适合糖尿病合并肥胖症的患者食用。

降糖良方

萝卜 500 克，干鲍鱼 25 克。萝卜洗干净去皮切段，和鲍鱼共煮，熟透后加油盐调味，分两次服食。

黄金搭配

白萝卜 + 大白菜

大白菜和白萝卜同食有解渴利尿、帮助消化的作用。

食用功效

白萝卜中的芥子油能促进胃肠蠕动，增进食欲，帮助消化；白萝卜中的淀粉酶能分解食物中的淀粉，使之得到充分的吸收；白萝卜含有木质素，能提高巨噬细胞的活力，吞噬癌细胞。此外，白萝卜所含的多种酶，能分解致癌的亚硝胺，具有防癌作用。白萝卜还可以降低胆固醇，防止胆结石形成。

食用宜忌

白萝卜可生食、炒食、煮食，或煎汤、捣汁饮，做药膳，或外敷患处。烹饪中也可作配料和点缀。白萝卜种类较多，生吃以汁多辣味少者为好，平时不爱吃凉性食物者以熟食为宜。

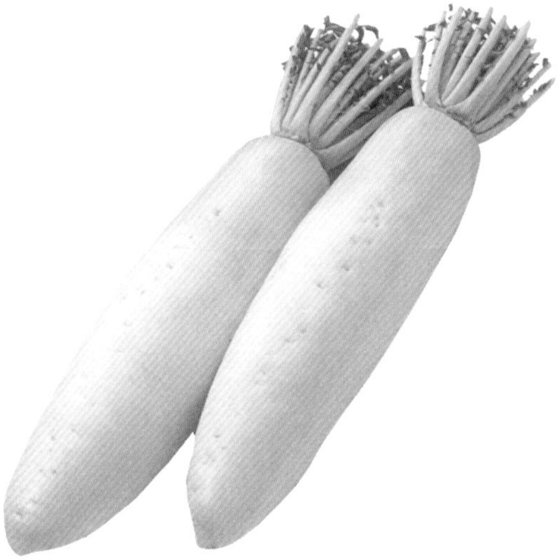

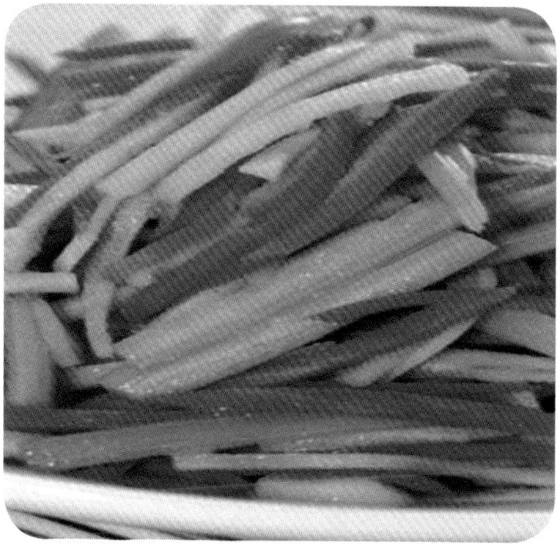

◆ 莲藕萝卜

主　料：胡萝卜80克，白萝卜80克，莲藕150克，红辣椒20克。

调　料：精盐、白糖、味精、香油适量。

做　法：

1. 将莲藕去皮洗净切细条，用清水略泡，捞出控水；胡萝卜、白萝卜洗净，切细条，加精盐拌匀腌软；红辣椒去蒂、子洗净，切细丝。

2. 将莲藕细条、胡萝卜、白萝卜、辣椒丝加精盐、白糖、味精、香油拌匀即可。

功　效：疏肝理气。

◆ 百合萝卜汤

主　料：青萝卜150克，鲜百合20克，虾皮10克，马蹄20克。

辅　料：葱丝5克，姜片3克。

调　料：盐3克，牛肉粉2克，鱼露3克，香油3克。

做　法：

1. 青萝卜洗净去皮切粗丝，百合洗净掰成片。

2. 锅中放入清水、姜片、葱丝烧开。

3. 放入萝卜丝、虾皮、马蹄、百合，加盐、牛肉粉、鱼露调味，再次煮开后淋入香油即可。

小贴士

萝卜丝要焯下水去除生萝卜味。百合最后放，时间长了容易变黑。

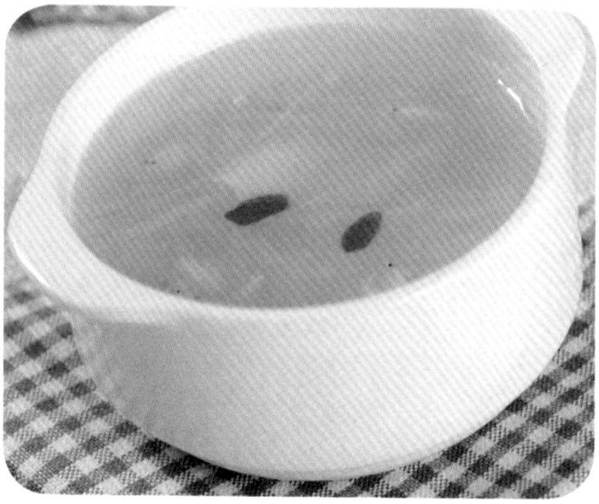

丝瓜

降糖又美容

别　　名 天罗、绵瓜、布瓜、天络瓜。
性味归经 性凉，味甘；归肝、胃、肺经。
建议食用量 每餐 100 ～ 300 克。

营养成分

蛋白质、脂肪、碳水化合物、钙、磷、铁及维生素 B_1、维生素 C，还有皂苷、植物黏液、木糖胶、丝瓜苦味质、瓜氨酸等。

降糖原理

丝瓜含有丰富的膳食纤维，丝瓜苦味质、瓜氨酸、皂苷等成分，能减少肠道对葡萄糖的吸收，控制餐后血糖升高，而且丝瓜所含的热量很低，适合糖尿病患者食用。

饮食宝典

丝瓜的味道清甜，烹制丝瓜时应尽量保持清淡，烹煮时不宜加酱油和豆瓣酱等口味较重的酱料，以免抢味。油要少用，可勾薄芡，用味精或胡椒粉提味，这样才能突出丝瓜香嫩爽口的特点。

食用功效

丝瓜中含防止皮肤老化的 B 族维生素、增白皮肤的维生素 C 等成分，能保护皮肤、消除斑块，使皮肤洁白、细嫩，是不可多得的美容佳品，故丝瓜汁有“美人水”之称。女士多吃丝瓜还对调理月经也有帮助。丝瓜藤茎的汁液具有保持皮肤弹性的特殊功效，能美容去皱；丝瓜提取物对乙型脑炎病毒有明显的预防作用，在丝瓜组织培养液中还提取到一种具抗过敏作用的物质。中医认为丝瓜性味甘凉，有清暑凉血、解毒通便、祛风化痰、下乳汁等功效。

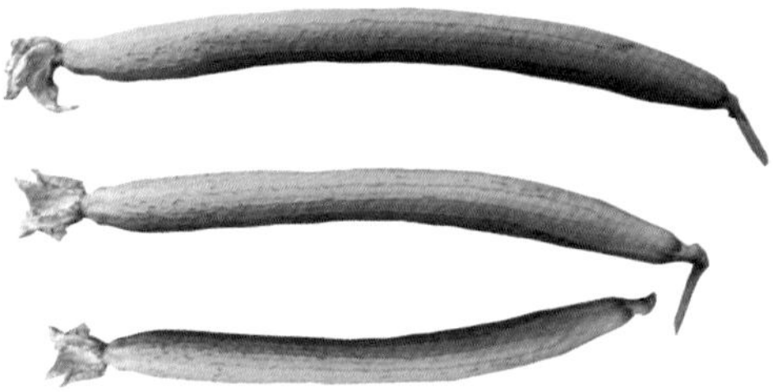

降糖良方

将丝瓜 200 克切片煮熟后，放入 3 克红茶冲泡，饭后 1 小时饮用，每日 3 次。

经典论述

《本草纲目》：“老者烧存性服，祛风化痰，凉血解毒杀虫，通经络，行血脉，下乳汁。”

养生食谱

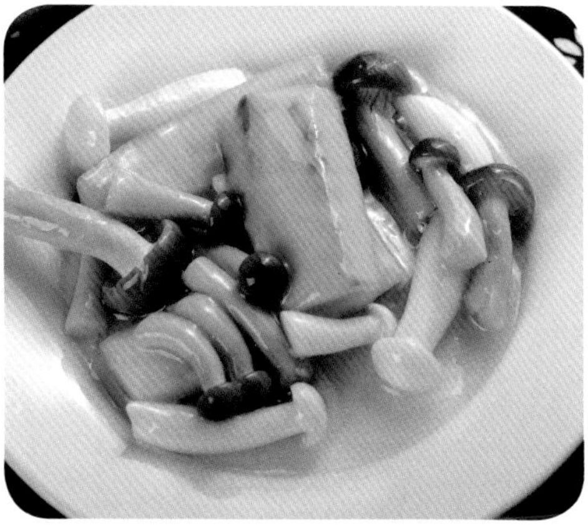

◆ 丝瓜炒双菇

主　料：蟹味菇 50 克，干香菇 20 克，丝瓜 60 克。

调　料：酱油、白糖、盐、淀粉、植物油各适量。

做　法：

1. 丝瓜洗净切片，用水焯一下，捞出过凉，再用少量油炒熟，加盐调味后盛出。

2. 干香菇泡软、去蒂。用少量油炒过。加酱油、白糖烧 3 分钟。

3. 蟹味菇洗净，放入香菇中同烧，汤汁稍收干时，勾芡，盛出放丝瓜中间即可。

◆ 肉末烧丝瓜

主　料：丝瓜 1 根，猪肉末 20 克。

调　料：香油、生抽、盐、醋、植物油各适量。

做　法：

1. 猪肉末放入油锅中炒熟，盛出备用。

2. 丝瓜去皮，洗净，切成丝，用沸水焯一下，捞出过凉备用。

3. 锅置火上，加入适量植物油烧热，将焯过的丝瓜、熟肉末，加入香油、生抽、盐、醋，炒匀即可。

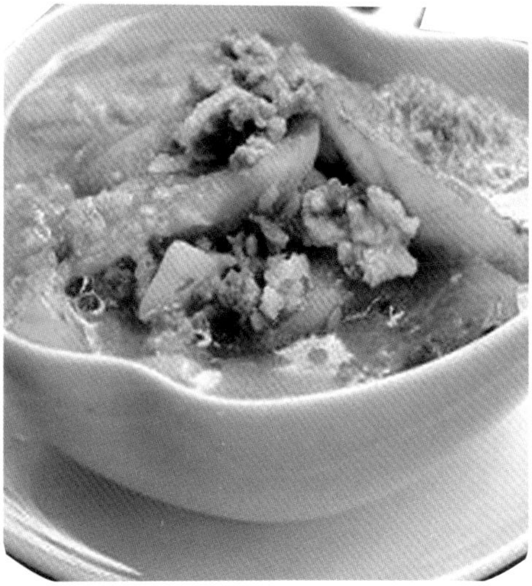

黄瓜

降低血脂的食疗良蔬

别　　名　胡瓜、刺瓜、青瓜。

性味归经　性凉，味甘；归脾、胃、大肠经。

建议食用量　每天约 100 ～ 500 克。

营养成分

蛋白质、糖类、维生素 B_2、维生素 C、维生素 E、胡萝卜素、烟酸、钙、磷、铁等。

降糖原理

黄瓜中含有一种叫丙醇二酸的物质，能抑制身体中的糖类物质转化成脂肪，黄瓜中所含的葡萄糖苷、果糖等不参与通常的糖代谢，故糖尿病患者以黄瓜代替淀粉类食物充饥，血糖非但不会升高，甚至会降低。

经典论述

1.《食物与治病》：“黄瓜水分多且有清甜味，生吃能解渴清热，但多食则易于积热生湿。若患疮疹、脚气和有虚肿者食之易加重病情。小儿多食易生疳虫。”

2.《日用本草》：“除胸中热，解烦渴，利水道。”

食用功效

黄瓜是低热量的美容减肥食品。黄瓜中的黄瓜酶，有很强的生物活性，能有效地促进人体的新陈代谢，用黄瓜捣汁涂擦皮肤，有润肤、舒展皱纹的功效；黄瓜中所含的丙氨酸、精氨酸和谷氨酰胺对肝脏患者，特别是对酒精性肝硬化患者有一定辅助治疗作用，可预防酒精中毒。

食用宜忌

宜食：适宜肥胖、高血压、高血脂、水肿、嗜酒者食用，是糖尿病患者首选的食品之一。

忌食：中医认为黄瓜性凉，胃寒患者生食易致腹痛泄泻。

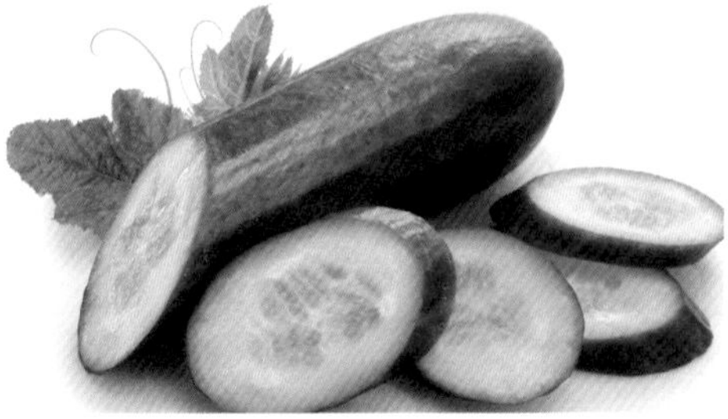

黄金搭配

黄瓜＋黑木耳

黄瓜搭配黑木耳，排毒、减肥功效好。

黄瓜＋豆腐

黄瓜搭配豆腐，解毒消炎、润燥平胃。

养生食谱

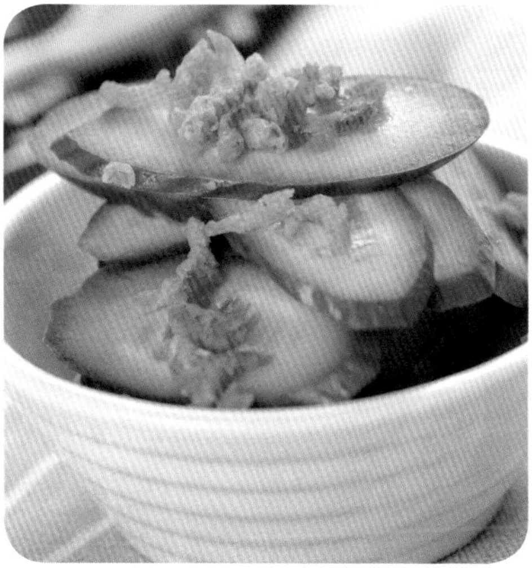

◆ 黄瓜汁

主　料：黄瓜 2 根。

做　法：

1. 黄瓜洗净后削掉外皮，切段。

2. 将黄瓜段放进榨汁机打成汁，或者用手动式榨汁器碾压挤出汁，煮沸，晾温即可。

◆ 金钩黄瓜

主　料：海米 10 克，嫩黄瓜 250 克。

调　料：香油、精盐、味精各适量。

做　法：

1. 海米放入碗内，加入少许清水，隔水蒸至酥透时取出，放一边备用。

2. 将黄瓜洗净，切去两头后切成片，用盐腌渍片刻，滤去盐水，拌入少许味精，浇上备有的海米和水，淋上香油后即成。

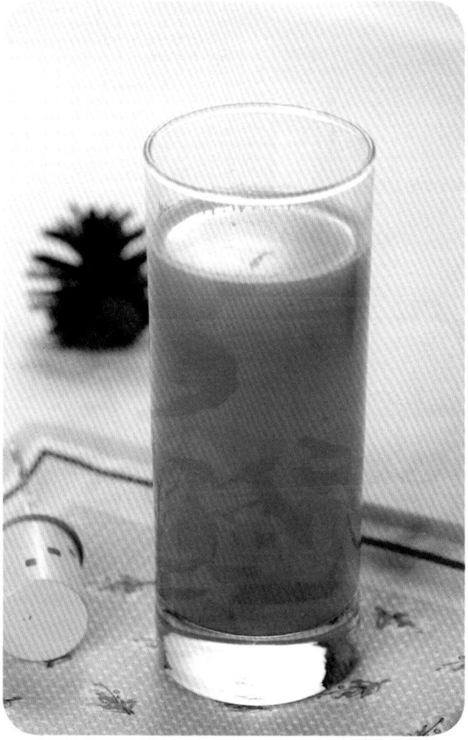

芹菜

降糖、降脂又降压

别　　名　旱芹、药芹、蒲芹。
性味归经　性凉，味甘、辛，无毒；归肺、胃、肝经。
建议食用量　每餐50克。

营养成分

膳食纤维素、多类维生素、蛋白质、脂肪、糖类和磷、钙、铁和芫荽苷、挥发油、甘露醇、肌醇等。

降糖原理

芹菜含有丰富的膳食纤维，能防止餐后血糖上升过快，还能促进胃肠蠕动，预防便秘。芹菜中，所含的芹菜碱和甘露醇等活性成分，有降低血糖的作用。

黄金搭配

芹菜＋花生

芹菜搭配花生，有降血压、降血脂的作用。

芹菜＋红枣

芹菜、红枣都含丰富的铁，二者搭配煮汤食用，有滋润皮肤、抗衰老、养血养精的作用。

芹菜＋核桃仁

芹菜与核桃仁搭配同食，能润肤美容、抗衰老、延年益寿。

食用功效

芹菜中亚油酸的含量为9.21%，具有重要的生理功能和活性，可降血脂，预防动脉硬化。芹菜含有丰富的维生素和矿物质，芹菜含有较多的粗纤维，能增强胃肠蠕动，有很好的通便作用，能帮助排除肠道中多余的脂肪。国外已有研究证实，经常食用芹菜的人，体内胆固醇的含量显著下降，而且还能明显的降低血压作用。

芹菜含有利尿成分，利尿消肿。芹菜是高纤维食物，它经肠内消化作用生成木质素，高浓度时可抑制肠内细菌产生致癌物质，还可加快粪便在肠内的运转时间，减少致癌物与结肠黏膜的接触，达到预防结肠癌的目的。芹菜叶含铁量较高，能补充女性经血的损失，食之能避免皮肤苍白、干燥、面色无华，而且可使目光有神，头发黑亮。

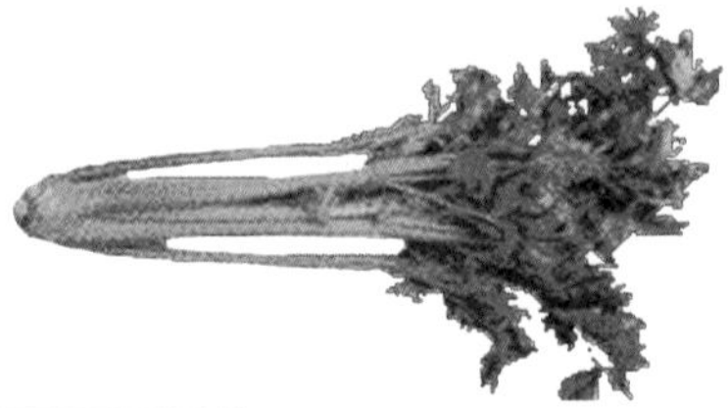

降糖良方

鲜芹菜、青萝卜各500克，冬瓜1000克，绿豆120克，梨2个。先将芹菜和冬瓜略加水煮，用白纱布包住取汁，同绿豆、梨、青萝卜共煮熟服。适用于糖尿病。

养生食谱

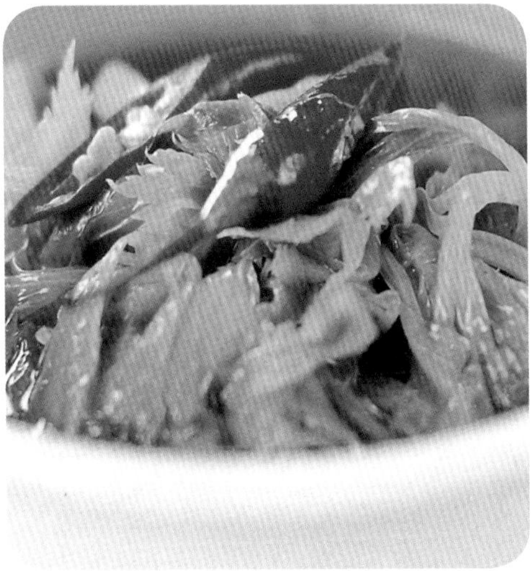

◆ 降压西芹丝

主　料：西芹 300 克。

辅　料：红椒 20 克。

调　料：盐 2 克，味精 2 克，香油 1 克。

做　法：

1. 将西芹清洗干净去筋膜切成丝焯水。马上放入凉水中冲凉，取出沥干水分。

2. 红椒洗净切成丝，与西芹丝一起加盐、味精、香油拌匀即可。

◆ 辣汁芹菜叶汤

主　料：芹菜叶 100 克。

辅　料：红辣椒 2 个。

调　料：辣酱 10 克，盐 5 克，味精少许，蚝油 20 克，葱末、姜末各适量。

做　法：

1. 芹菜叶洗净；红辣椒去蒂、籽，洗净，切节。

2. 将辣酱 10 克、盐 5 克、味精少许、蚝油 20 克倒入碗中，兑成酱汁待用。

3. 锅中倒入适量水烧开，加入酱汁、葱末、姜末煮开，下入芹菜叶、辣椒节煮开即可。

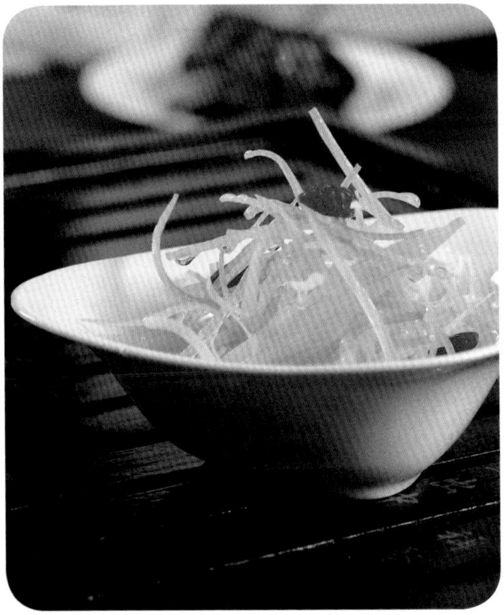

山药

防治脂类代谢异常

别　　名　薯蓣、山芋、薯药、大薯、山蓣。

性味归经　性平，味甘；归肺、脾、肾经。

建议食用量　每餐 100 ～ 250 克。

营养成分

粗蛋白质、粗纤维、淀粉、糖、钾、磷、钙、镁、灰分、铁、锌、铜、锰等。

降糖原理

山药能够给人体提供一种多糖蛋白质——黏液蛋白，能预防心血管的脂肪沉积，保持血管的弹性，防止动脉硬化，还可减少皮下脂肪堆积，避免因肥胖所引起的糖尿病。

降糖良方

1. 将鲜山药 120 克，洗干净蒸熟，吃饭前 1 次吃完，每天食用 2 次。

2. 将山药煮成粥，早晨、晚上各服一碗，亦可将干品研粉，以开水冲成糊状，上火略煮，每回服一小碗。

3. 山药 60 克，猪胰 1 条，食盐少量。前两味洗干净切片，共炖熟，食盐调味。日 1 剂，饮汤食猪胰、山药。

食用功效

山药含有皂苷，能够降低胆固醇和甘油三酯，对高血压和高血脂等病症有改善作用。

山药含有淀粉酶、多酚氧化酶等物质，有利于脾胃对食物的消化吸收，是一味平补脾胃的药食两用之品，不论脾阳亏或胃阴虚，皆可食用，临床上常用于治疗脾胃虚弱、食少体倦、泄泻等病症；山药含有多种营养素，有强健身体、滋肾益精的作用；山药含有皂苷、黏液质，有润滑、滋润的作用，故可益肺气，养肺阴，治疗肺虚久咳之症。近年研究发现，山药还具有镇静作用。

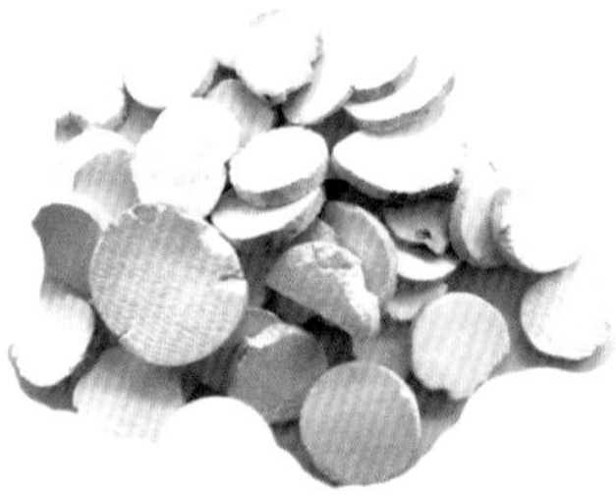

饮食宝典

山药烹调的时间不要过长，因为久煮容易使山药中所含的淀粉酶遭到破坏，降低其健脾、帮助消化的功效，还可能同时破坏其他不耐热或不宜久煮的营养成分，造成营养素的流失。

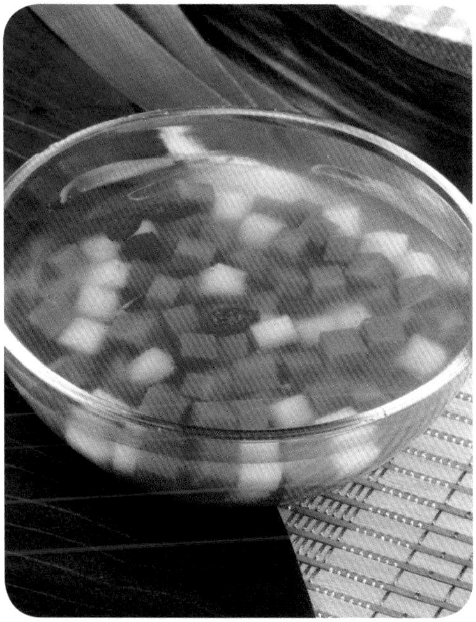

◆ 薏米山药粥

主　料：薏米 80 克，山药 150 克。

辅　料：小枣 20 克。

调　料：冰糖适量。

做　法：

1. 薏米洗净，小枣洗净。
2. 山药去皮切小滚刀块。
3. 先将薏米倒入锅中加水烧开，转小火煮 30 分钟加入山药、小枣，用小火慢熬，等食物煮烂，加入冰糖即可。

◆ 怀山药南瓜羹

主　料：怀山药 50 克，南瓜 150 克，冰糖 50 克，糖桂花 15 克，枸杞子 6 克。

做　法：山药、南瓜切丁备用。锅中放水加冰糖、山药丁、南瓜丁、枸杞子煮至熟软勾芡，放糖桂花搅匀即可。

功　效：补气健脾，健胃消食。对防治糖尿病、降低血糖有一定作用。

小贴士

如果去掉小枣煮，这样熟得更快一些。

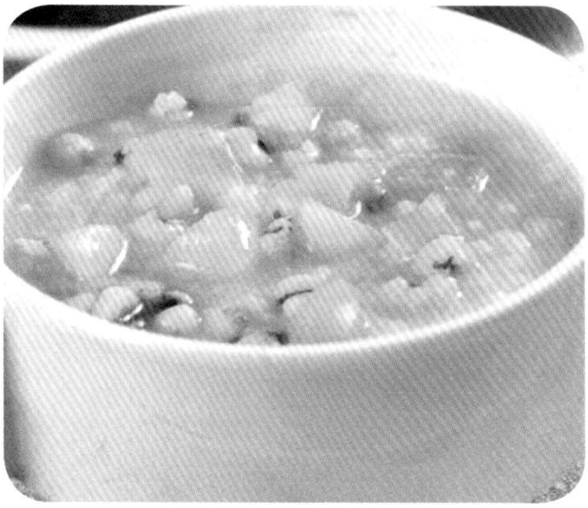

茄子

抑制血管平滑肌

别　　名　落苏、茄瓜。
性味归经　性凉，味甘；归脾、胃、大肠经。
建议食用量　每次 100 ～ 200 克。

营养成分

蛋白质、脂肪、碳水化合物、维生素以及钙、磷、铁和花青素等。

降糖原理

茄子富含皂苷，能有效控制血糖的上升，适合糖尿病引起的视网膜出血患者食用。茄子包含多类维生素，尤其是紫茄子里包含大量的维生素 P，它可以增强毛细血管弹性与人体细胞之间的黏着力，减低毛细血管的脆性和渗透性，防止微血管破裂出血，使小血管保持正常的生理功能。

经典论述

1.《滇南本草》：“散血，消乳疼，消肿宽肠。烧灰米汤饮，治肠风下血不止及血痔。”

2.《饮膳正要》：“动风发疮及痼疾，不可多食。”

3.《本草纲目》：“茄性寒利，多食心腹痛下利，妇人能伤子宫。”

食用功效

茄子可以降低胆固醇，还可以防止高脂血导致的血管损害，可以辅助治疗高血压、高脂血、动脉硬化、咯血、紫癜和维生素 C 缺乏症等症，是降脂保健的佳蔬。所以，经常食用些茄子，对预防治疗高血压、高脂血、动脉粥样硬化等是很有益处的。

烹饪锦囊

茄子遇热极易氧化，颜色会变黑而影响美观，如果烹调前先放入热油锅中稍炸，控油后再与其他的材料同炒，则不容易变色；茄子切成块或片后，由于氧化作用会很快由白变褐，如果将切成块的茄子立即放入水中浸泡，待做菜时再捞起滤干，也可避免茄子变色。

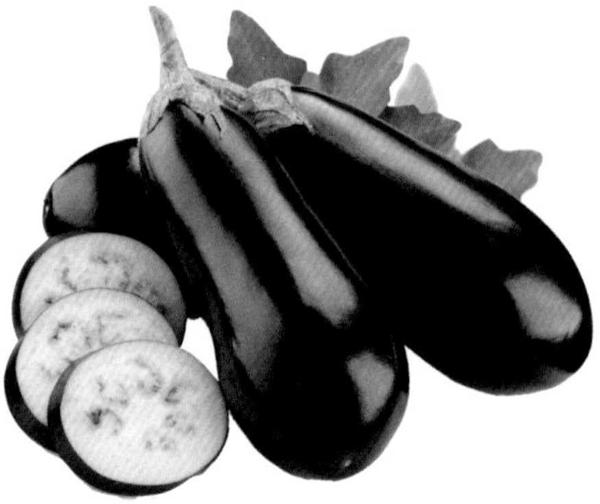

黄金搭配

茄子 + 苦瓜

茄子与苦瓜搭配是心血管患者的理想菜。

养生食谱

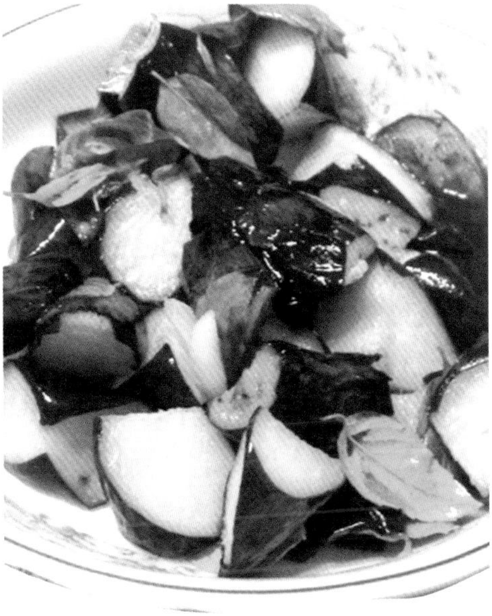

◆ 蒸茄子

主　料：茄子 250 克。

调　料：盐、香油、蒜蓉各适量。

做　法：

1. 茄子洗净后切成大条状，放入碗中，入蒸笼蒸 20 分钟左右。

2. 将蒸熟的茄子取出，趁热放盐，淋上香油和蒜蓉拌匀即成。

◆ 炒茄子

主　料：茄子 400 克。

调　料：料酒、葱末、姜末、蒜泥、盐、白糖、醋各适量，植物油 30 克。

做　法：

1. 茄子洗净切片，放入沸水中焯 3 ～ 5 分钟后，捞出备用。

2. 锅内注油烧热，放入葱、蒜、姜末，滴料酒同炒片刻，再放入茄子、盐、白糖、醋炒匀后即可出锅。

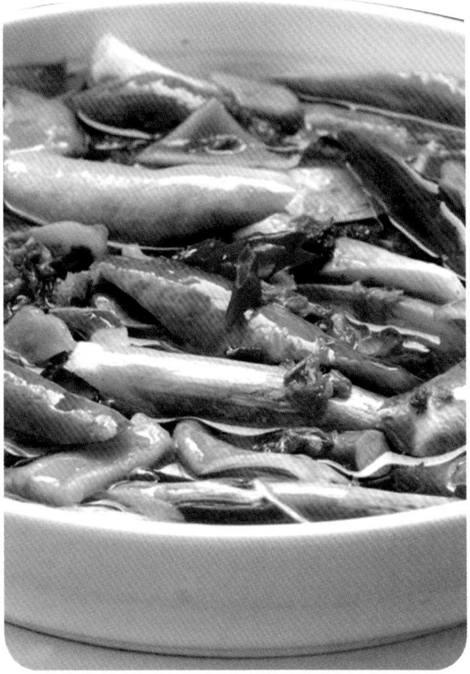

菜花

缓解胰岛素依赖

别　　名　花椰菜、花甘蓝、洋花菜、球花甘蓝、西兰花。

性味归经　性平，味甘；归肾、脾、胃经。

建议食用量　每餐 100 ～ 200 克。

营养成分

蛋白质、脂肪、碳水化合物、食物纤维、多种维生素和钙、磷、铁等矿物质。

降糖原理

菜花含有丰富的铬，铬能促进胰岛素分泌，降低糖尿病患者对胰岛素的需要量，有效调节血糖水平，还能缓解糖尿病患者对药物胰岛素的依赖，非常适合 2 型糖尿病患者食用。

黄金搭配

菜花 + 西红柿

西红柿和菜花都能清理血液中的杂质，此搭配能有效地净化血液，增强抗病毒能力，预防心血管疾病。

菜花 + 鸡肉

鸡肉有填精补髓、活血调经的功效，和菜花同食，对预防乳腺癌等有一定的功效。

食用功效

菜花有白、绿两种，绿色的也叫西兰花。两者的营养价值基本相同，菜花热量低，食物纤维含量很高，还含有丰富的维生素和矿物质，因此它又被称为“天赐的良药”。菜花含类黄酮较多，而类黄酮是一种良好的血管清理剂，能有效地清除血管上沉积的胆固醇，还能防止血小板的凝集，减少心脏病的发生。

菜花含有抗氧化防癌症的微量元素，长期食用可以减少乳腺癌、直肠癌及胃癌等癌症的发病概率。据美国癌症协会报道，众多蔬菜水果中，十字花科的菜花和大白菜的抗癌效果最好。

丰富的维生素 K：有些人的皮肤一旦受到小小的碰撞和伤害就会变得青一块紫一块的，这是因为体内缺乏维生素 K 的缘故，补充的最佳方式之一就是多吃菜花。

丰富的维生素 C：菜花中的维生素 C 含量较高，能够增强肝脏解毒能力，并能提高机体的免疫力，防止感冒和维生素 C 缺乏病的发生。

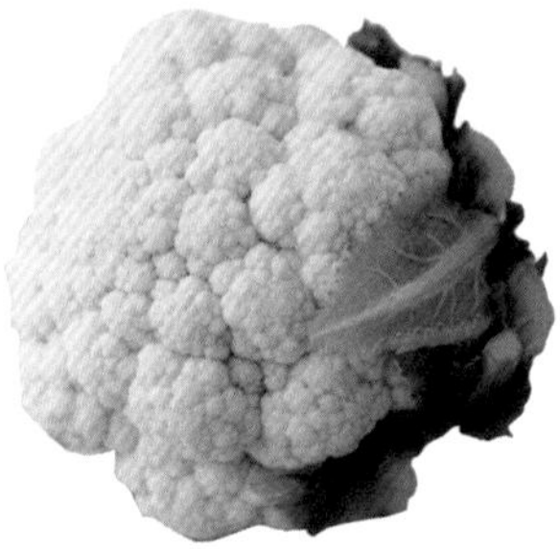

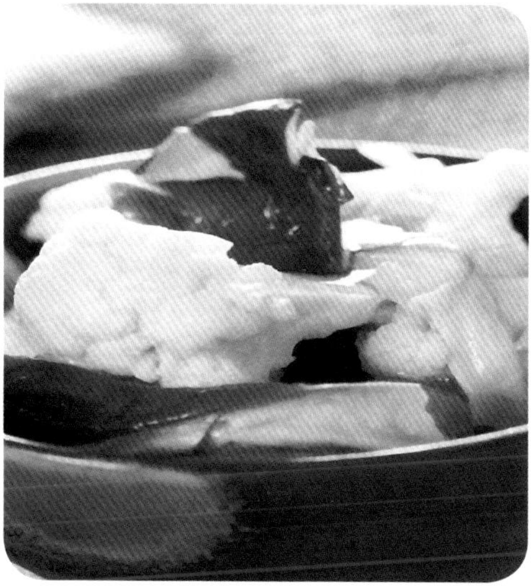

◆ 菜花汁

主　料：西兰花半棵。

做　法：

1. 菜花洗净，切成小块，放入开水中焯一下。

2. 将焯熟的菜花放入榨汁机中，加适量凉开水，搅拌即可。

功　效：防癌抗癌，阻止病变细胞形成，抗动脉硬化。

◆ 蘑菇烧菜花

主　料：菜花300克，蘑菇200克。

调　料：食用油、葱丝、姜丝、盐、味精、水淀粉、香油各适量。

做　法：

1. 菜花掰成小朵，洗净；蘑菇洗净，切片备用。

2. 炒锅倒油烧热，爆香葱丝、姜丝，加入菜花，添少量汤烧开，放入蘑菇片，加盐、味精调味，翻炒至熟，用水淀粉勾芡，淋上香油即可。

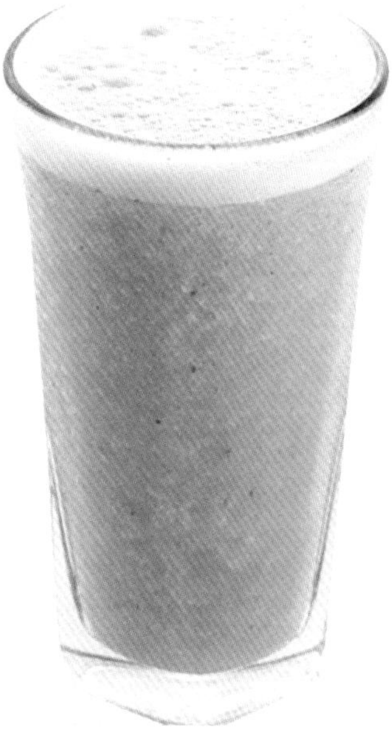

芥菜

降低餐后血糖

别　　名　大芥、雪里蕻。

性味归经　味辛，性温；归肺、大肠经。

建议食用量　每天 100 克。

营养成分

蛋白质、脂肪、膳食纤维、维生素 A、维生素 C、维生素 E、胡萝卜素、烟酸、硒、锌、锰、钾、钙、磷、钠、镁、铁等。

降糖原理

芥菜中含有大量的膳食纤维，被人体摄入后，会吸水膨胀呈胶状，延缓食物中的葡萄糖的吸收，降低人体对胰岛素的需求量，从而起到降低餐后血糖的作用。

食用宜忌

宜食：一般人群均可食用。

忌食：凡疮疡、痔疮、便血及平素热盛之患者忌食。

经典论述

《本草求真》："芥性辛热，凡因阴湿内壅而见痰气闭塞者，服此痰无不除，故能使耳益聪、目益明也。"

食疗功效

芥菜含有维生素 A、B 族维生素、维生素 C 和维生素 D 很丰富。具体功效有提神醒脑，芥菜含有大量的抗坏血酸，是活性很强的还原物质，参与机体重要的氧化还原过程，能增加大脑中氧含量，激发大脑对氧的利用，有提神醒脑、解除疲劳的作用。

其次还有解毒消肿之功，能抗感染和预防疾病的发生，抑制细菌毒素的毒性，促进伤口愈合，可用来辅助治疗感染性疾病。还有开胃消食的作用，因为芥菜腌制后有一种特殊鲜味和香味，能促进胃、肠消化功能，增进食欲，可用来开胃，帮助消化。

最后还能明目利膈、宽肠通便，因为芥菜组织较粗硬，含有胡萝卜素和大量食用纤维素。可作为眼科患者的食疗佳品，还可防治便秘，尤宜于老年人及习惯性便秘者食用。

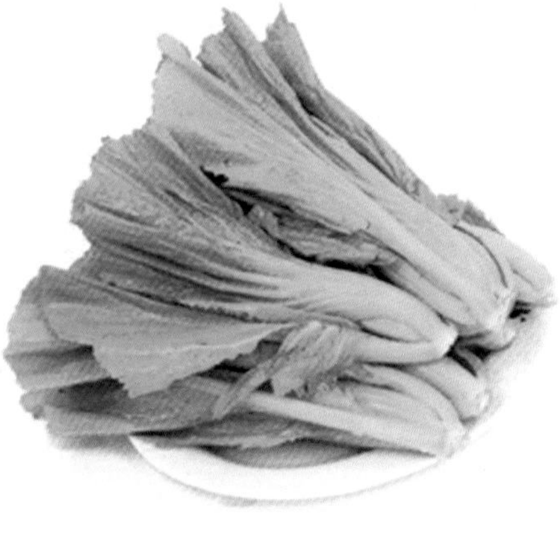

养生食谱

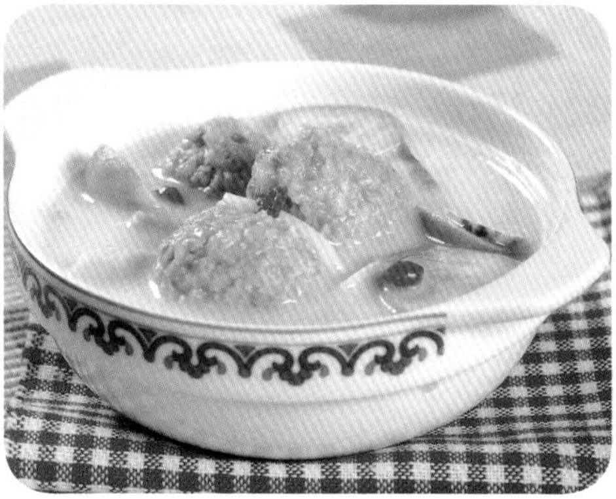

◆ 珍菌芥菜丸子

主　料：猪肉馅150克，杏鲍菇片50克，草菇25克，枸杞2克，芥菜叶30克。

辅　料：鸡蛋1个。

调　料：葱姜10克，盐6克，鸡粉3克，料酒5克，淀粉15克。

做　法：

1. 将芥菜叶洗净焯水切碎。
2. 猪肉馅加入盐、葱、姜末、鸡蛋、淀粉和少量的水打上劲，放入切好的芥菜搅拌均匀，挤出小丸子，入热水中氽熟，小丸子捞出备用。
3. 锅内加少许清汤放入小丸子加盐、鸡粉调好味，勾芡即可。

◆ 芥菜鸭丝粥

主　料：糯米100克，芥菜40克，鸭肉50克。

调　料：姜末少许，盐5克。

做　法：

1. 糯米淘洗干净备用；芥菜洗净，切丝；鸭胸肉切丝，冲水备用。
2. 锅置火上，加水将糯米煮开，转小火熬30分钟后，加入鸭丝、芥菜丝、姜末、盐，再煮5分钟即可食用（可加枸杞子点缀）。

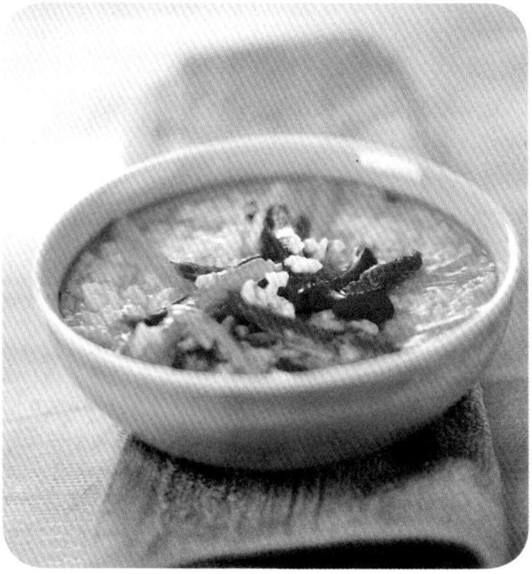

青椒

促进糖分代谢

别　　名　柿子椒、菜椒、甜椒。

性味归经　性热，味辛；归心、脾经。

建议食用量　每日用量 20 克。

营养成分

辣椒碱、二氢辣椒碱、挥发油、芦丁、蛋白质、钙、磷、硒、维生素 C、胡萝卜素及辣椒红素。

降糖原理

青椒中含有丰富的硒，可以防止胰岛 β 细胞被氧化破坏，促进机体内的糖分代谢，从而使血糖降低。同时，硒还能清除沉积在血管壁上的脂肪，防止动脉硬化。

黄金搭配

青椒 + 鳝鱼

青椒与鳝鱼同食，不但开胃爽口，还可以降低血糖。

青椒 + 苦瓜

青椒与苦瓜同食，可以使人体吸收的营养更全面，而且还有美容养颜、瘦身健体的效果。

青椒 + 空心菜

青椒与空心菜同食，有降低血压、止痛消炎的作用。

食疗功效

青椒中维生素 C 的含量为西红柿 4 倍，维生素 C 是生成骨胶原的材料，具有消除疲劳的主要功效；青椒含芦丁能强健毛细血管，预防动脉硬化与胃溃疡等疾病的发生，青椒含有芬芳辛辣的辣椒素，能增进食欲、帮助消化；青椒的绿色部分来自叶绿素，叶绿素能防止肠内吸收多余的胆固醇，能积极地将胆固醇排出体外，从而达到净化血液的作用；青椒的有效成分辣椒素是一种抗氧化物质，它可阻止有关细胞的新陈代谢，从而终止细胞组织的癌变过程，降低癌症细胞的发生率。

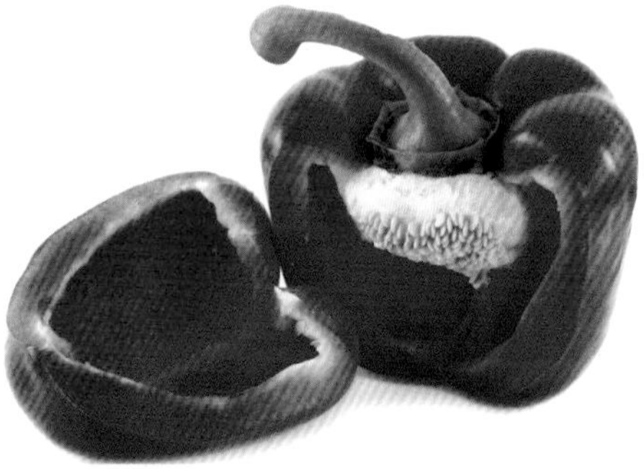

食用宜忌

宜食：一般人群均可食用。

忌食：眼疾患者、食管炎、胃肠炎、胃溃疡、痔疮患者应少吃或忌食；同时有火热病症或阴虚火旺、肺结核病、面瘫的人慎食。

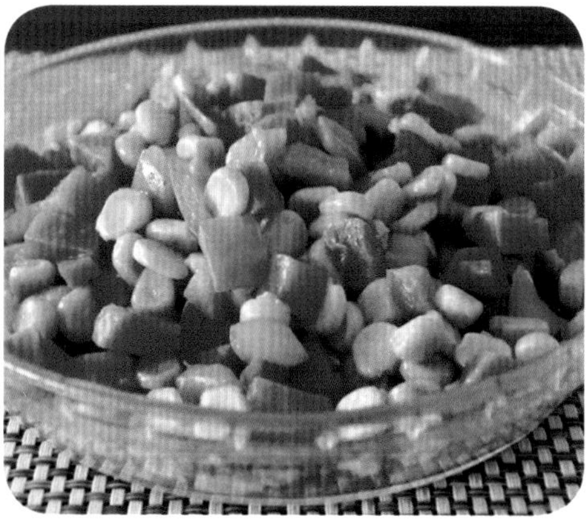

◆ 凉拌玉米甜椒沙拉

主　料：橙色甜椒、黄色甜椒各半个，玉米粒 400 克。

调　料：白醋 360 毫升，白糖 110 克，芥末粉 3/4 匙，盐 1/4 茶匙，清水适量。

做　法：

1. 甜椒去籽后切丁，葱切段。
2. 取一小锅，放入白醋、白糖、芥末粉、清水少许和盐，小火煮 5 分钟后熄火。
3. 将葱、甜椒和玉米粒拌入，置凉后盛入有盖的容器，放入冰箱冷藏，最长保存 1 个星期。取出后可直接食用，或待至室温再食用。

◆ 糖醋青椒

主　料：青椒 250 克。

调　料：食用油、葱、姜、蒜、醋、糖、生抽、盐、水淀粉、鸡精各适量，香油少许。

做　法：

1. 青椒去籽洗净，切丝。
2. 炒锅倒油烧热放入青椒翻炒，片刻后加入葱、姜、蒜爆香。继续翻炒至青椒表皮发白起皱，放入醋、糖翻炒，再加入生抽、盐和适量的清水烧至青椒入味。
3. 汤汁快干勾入适量的水淀粉，再加少许鸡精、香油翻炒均匀关火即可。

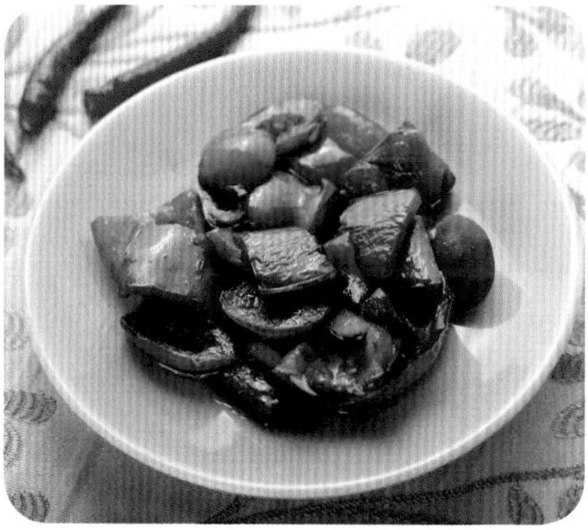

西葫芦

软化血管，调节血糖

别　　名　搅瓜、白南瓜。
性味归经　味甘，性温。
建议食用量　每日用量 60 克。

营养成分

蛋白质、脂肪、纤维、糖类、胡萝卜素、维生素 C、钙等。

降糖原理

西葫芦含丰富的维生素 C，有增强胰岛素、调节糖代谢、促进胆固醇的排泄、预防动脉硬化的作用，同时西葫芦所含的热量、脂肪、糖分都很低，是糖尿病患者的优选食物。

黄金搭配

西葫芦 + 羊肉

西葫芦和羊肉搭配可补脾胃、补肝肾、润肤止渴。

西葫芦 + 西红柿

西葫芦和西红柿搭配可抗癌。

西葫芦 + 洋葱

西葫芦和洋葱搭配可增强免疫。

西葫芦 + 鸡蛋

西葫芦和鸡蛋搭配可补充动物蛋白。

食疗功效

西葫芦具有除烦止渴、润肺止咳、清热利尿、消肿散结的功效。对烦渴、水肿腹胀、疮毒以及肾炎、肝硬化腹水等症具有辅助治疗的作用；能增强免疫力；能促进人体内胰岛素的分泌，可有效地防治糖尿病，预防肝肾病变，有助于增强肝肾细胞的再生能力。

食用宜忌

宜食：糖尿病、肝病、肾病患者宜食；肺病患者宜吃白糖西葫芦。

忌食：西葫芦不宜生吃。脾胃虚寒者应少吃。

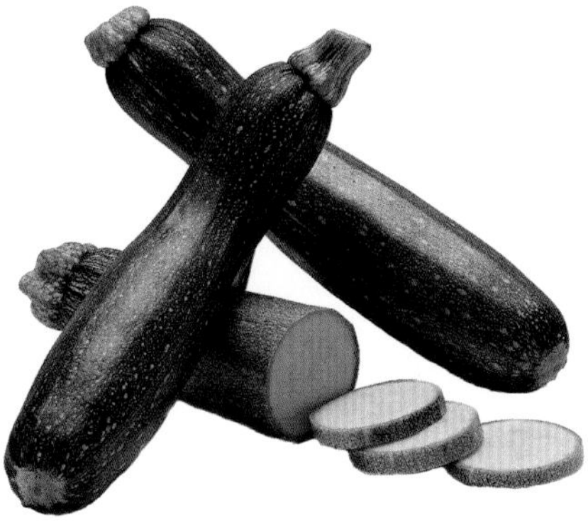

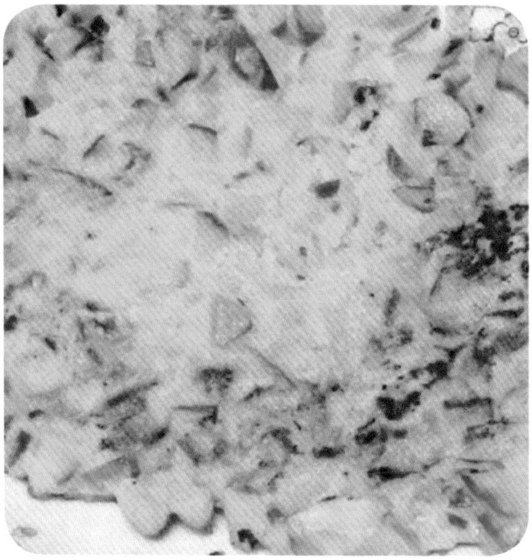

◆ 西葫芦烩番茄

主　料：西葫芦1个、番茄2个。

调　料：植物油、蒜、盐、白糖各适量。

做　法：

1. 蒜切末，西葫芦去瓤切片，番茄切块。

2. 锅中加水，水开倒入西葫芦加盐焯一下水，然后装盘备用。

3. 热锅倒入油，加入蒜末煸炒爆香，然后加入番茄翻炒。

4. 倒入西葫芦，加入一点盐，少许白糖，翻炒几下即可。

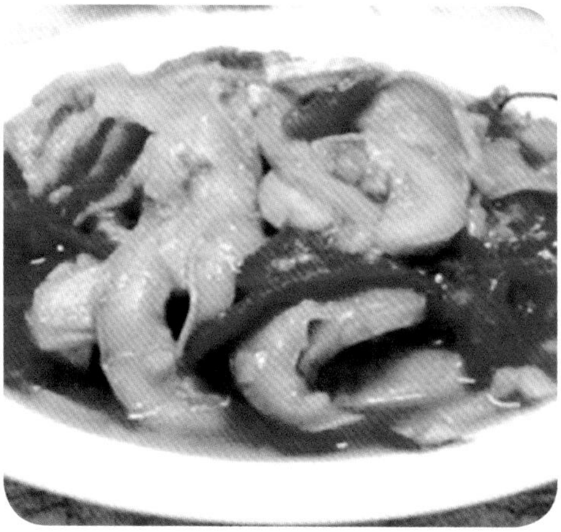

◆ 西葫芦蛋饼

主　料：西葫芦1个。

辅　料：鸡蛋2个，面粉适量。

调　料：盐、鸡精、色拉油各适量。

做　法：

1. 西葫芦刨去外皮，挖去瓜瓤，切成丝，用盐腌制片刻。

2. 鸡蛋打散，加少许盐、鸡精，筛入面粉成糊状。

3. 西葫芦出水后稍稍挤干，倒入面糊里搅拌均匀。

4. 油锅倒入适量面糊，双面煎至金黄色出锅。

生菜

促进胆固醇排泄

别　　名　叶用莴笋、鹅仔菜、唛仔菜、莴仔菜。

性味归经　性凉，味甘；归胃、膀胱经。

建议食用量　每餐 100 ～ 200 克。

营养成分

β 胡萝卜素、抗氧化物、维生素 B_1、维生素 B_6、维生素 E、维生素 C、膳食纤维素、镁、磷、钙及少量的铁、铜、锌等。

降糖原理

生菜的热量很低，糖尿病患者食用后不会引起血糖的大波动，而且其中还含有丰富的维生素 C，有促进胆固醇排泄、清除粥样斑块、防治糖尿病并发动脉粥样硬化的作用。

黄金搭配

蒜蓉 + 生菜

蒜蓉生菜有杀菌、消炎和降血糖的作用。

蚝油 + 生菜

蚝油生菜有降血脂、降血压、降血糖、促进智力发育以及抗衰老等功效，还能利尿、促进血液循环。

食用功效

生菜富含水分，故生食清脆爽口，特别鲜嫩。生菜因其茎叶中含有莴苣素，故味微苦，具有镇痛催眠、降低胆固醇、辅助治疗神经衰弱等功效；生菜中还含有甘露醇等有效成分，有利尿和促进血液循环的作用；生菜中含有一种“干扰素诱生剂”，可刺激人体正常细胞产生干扰素，从而产生一种“抗病毒蛋白”，抑制病毒。

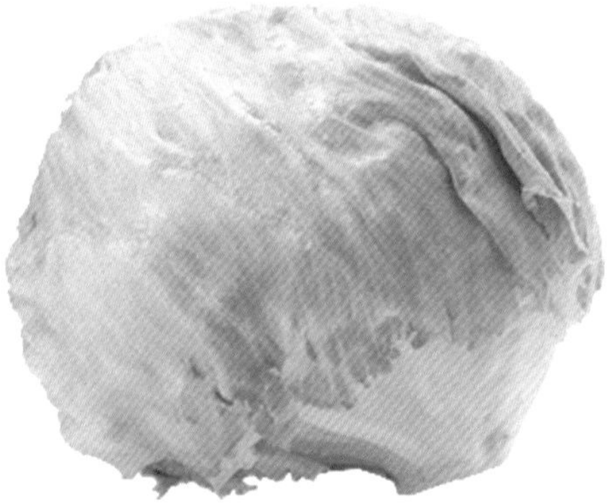

生活实用小窍门

菜叶大而整株短的较好吃，菜色青绿、茎部带白的较新鲜。

散叶生菜可用保鲜膜包裹，根部朝下放入冰箱冷藏。结球生菜可将菜心摘除，然后将湿润的纸巾塞入菜心处，再用保鲜膜包裹生菜，放入冰箱冷藏。生菜对乙烯极为敏感，易诱发赤褐斑点，保存时应远离苹果、梨和香蕉这些易释放乙烯的水果。

养生食谱

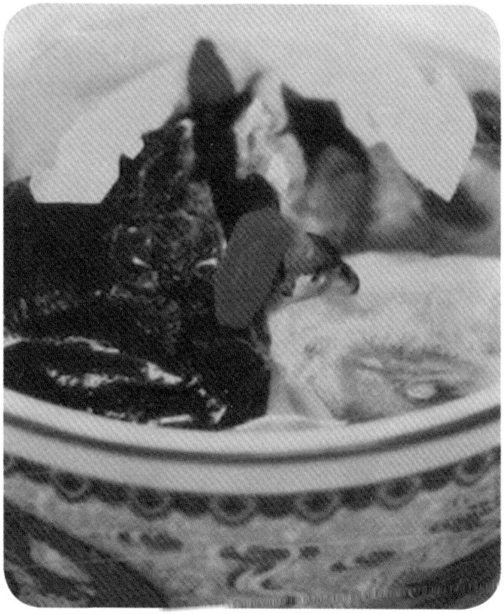

◆ 生菜苹果汁

主　料：生菜 100 克，苹果 1 个，柠檬 1 个。

调　料：白糖适量。

做　法：

1. 生菜洗净，切成块；苹果洗净，去皮，切成细条；柠檬洗净，去皮，切块。

2. 将生菜块、苹果条、柠檬块加入白糖、半杯纯净水一起放入榨汁机中打匀，过滤出汁液来即可食用。

◆ 生菜炖胖头鱼

主　料：胖头鱼 1 条，生菜 300 克。

调　料：姜片、食用油、清汤、盐各适量。

做　法：

1. 胖头鱼洗净斩块，生菜洗净撕片，姜切片待用。

2. 净锅上火，放入食用油烧至五成热后将鱼块煎至八分熟，捞出控油。

3. 净锅上火，放入清汤、鱼块、姜片，大火烧开转小火炖 30 分钟后，再放入生菜炖开调味即成。

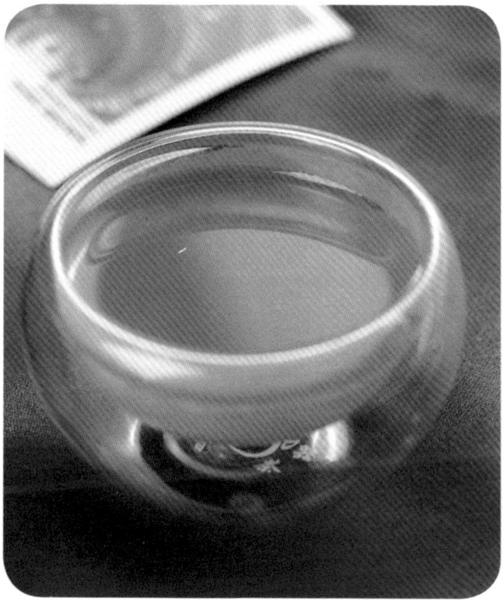

洋葱

降低血液黏稠度

别　　名　洋葱头、玉葱、圆葱、球葱、葱头。

性味归经　性温，味甘、微辛；归肝、脾、胃、肺经。

建议食用量　每餐 50 ～ 100 克。

营养成分

蛋白质、粗纤维、糖类、维生素 A、维生素 B、维生素 C、磷、钙、铁，及多类氨基酸与咖啡酸、柠檬酸、槲皮素、苹果酸等。

降糖原理

洋葱内所含的硫化丙烯能够增加人体内游离胰岛素的数量，从而降低血液内的葡萄糖含量。此外，洋葱中还含有丰富的铬，它与糖耐量密切相关，能促进细胞与胰岛素之间正常生理反应的进行，从而促使细胞吸收葡萄糖。对糖尿病的临床研究表明，人体内的铬有助于降低血糖水平，改善糖耐量、胆固醇总水平和甘油三酯水平，同时也能增加对人体有益的高密度脂蛋白胆固醇的水平。

黄金搭配

洋葱 + 苦瓜

两者同食提高机体的免疫力。

食用功效

洋葱不含脂肪，其精油中含有可降低胆固醇的含硫化合物的混合物，可用于治疗消化不良、食欲不振、食积内停等症。洋葱既能对抗人体内儿茶酚胺等升压物质的作用，又能促进钠盐的排泄，从而使血压下降，经常食用对高血压、高血脂等心脑血管病患者都有保健作用。

食用宜忌

洋葱不可过量食用，因为它易产生挥发性气体，过量食用会导致胀气和排气过多，给人造成不快。

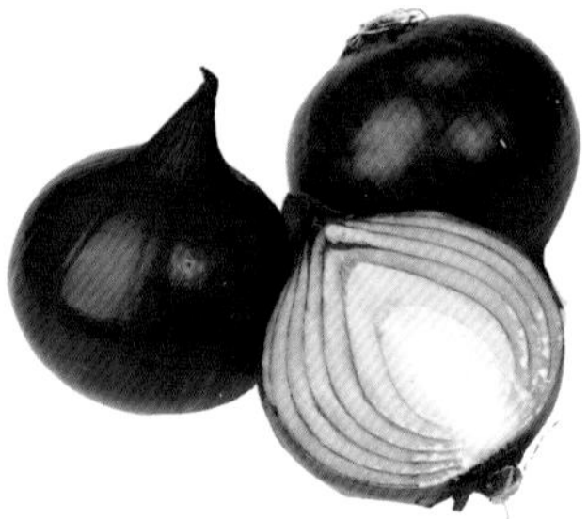

小贴士

根据皮色，洋葱可分为白皮、黄皮和紫皮三种。从营养价值的角度评估，紫皮洋葱的营养更好一些。这是因为紫皮洋葱相对于其他两个品种的洋葱味道更辛辣，这就意味着其含有更多的蒜素。此外，紫皮洋葱的紫皮部分含有更多的槲皮素。

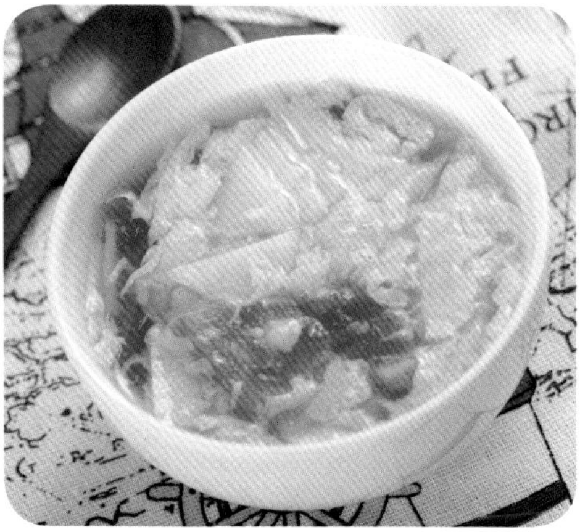

◆ 西红柿洋葱鸡蛋汤

主　料：西红柿、洋葱各 50 克，鸡蛋 1 个。

调　料：海带清汤、盐、白糖、酱油各适量。

做　法：

1. 将西红柿洗净，焯烫后去皮，切块；洋葱洗净，切碎；鸡蛋打散，搅拌均匀。

2. 锅置火上，放入海带清汤，大火煮沸后加入洋葱、酱油，转中火再次煮沸后，加入西红柿，转小火煮 2 分钟。

3. 待锅里的西红柿和洋葱汤煮沸后，加入蛋液，搅拌均匀加盐、白糖调味即可。

功　效：健胃消食，可降脂降压，防止血栓的发生。

◆ 洋葱炒湖虾

主　料：小湖虾 200 克。

辅　料：洋葱丝 30 克，香菜 20 克。

调　料：盐 5 克，鸡粉 3 克，香油 3 克，料酒 5 克，淀粉、胡椒粉。

做　法：

1. 小湖虾清洗干净，洋葱改刀成丝，香菜洗净切段。

2. 将小湖虾拍干淀粉炸成金黄色控油。

3. 锅内留底油煸香葱头，放入炸好的小湖虾烹料酒加盐、鸡粉、胡椒粉翻炒几下入味后撒香菜即可。

功　效：降脂减肥。

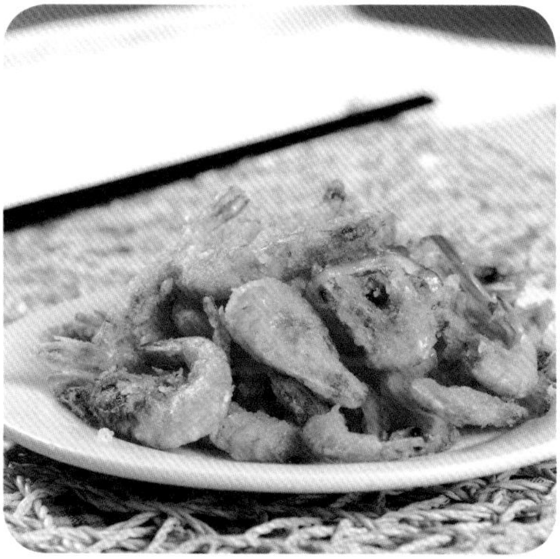

茼蒿

降糖、降压又补脑

别　　名　蓬蒿、蒿菜、菊花菜、茼笋、茼蒿菜、春菊。

性味归经　性温，味甘、涩；归肝、肾经。

建议食用量　每餐 100 ～ 200 克。

营养成分

蛋白质、脂肪、糖类、粗纤维、胡萝卜素、多类维生素、烟酸、磷、钙、铁外，还包含丝氨酸、苏氨酸、丙氨酸、亮氨酸、脯氨酸、苯丙氨酸等多类氨基酸和天冬素、挥发油、胆碱等成分，其中铁、钙含量比较多。

降糖原理

茼蒿的热量极低，食用后不容易引起血糖波动，十分适合糖尿病患者食用，而且茼蒿还含有丰富的胡萝卜素，可对抗人体内的自由基，有降低血糖的作用。茼蒿含有一种挥发性的精油，以及胆碱等物质，具有降血压、补脑的作用。

黄金搭配

茼蒿 + 肉或茼蒿 + 蛋

茼蒿宜与肉、蛋等同炒，同炒可提高其胡萝卜素和维生素 A 的利用率。

食用功效

茼蒿含有丰富的维生素和矿物质，可以养心安神、降压补脑、清血化痰、润肺补肝、稳定情绪、防止记忆力减退。茼蒿中含有多种氨基酸及较多的钾、钙等矿物质，能调节体液代谢、通利小便、消除水肿。

常吃茼蒿，对咳嗽痰多、脾胃不和、记忆力减退、习惯性便秘均有较好的疗效。而当茼蒿与肉、蛋等共炒时，则可提高其维生素 A 的吸收率。将茼蒿炒一下，拌上芝麻油、味精、精盐，清淡可口，最适合冠心病、高血压患者食用。

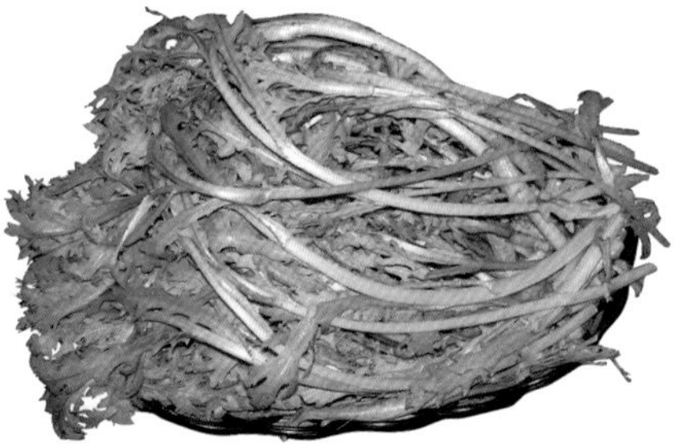

小贴士

河北小叶茼蒿：茼蒿小叶又称花叶茼蒿、细叶茼蒿。叶片小，叶边缺口多而深，叶肉薄，嫩枝细。

上海大叶茼蒿：大叶茼蒿又称板叶茼蒿、圆叶茼蒿。叶片宽大，叶边缺口少而浅，叶肉厚，嫩枝短而粗，纤维少。

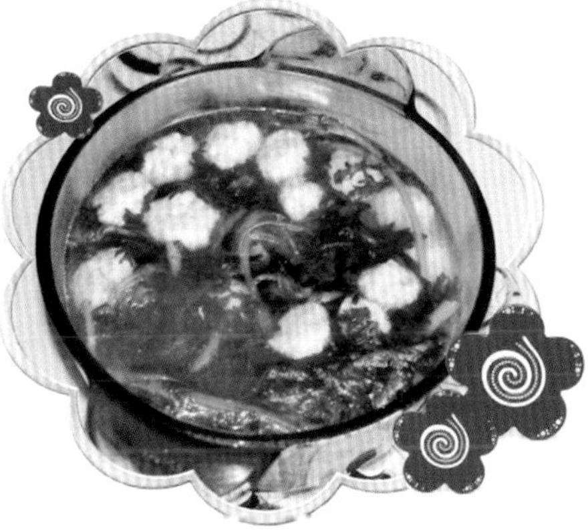

◆ 蒿蛋白饮

主　料：茼蒿250克，鸡蛋3枚。

调　料：香油、盐各适量。

做　法：

1. 将茼蒿洗净，鸡蛋打破取蛋清。

2. 茼蒿加适量水煎煮，快熟时，加入鸡蛋清，煮片刻，调入油、盐即可。

◆ 蒸茼蒿

主　料：茼蒿600克。

辅　料：面粉、玉米面各30克。

调　料：蒜泥、盐、香油各适量。

做　法：

1. 茼蒿600克择洗干净，沥水。

2. 面粉与玉米面混合后撒入茼蒿中抓匀，放入蒸笼中，盖上盖子。蒸锅水烧开，放上蒸笼大火蒸制3～5分钟。

3. 将适量蒜泥、盐、清水、香油调成味汁浇在蒸好的茼蒿上即可。

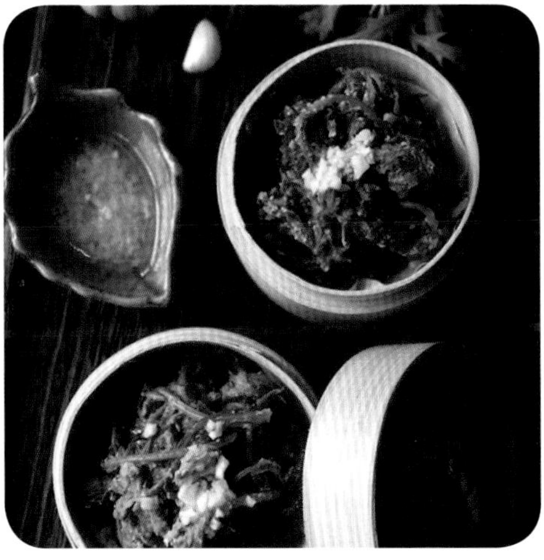

黑木耳

可预防和治疗动脉粥样硬化

别　　名　木耳、云耳、桑耳、松耳、中国黑真菌。

性味归经　性平，味甘；归胃、大肠经。

建议食用量　干木耳每餐约5克，泡发木耳每餐约50克。

营养成分

蛋白质、脂肪、碳水化合物、粗纤维、维生素B_1、维生素B_2、烟酸、钙、磷、铁等。

降糖原理

黑木耳中所含的多糖成分具有调节血糖、降低血糖的功效。黑木耳含有丰富的钾，是优质的高钾食物，对糖尿病合并高血压患者有很好的食疗作用。

黄金搭配

黑木耳＋豆角

黑木耳与豆角一起食用可防治高血压、高血脂、糖尿病。

黑木耳＋银耳

黑木耳与银耳搭配可补肾、润肺、生津。

食用功效

黑木耳有抗血小板聚集、降低血脂与阻止胆固醇沉积的功效，与此同时，还发现黑木耳有抗脂质过氧化作用。脂质过氧化和衰老有紧密的关系。因此，老人常吃黑木耳，能够防治高脂血、动脉硬化与冠心病，并且可以益寿延年。

黑木耳中含有丰富的纤维素和一种特殊的植物胶原，这两种物质能够促进胃肠蠕动，防止便秘，有利于体内大便中有毒物质的及时清除和排出，并且对胆结石、肾结石等内源性异物有一定的化解功能。

常吃黑木耳能养血驻颜，令人肌肤红润，并可防治缺铁性贫血；黑木耳中的胶质可把残留在人体消化道内的灰尘、杂质吸附集中起来排出体外，从而起到清胃涤肠的作用；黑木耳还含有抗肿瘤活性物质，能增强人体免疫力。

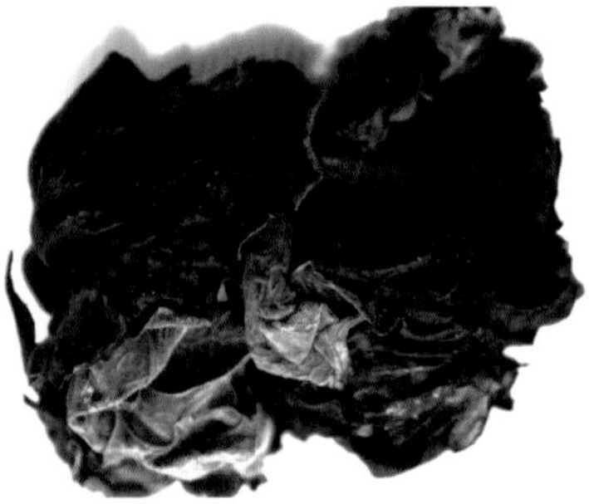

降糖良方

黑木耳60克、扁豆60克共研成细面粉，每次服9克，每日2～3次。

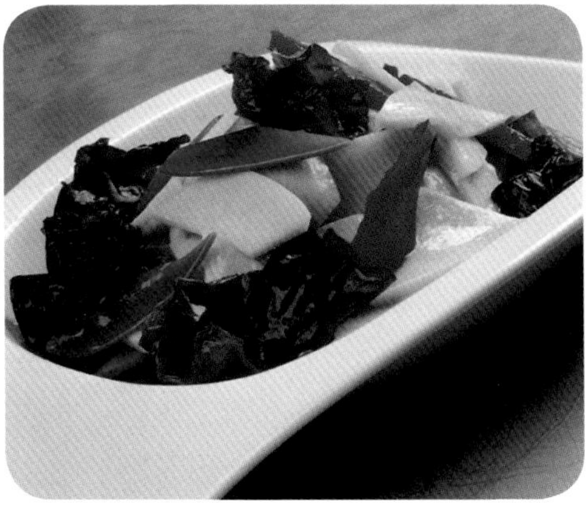

◆ 木耳茭白

主　料：茭白 250 克，水发木耳 100 克。

调　料：泡辣椒碎 5 克，蒜、姜、葱、盐、胡椒粉、味精、淀粉、食用油各适量。

做　法：

1. 茭白切成长 4 厘米的薄片，木耳洗净，葱、姜、蒜、泡辣椒切碎；将盐、胡椒粉、味精、鲜汤加淀粉调成咸鲜芡汁。

2. 锅里放油烧热，把泡辣椒碎、姜片、蒜片炒香，再倒入茭白片、木耳翻炒至断生，淋入芡汁，撒上葱花即可。

功　效：补血、降糖降压。

◆ 凉拌核桃黑木耳

主　料：黑木耳 150 克，核桃碎 50 克。

辅　料：红绿辣椒适量。

调　料：姜、蒜、调味料各适量。

做　法：

1. 黑木耳洗净撕小块，红绿辣椒切丝，姜蒜切末。

2. 黑木耳、红绿辣椒丝焯水，备用。

3. 核桃碎用小火炒香。

4. 碗中放入黑木耳、红绿辣椒丝、核桃碎和姜、蒜末，加入调味料拌匀。

功　效：降糖、降脂、降压。适合心脑血管疾病、结石症患者，特别适合缺铁的人士食用。

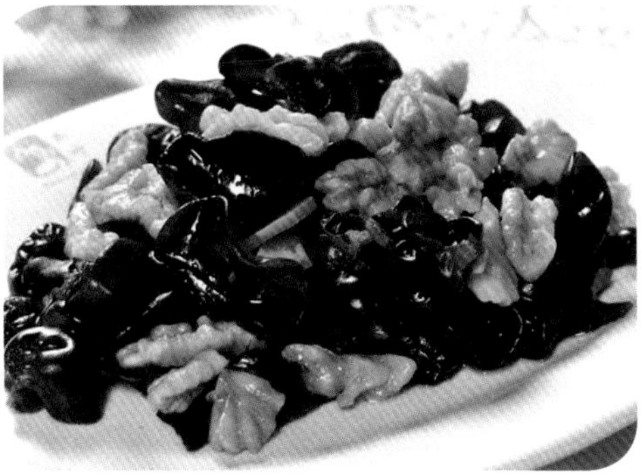

冬瓜

降糖减肥

别　　名　白瓜、枕瓜、东瓜。

性味归经　性凉，味甘；归肺、大肠、小肠、膀胱经。

建议食用量　每天 100 ～ 500 克。

营养成分

蛋白质、糖、粗纤维、灰分、钾、硒、钙、磷、铁、胡萝卜素、硫胺素、核黄素、丙醇二酸、烟酸、维生素 B_1、维生素 C 等。

降糖原理

冬瓜中所含的丙醇二酸，能有效地抑制糖类转化为脂肪，烟酸能够降低血中胆固醇的含量，具有减肥降脂的功效，而且冬瓜所含的热量极低，尤其适合糖尿病、肥胖症等患者。

黄金搭配

冬瓜 + 蟹

冬瓜是减肥妙品，与其他瓜菜不同的是不含脂肪，含钠量低。与蟹肉同用，同具减肥健美之效，适用于肾脏病、心脏病、糖尿病和肥胖症等患者食用。

冬瓜 + 红枣

补脾和胃、益气生津、调营卫、解药毒。常食可消除体内多余脂肪，具有减肥降脂的作用。

食用功效

冬瓜维生素中以抗坏血酸、硫胺素、核黄素及烟酸含量较高，具防治癌症效果的维生素 B1，在冬瓜子中含量相当丰富；矿质元素有钾、钠、钙、铁、锌、铜、磷、硒等 8 种，其中含钾量显著高于含钠量，属典型的高钾低钠型蔬菜，对需进食低钠盐食物的肾脏病、高血压、浮肿病患者大有益处，其中元素硒还具有抗癌等多种功能；含有除色氨酸外的 8 种人体必需氨基酸，谷氨酸和天门冬氨酸含量较高，还含有鸟氨酸和 γ-氨基丁酸以及儿童特需的组氨酸；冬瓜不含脂肪，膳食纤维高达 0.8%，营养丰富而且结构合理，营养质量指数计算表明，冬瓜为有益健康的优质食物。

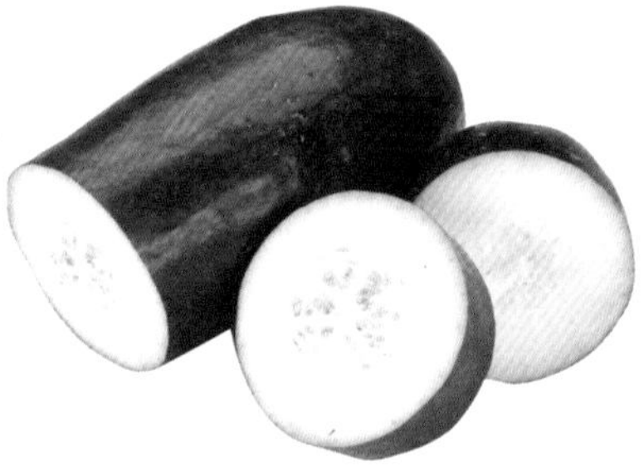

降糖良方

冬瓜 1 个。用玻璃等片状物轻轻刮下冬瓜皮上的白霜。每次如弹丸大即可。用开水冲服，症状重且久者，每日 2 次，连服 2 ～ 3 天；症状轻者服 1 或 2 次可愈。清热润燥，补肾收摄。适用于口干、口渴、多饮、多尿等。

养生食谱

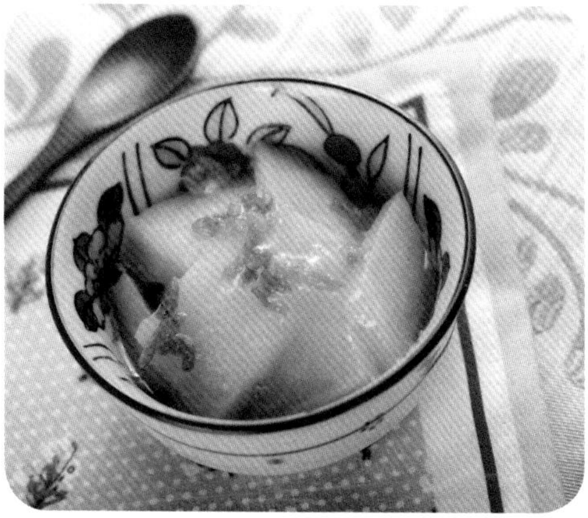

◆ 海米冬瓜

主　料：冬瓜 350 克。

辅　料：海米 15 克。

调　料：葱姜 5 克，盐 4 克，鸡粉 3 克，水淀粉 20 克，香油 2 克，料酒、胡椒粉、食用油适量。

做　法：

1. 将冬瓜去皮改刀成长 5 厘米的条。

2. 海米用水泡发好。

3. 锅内放入少许油，放入葱姜海米煸香，放冬瓜，烹料酒、盐、鸡粉、胡椒粉，加少许水调好味，炖至冬瓜软烂、汤汁浓稠后，勾少许欠，淋香油即可。

功　效：清热毒、利排尿、止渴除烦，补钙。

◆ 清蒸冬瓜盅

主　料：冬瓜 200 克。

辅　料：熟冬笋、水发冬菇、蘑菇各 40 克，彩椒 20 克。

调　料：香油、料酒、酱油、味精、糖、淀粉各适量。

做　法：

1. 将冬瓜选肉厚处用圆槽刀捅出 14 个圆柱形，焯水后抹香油待用。

2. 冬菇、蘑菇洗净，冬笋去皮，各切碎末；锅置火上，下 6 成热油中煸炒，再加料酒、酱油、白糖、味精、冬菇汤，烧开后勾厚芡，冷后成馅。

3. 冬瓜柱掏空填上馅，放盘中，上笼蒸 10 分钟取出装盘，盘中汤汁烧开调好味后勾芡，浇在冬瓜盅上即可。

功　效：清热生津，消暑除烦。

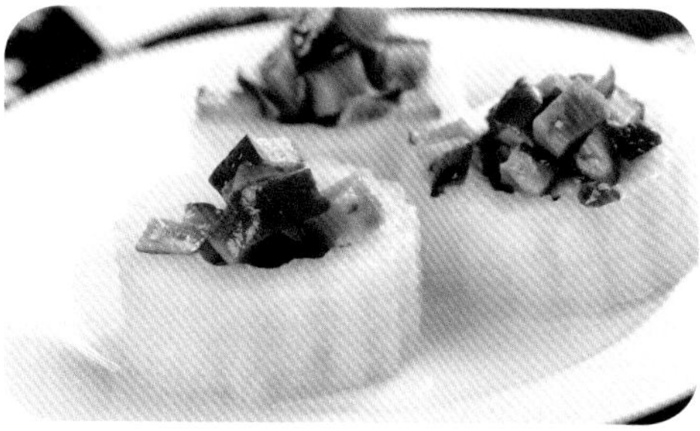

南瓜

降低血糖，防治血脂升高

别　　名　麦瓜、番瓜、倭瓜、金瓜、伏瓜、饭瓜、北瓜。

性味归经　性温，味甘；归脾、胃经。

建议食用量　每次200～500克。

营养成分

蛋白质、膳食纤维、碳水化合物、果胶、烟酸、维生素C、氨基酸、活性蛋白、胡萝卜素、维生素A、钙、钾、钴、镁、铁、铜、锰、铬、硼等。

降糖原理

南瓜中含有丰富的果胶和微量元素钴，果胶可延缓肠道对糖和脂质吸收，微量元素钴是胰岛细胞合成胰岛素所必需的微量元素，因而常吃南瓜有助于防治糖尿病。实践也证实，南瓜具有降低血糖、血脂的作用。

黄金搭配

南瓜＋小米

两者搭配食用具有补中益气、健脾益胃的功效。对脾胃虚弱、气短倦怠等症有很好的辅助食疗的作用。

南瓜＋杏仁

两者搭配食用具有润肠通便、降脂减肥的食疗效果。

食用功效

南瓜所含果胶可以保护胃肠道黏膜，使其免受粗糙食品的刺激，促进溃疡愈合，所以适合胃病患者。

南瓜含有微量元素钴，能活跃人体的新陈代谢，促进造血功能，并参与人体内维生素B_{12}的合成，是人体胰岛细胞所必需的微量元素，对防治糖尿病、降低血糖有特殊的疗效。

食用宜忌

宜食：肥胖者、糖尿病患者和中老年人。

忌食：南瓜性温，胃热炽盛者、湿热气滞者少吃。

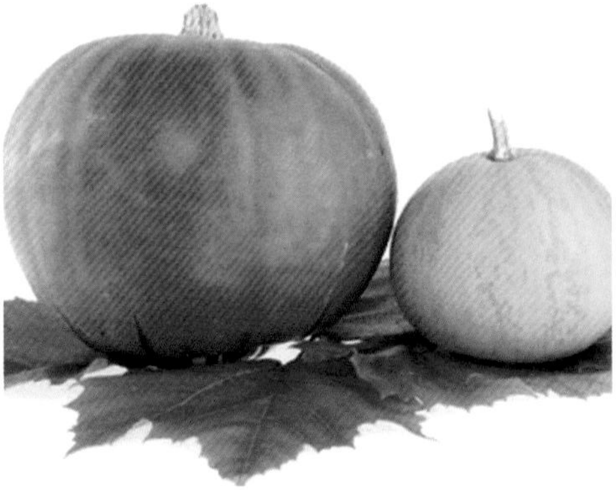

经典论述

1.《本草纲目》:“甘，温，无毒。补中益气。”

2.《滇南本草》:“横行经络，利小便。”

3.《随息居饮食谱》:“凡时病疳症，疸痢胀满，脚气痞闷，产后痧痘，皆忌之。”

养生食谱

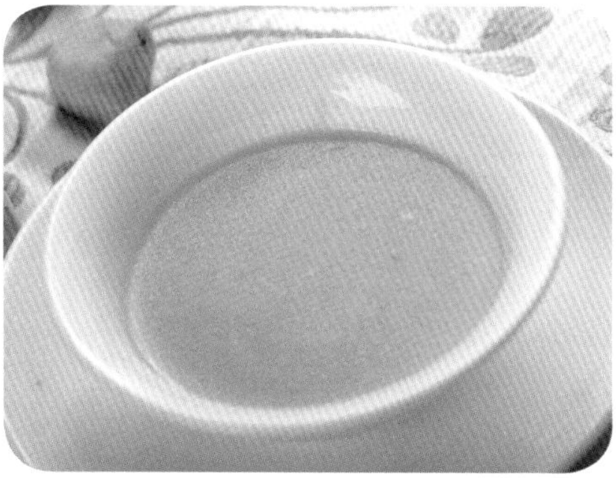

◆ 南瓜玉米羹

主　料：南瓜 50 克，玉米面 200 克。

调　料：白糖、盐、植物油、清汤各适量。

做　法：

1. 将南瓜去皮，洗净，切成小块。

2. 锅置火上，放适量的油烧热，放入南瓜块略炒后，再加入清汤，炖 10 分钟左右至熟。

3. 将玉米面用水调好，倒入锅内，与南瓜汤混合，边搅拌边用小火煮，3 分钟后，搅拌至黏稠后，加盐和白糖调味即可。

功　效：提高机体免疫功能。

◆ 百合炒南瓜

主　料：南瓜 300 克，百合 50 克。

调　料：植物油、盐、鸡粉、水淀粉各适量。

做　法：

1. 将南瓜去皮改刀成象眼片，百合去根洗净备用。

2. 将南瓜和百合分别焯水。

3. 锅内放入少许的油放南瓜百合加盐、鸡粉炒熟，勾少许芡即可。

功　效：补中益气，清肺润燥，清心安神。

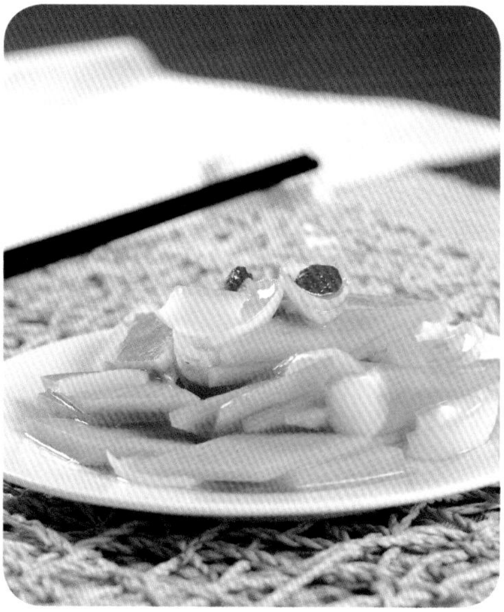

海带

降糖又降压

别　　名　昆布、江白菜、纶布、海昆布、海草。

性味归经　性寒，味咸；归肝、胃、肾经。

建议食用量　每餐干品约 30 克。

营养成分

蛋白质、脂肪、膳食纤维、碳水化合物、硫胺素、核黄素、烟酸、维生素 E、钾、钠、钙、碘、镁、铁、锰、锌、磷、硒等。

降糖原理

海带中含有的海带多糖，能够保护胰岛细胞，并且可增强糖尿病患者的糖耐量，降血糖的作用明显，而且还可降低血清总胆固醇和甘油三酯含量，防治动脉硬化。

黄金搭配

海带 + 豆腐

海带与豆腐做汤共食，风味特别，营养极其丰富，可提高人体对钙的吸收率，避免降低甲状腺功能。

海带 + 山楂

海带与山楂搭配，具有良好的清脂、减肥的作用。

食用功效

海带中含有大量的碘，碘是人体甲状腺素合成的主要物质，人体缺少碘，就会患“大脖子病”，即甲状腺功能减退症，所以，海带是甲状腺功能低下者的最佳食品。海带中还含有大量的甘露醇，具有利尿消肿的作用，可防治肾功能衰竭、老年性水肿、药物中毒等。甘露醇与碘、钾、烟酸等协同作用，对防治动脉硬化、高血压、慢性气管炎、慢性肝炎、贫血、水肿等疾病都有较好的效果。海带中的优质蛋白质和不饱和脂肪酸，对心脏病、糖尿病、高血压有一定的防治作用。海带胶质能促使体内的放射性物质随同大便排出体外，从而减少放射性物质在人体内的积聚。

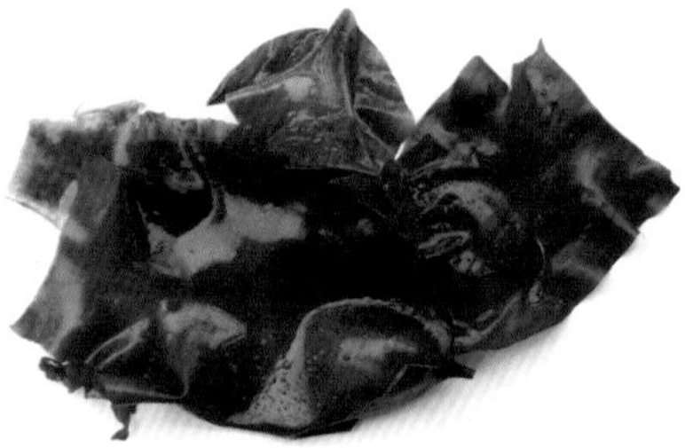

食用宜忌

宜食：缺碘、甲状腺肿大、高血压、高血脂、冠心病、糖尿病、动脉硬化、骨质疏松、营养不良性贫血以及头发稀疏者可多食。

忌食：脾胃虚寒的人慎食，甲亢患者要忌食。

养生食谱

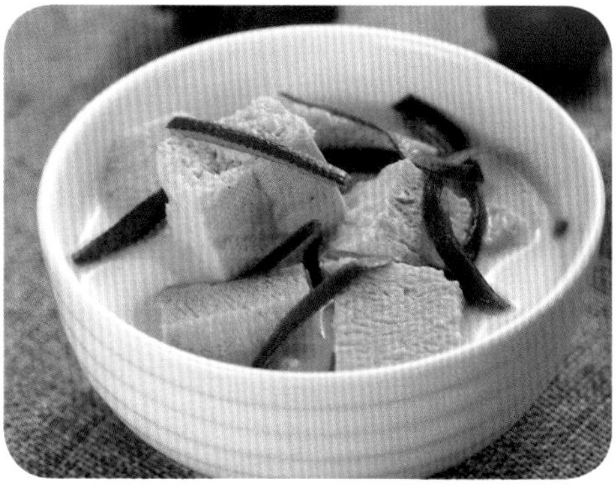

◆ 冻豆腐炖海带

主　料：冻豆腐（或北豆腐）200 克，海带结 50 克，蘑菇 50 克。

调　料：姜、葱、盐、植物油各适量。

做　法：

1. 冻豆腐块挤干水分，海带结洗净，蘑菇洗净撕成小片。

2. 锅中油烧热后，放入冻豆腐，略煎一会儿。

3. 煎至豆腐表面有些发黄后，倒入水、海带结、姜葱片。

4. 煮至水开后，转小火煮 15 分钟，将蘑菇倒入一起再煮 15 分钟。出锅前撒盐调味即可。

功　效：补中益气，软坚散结，清热利水，降压平喘。适用于治疗冠心病、高血压、高脂血病。

◆ 香拌海带丝

主　料：海带丝 200 克。

调　料：盐 2 克，鸡粉 2 克，蒜蓉 2 克，香油 2 克，花椒油 2 克，食用油适量。

做　法：

1. 将海带清洗干净在油盐水中煮熟。

2. 将海带放凉后切成细丝，加入鸡粉、盐、蒜蓉、香油、花椒油拌匀即可。

功　效：增强机体免疫力，改善微循环。

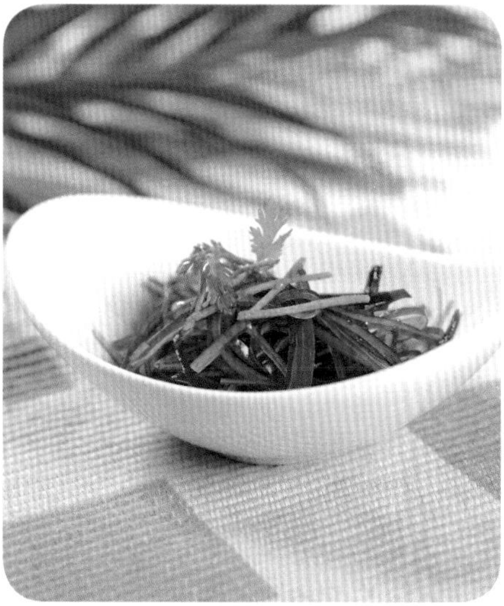

芦荟

调节血糖代谢

别　　名　奴荟、卢会、讷会、象胆、奴会、劳伟。

性味归经　味苦，性寒；归肝、胃、大肠经。

建议食用量　内服：入丸、散，或研末入胶囊，0.6～1.5克；不入汤剂。外用：适量，研末敷。

营养成分

氨基酸、维生素 B_1、维生素 B_2、维生素C、芦荟多糖、木质素、芦荟酸、皂素、芦荟素、芦荟大黄素、铬等。

降糖原理

芦荟中含有丰富的铬元素，铬具有类似胰岛素的作用，可以调节体内的血糖代谢，是糖尿病患者理想的食物和药物。芦荟还含有芦荟多糖，对糖尿病的恢复有重大的意义。

降糖良方

可生食芦荟叶：每天取芦荟叶2～3厘米（约5～15克），去刺后数次嚼食或食用芦荟粉末。也可每日取芦荟叶15克加水煎服，分2～3次饮服。

食用功效

芦荟蕴含75种元素，与人体细胞所需物质几乎完全吻合，有着明显的保健价值，被人们荣称为“神奇植物”“家庭药箱”。有清肝热、通便的功效。用于便秘，小儿疳积，惊风；外治湿癣。

芦荟中的异柠檬酸钙等具有强心、促进血液循环、软化硬化动脉、降低胆固醇含量、扩张毛细血管的作用，使血液循环畅通，减少胆固醇值，减轻心脏负担，使血压保持正常，清除血液中的“毒素”。

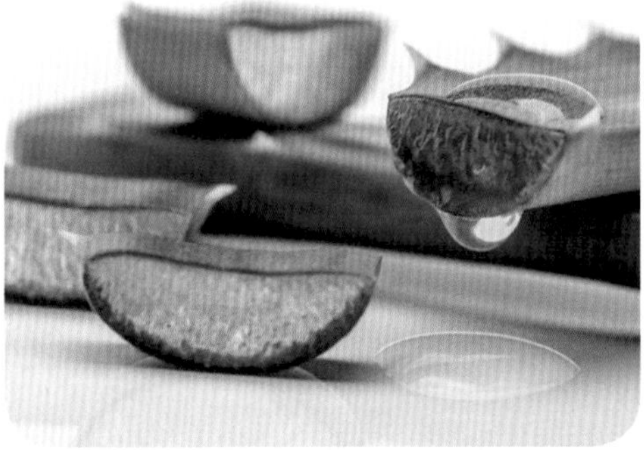

食用宜忌

宜食：爱美容者、肝火旺者、皮肤病患者、跌打损伤者、小儿食积等适用。

忌食：部分人使用芦荟会出现过敏症状；孕妇忌服；脾胃虚寒作泻及不思食者禁用。

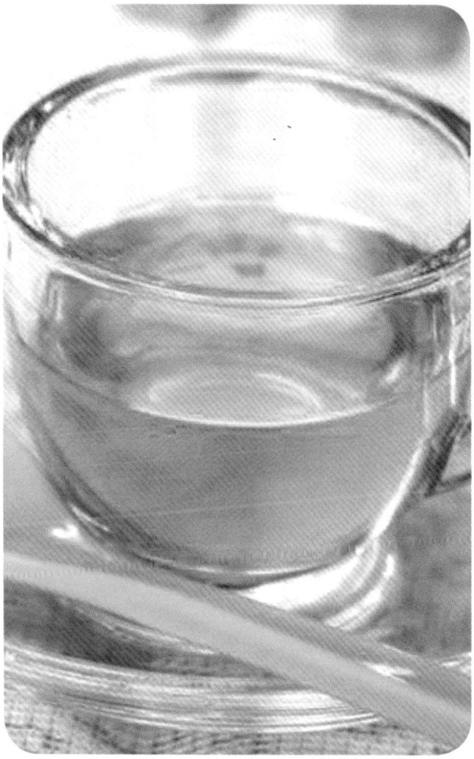

◆ 果珍芦荟

主　料：芦荟 1000 克。

调　料：果珍适量。

做　法：芦荟去皮、切条、焯水至熟，冲凉水，加果珍拌匀，腌 1 小时即可。

功　效：降糖降脂，润肤悦颜。

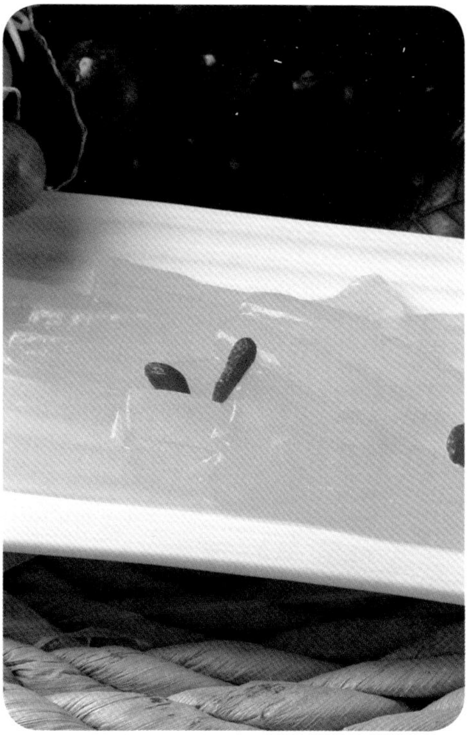

◆ 蜂蜜芦荟茶

主　料：芦荟 10 克，蜂蜜 20 克。

做　法：芦荟用清水冲洗干净，放入杯中，加沸水冲泡，加盖闷 5 分钟，打开盖，稍凉后加入蜂蜜，搅匀即可饮用。

功　效：降脂减肥，改善睡眠，润肺止咳。

竹笋

减少与高脂有关的疾病的发生

别　　名　笋、毛笋、竹芽、竹萌。
性味归经　性微寒，味甘；归胃、肺经。
建议食用量　每餐 100 ～ 250 克。

营养成分

蛋白质、氨基酸、脂肪、糖类、钙、磷、铁、胡萝卜素、维生素 B_1、维生素 B_2、维生素 C 等。

降糖原理

竹笋的膳食纤维含量高，可延缓肠道中的食物的消化和葡萄糖的吸收，有助于控制餐后血糖上升。竹笋的热量、脂肪含量很低，适合高血压、冠心病、肥胖症、糖尿病的患者食用。

黄金搭配

竹笋 + 金雀花

金雀花和竹笋同食，具有润肺化痰、健脾补肾的功效。

竹笋 + 猪腰

竹笋与猪腰搭配具有滋补肾脏和利尿的功效。

竹笋 + 鸡肉

竹笋配鸡肉有暖胃、益气作用。

食用功效

竹笋甘寒通利，其所含有的植物纤维可以增加肠道水分的储留量，促进胃肠蠕动，降低肠内压力，减少粪便黏度，使粪便变软利排出，用于治疗便秘，预防肠癌。此外，竹笋的高含量纤维素在肠内可以减少人体对脂肪的吸收，减少与高血脂有关疾病的发病率。竹笋含脂肪、淀粉很少，属天然低脂、低热量食品，是肥胖者减肥的佳品。

食用宜忌

竹笋含有丰富的粗纤维和草酸，患有胃溃疡、胃出血、肾炎、肝硬化、肠炎、尿路结石者，以及低钙、骨质疏松、佝偻病的人不宜多吃，以免影响钙的吸收。

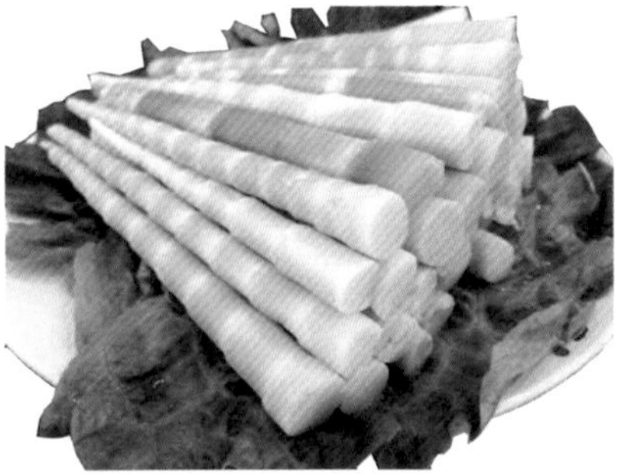

经典论述

1.《食物本草》:“消痰，除热狂，壮热头痛，头风，并妊妇头旋颠仆，惊悸，温疫，迷闷，小儿惊痫，天吊。”

2.《饮膳正要》:“主消渴，利水道，益气，多食发病。”

养生食谱

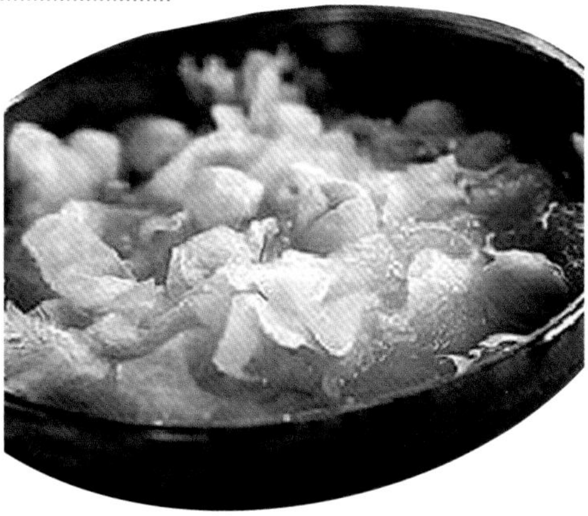

◆ 鲜嫩笋尖粥

主　料：大米100克，鲜笋尖60克，香菇30克。

调　料：香葱末3克，盐5克。

做　法：

1. 大米淘洗干净，备用；笋尖洗净，切斜段，焯水备用；香菇泡发，去蒂，切丝。

2. 锅中倒入适量水，放入大米煮开，转小火煮20分钟，加笋尖、香菇丝、香葱末、盐再煮约10分钟即可。

功　效：通血脉，化痰涎，消食胀。

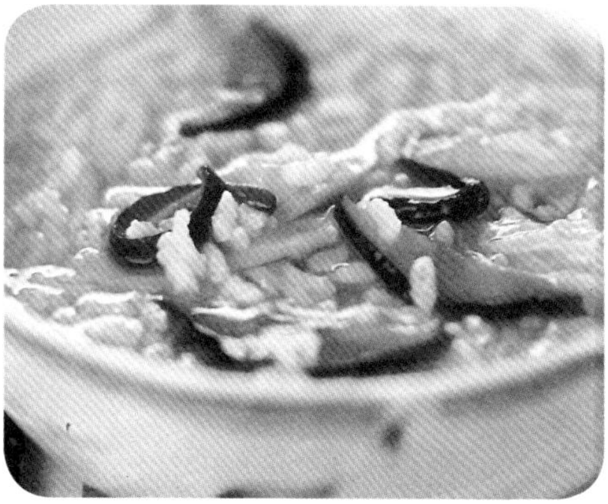

◆ 竹笋银耳汤

主　料：鲜笋尖60克，银耳30克。

辅　料：莲子20克，鸡蛋1个。

调　料：盐5克。

做　法：

1. 先将竹笋洗净切片，银耳用水泡发去蒂，莲子去芯，鸡蛋打入碗中搅成糊。

2. 锅中放水煮沸，倒入鸡蛋糊，加入竹笋、银耳、莲子，用小火烧5分钟，加盐调味即可食用。每次餐前先喝汤吃料，也可当减肥点心食用。

功　效：祛湿利水，润肺养颜。

苦瓜

快速降糖

别　　名　凉瓜、锦荔枝、癞葡萄、癞瓜。
性味归经　性寒，味苦；归心、肝、脾、胃经。
建议食用量　鲜品每次 100 ～ 500 克，干品每次 50 ～ 100 克。

营养成分

蛋白质、脂肪、碳水化合物、粗纤维、胡萝卜素、维生素 B_1、维生素 B_2、维生素 C、维生素 E 及尼古酸等多类维生素，其中维生素 C 的含量每 100 克可达 56 毫克。

降糖原理

苦瓜中含有苦瓜皂苷有快速降糖、调节胰岛素的功能，能修复 β 细胞，增加胰岛素的敏感性，还能预防和改善并发症，调节血脂，提高免疫力，是糖尿病患者的理想食品。

降糖良方

1. 每日将 250 克苦瓜洗干净，去籽切碎，放入砂锅里，加水煎半个小时后分为 2 杯，午餐、晚饭前各服一杯。

2. 将凉瓜晒干研为粉，常用水冲服，效果明显。凉瓜性寒味苦，有显著的降血压作用。该方法对糖尿病能够起到较好的辅助治疗作用。

食用功效

苦瓜中的苦瓜皂苷和苦味素能增进食欲，健脾开胃；所含的生物碱类物质奎宁，有利尿活血、消炎退热、清心明目的功效；苦瓜中的蛋白质及大量维生素 C 能提高人体的免疫功能；从苦瓜籽中提炼出的胰蛋白酶抑制剂，可以抑制癌细胞所分泌出来的蛋白酶，阻止恶性肿瘤生长。

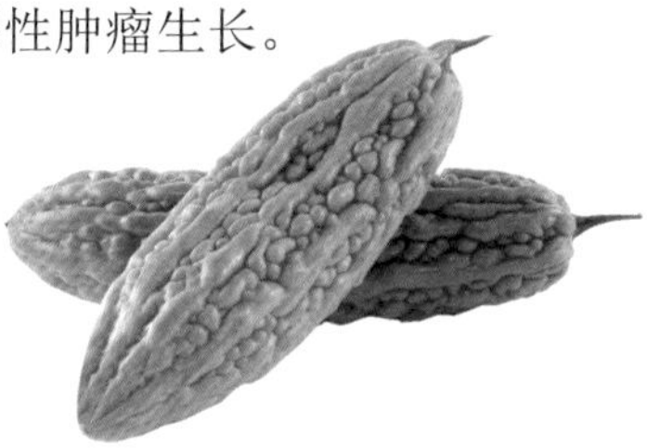

养生食谱

◆ 苦瓜绿茶

主　料：干苦瓜片 15 克。
辅　料：绿茶 3 克。
做　法：
1. 将干苦瓜片、绿茶装入茶包中。
2. 将茶包放入杯中。
3. 沸水冲泡，闷约 10 分钟，取出茶包饮用。

功　效：减肥降脂，降糖。

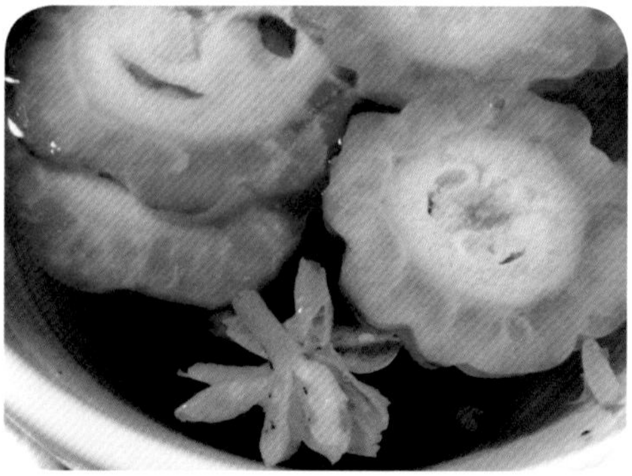

番茄

低糖低脂低热量

别　　名　西红柿、洋柿子。

性味归经　性微寒，味甘、酸；归心、肺、胃经。

建议食用量　每天吃 2 ～ 3 个。

营养成分

蛋白质、脂肪、葡萄糖、蔗糖、维生素 B_1、维生素 B_2、维生素 C、纤维素和磷、钙、铁、锌等。

降糖原理

西红柿中富含番茄碱、谷胱甘肽、红浆果素、葫芦巴碱等成分，能有效降低血糖，而且西红柿所含的脂肪、糖分热量都很低，适合糖尿病患者及肥胖者食用。

黄金搭配

西红柿 + 菜花

西红柿宜与菜花搭配食用，可以增强抗毒能力，治疗胃溃疡、便秘、皮肤化脓、牙周炎、高血压、高血脂等。

番茄 + 芹菜

番茄与芹菜一起吃，降压、降脂作用更显著，对高血压、高血脂患者适宜。

食用功效

番茄含有丰富的维生素、矿物质、碳水化合物、有机酸及少量的蛋白质，有促进消化、利尿、抑制多种细菌的作用。番茄中含有的维生素可以保护血管，治疗高血压，还有推迟细胞衰老、增加人体抗癌能力的作用。番茄中的胡萝卜素可维持皮肤弹性，促进骨骼钙化，防治儿童佝偻病、夜盲症和眼睛干燥症。

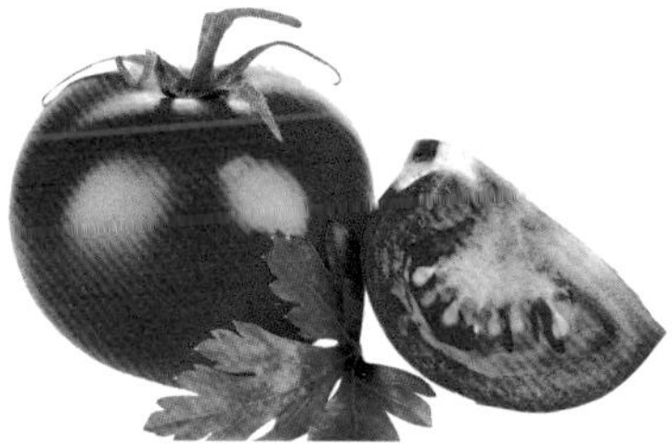

养生食谱

◆ 西红柿汁

主　料：西红柿 500 克。

做　法：

1. 把西红柿洗干净，用热水烫后去皮。
2. 再用纱布包好用手挤压出汁倒入杯中，再加入少许的温开水调匀，即可食用。

功　效：补充维生素，降糖降压。

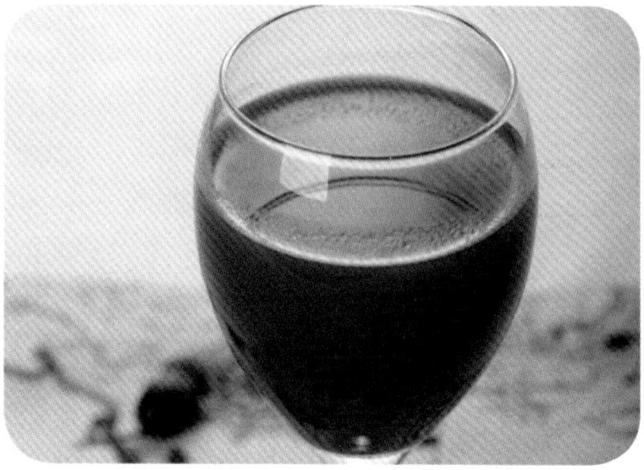

菠菜

降糖良蔬

别　　名　菠棱菜、赤根菜、波斯草、鹦鹉菜、鼠根菜、角菜。

性味归经　性凉，味甘辛，无毒；归肠、胃经。

建议食用量　每餐 100 ～ 250 克。

营养成分

胡萝卜素、维生素 C、钙、磷、铁、维生素 E、芸香苷、辅酶 Q_{10} 等。

降糖原理

菠菜含丰富膳食纤维，能清除胃肠道有害毒素，加速胃肠蠕动，帮助消化，预防便秘，菠菜中还含有一种类似胰岛素的物质，能够调节血糖，保持体内血糖的平衡。

黄金搭配

菠菜 + 猪肝

菠菜和猪肝同时食用有预防和治疗缺铁性贫血的功效。

菠菜 + 鸡血

菠菜同鸡血一起食用可以补充人体多种维生素和微量元素。

食用功效

菠菜中的含氟 - 生齐酚、6- 羟甲基蝶陡二酮及微量元素物质，能促进人体新陈代谢，增进身体健康。大量食用菠菜，可降低中风的危险。

菠菜中所含的微量元素，能促进人体新陈代谢，增强身体免疫功能。菠菜提取物具有促进培养细胞增殖的作用，既抗衰老又能增强青春活力。我国民间以菠菜捣烂取汁，每周洗脸数次，连续使用一段时间，可清洁皮肤毛孔，减少皱纹及色素斑，保持皮肤光洁。

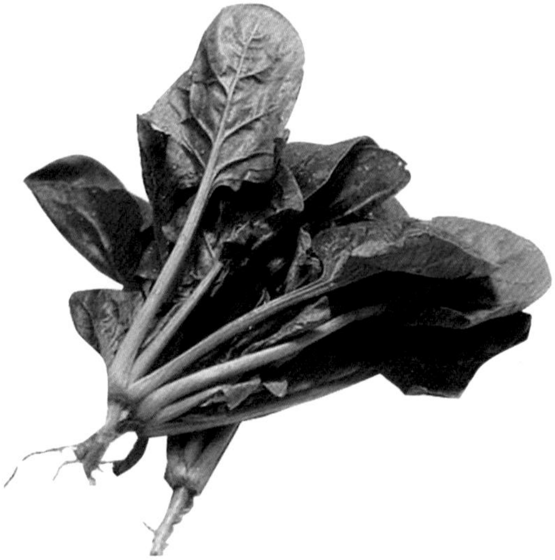

降糖良方

猪胰脏 1 具，菠菜 60 克，鸡蛋 3 个。先将猪胰切片煮熟，再将鸡蛋打入，加菠菜再煮 1 沸。连汤食之，每日 1 次。

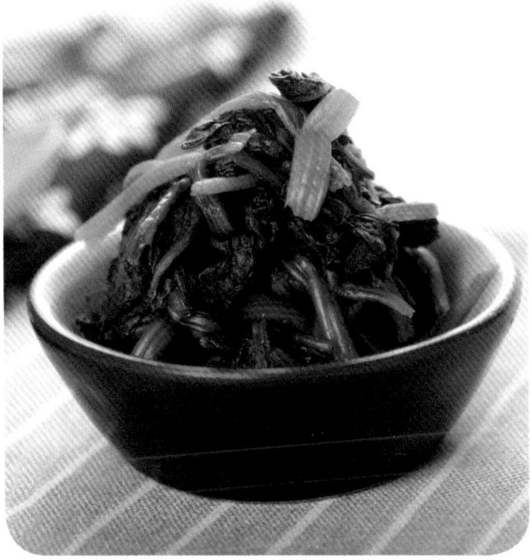

◆ 怪味菠菜沙拉

主　料：菠菜 200 克。

调　料：花椒、芝麻酱、盐、醋、酱油、香油各适量。

做　法：

1. 菠菜洗净，用沸水焯过后，捞出，沥水，切段；芝麻酱加酱油、醋、适量温开水调匀。

2. 锅置火上，烧热后放入花椒炒熟，捞出研成碎末。

3. 在菠菜里放芝麻酱、花椒末、盐，再淋上香油搅拌均匀即可。

功　效：通利肠胃。

◆ 菠菜太极粥

主　料：菠菜 50 克，大米 100 克。

调　料：盐适量。

做　法：

1. 菠菜择洗干净，在沸水中焯一下过凉水，捞起，用纱布将菠菜挤出汁备用；大米淘洗净。

2. 锅内倒水煮沸，放入大米，煮沸后转小火，熬煮 30 分钟至黏稠。

3. 将煮熟的粥分为两份，一份米粥中调入菠菜汁，调匀并加入盐。

4. 在碗中放上 S 型隔板，将两份备好的粥分别倒入隔板两侧，待粥稍凝便可以去除隔板，在菠菜粥的 2/3 处点一滴白粥，在白粥 2/3 处点一滴菠菜粥即可。

功　效：养血止血，敛阴润燥，通利肠胃。

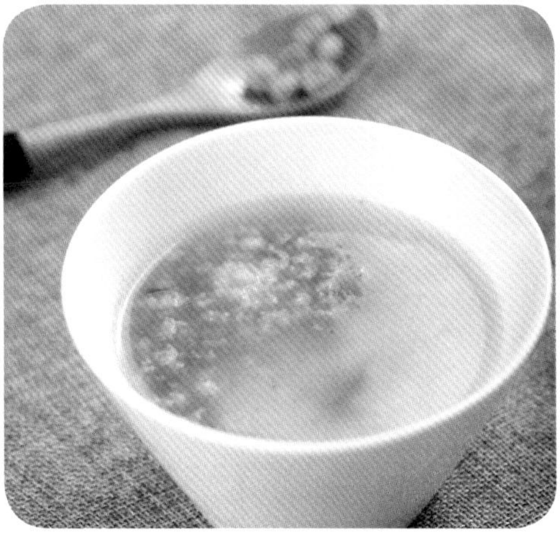

莴笋

降糖防肝病

别　　名　莴苣、春菜、生笋、茎用莴苣、青笋、莴菜、香马笋。

性味归经　性凉，味甘、苦；归肠、胃经。

建议食用量　每次 100 ～ 200 克。

营养成分

烟酸、钙、胡萝卜素、维生素 C 和微量元素铁、蛋白质、脂肪、糖类、磷、钾和维生素 B_1、维生素 B_2、维生素 PP、苹果酸等。

降糖原理

莴笋含有较丰富的烟酸，烟酸是胰岛素激活剂，经常食用对防治糖尿病有所帮助。莴笋可刺激胃肠蠕动，对糖尿病引起的胃轻瘫以及便秘有辅助治疗作用。莴笋中所含的钾离子是钠离子的27倍，可促进排尿，降低血压。

经典论述

1.《日用本草》：“味苦，寒平。利五脏，补筋骨，开膈热，通经脉，祛口气，白牙齿，明眼目。”

2.《本草纲目》：“通乳汁，利小便，杀虫蛇毒。”

食用功效

莴笋味道清新且略带苦味，可刺激消化酶分泌，增进食欲，其皮和肉之间的乳状浆液，可促进胃酸、胆汁等消化液的分泌，从而促进各消化器官的功能，对消化功能减弱、消化道中酸性降低和便秘的患者尤其有利。莴笋钾含量大大高于钠含量，有利于体内的水电解质平衡，促进排尿和乳汁的分泌，对高血压、水肿、心脏病患者有一定的食疗作用。莴笋中含有少量的碘元素，它对人体的基础代谢、心智和情绪都有重大影响。

莴笋含有大量植物纤维素，能促进肠壁蠕动，通利消化道，帮助大便排泄，可用于治疗各种便秘。

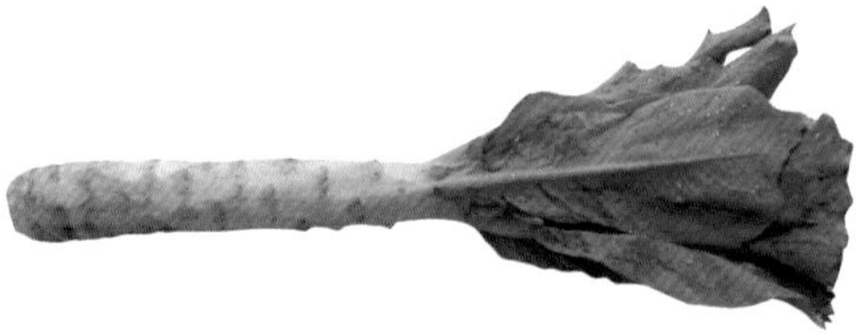

食用宜忌

宜食：小便不通、尿血及水肿、糖尿病和肥胖、神经衰弱症、高血压病、心律不齐、失眠患者食用；妇女产后缺奶或乳汁不通也宜食用；酒后食用可解酒；儿童少年生长发育期时食用更佳。

忌食：多食使人目糊，停食自复，故视力弱者不宜多食，有眼疾特别是夜盲症的人也应少食。

养生食谱

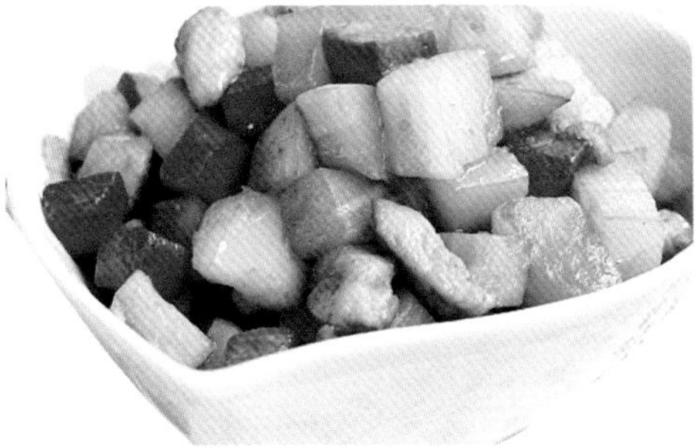

◆ 莴笋胡萝卜

主 料：胡萝卜2根，莴笋1根。

调 料：食用油、葱、姜、精盐、酱油、料酒、水淀粉、香油各适量。

做 法：

1. 将去皮莴笋、胡萝卜分别洗净，切成均匀小块，放入开水锅中烫一下，捞出；将葱切段、姜切片备用。

2. 炒锅上火，倒入油，加热后放入葱、姜，翻炒片刻，将葱、姜拣出，再加入清汤，随后把莴笋、胡萝卜倒入锅中，加精盐、酱油、料酒，用大火烧沸后，改用小火把莴笋和胡萝卜煨3～5分钟，再加入水淀粉勾芡，最后淋入香油，出锅即可。

功 效：益肝明目。

◆ 油泼莴笋

主 料：嫩莴笋500克。

辅 料：葱10克，姜5克，红辣椒3克，香油3克。

调 料：橄榄油5克，盐5克，生抽10克，花椒3克。

做 法：

1. 嫩莴笋去皮切成菱形片焯水放入盘中。

2. 红辣椒顶刀切碎。

3. 锅内放少许油，煸香花椒和红辣椒碎，放入葱姜、生抽调成汁淋在青笋上即可。

功 效：开胃健脾，助消化。

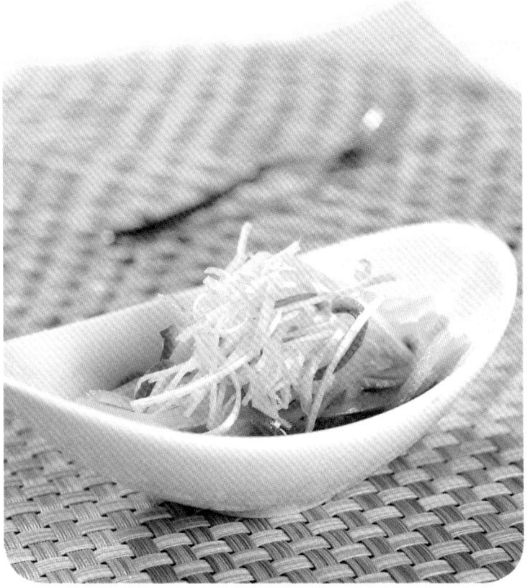

大蒜

降低血糖和血脂

别　　名　蒜头、大蒜头、胡蒜。

性味归经　性温，味辛；归脾、胃、肺经。

建议食用量　每餐 20 ～ 50 克。

营养成分

蛋白质、脂肪、碳水化合物、挥发油、钙、磷、铁、维生素 C、硫胺素、核黄素、烟酸、蒜辣素、柠檬醛、硒、锗等微量元素。

降糖原理

大蒜的降脂降糖作用明显。实验证明，大蒜提取物可明显降低高脂血症家兔的血脂及低密度脂蛋白，升高高密度脂蛋白，使粥样硬化斑块明显缩小。大蒜还可以影响肝糖原合成，增加血浆胰岛素水平，对糖尿病患者具有有益的治疗作用。

食用宝典

发了芽的大蒜食疗效果甚微，腌制大蒜不宜时间过长，以免破坏有效成分。

大蒜中的辣素怕热，遇热后很快分解，其杀菌作用降低，因此，预防和治疗感染性疾病应该生食大蒜。

食用功效

大蒜含有的蒜辣素等成分能降低胆固醇和甘油三酯在血液中的浓度，并能减少肝脏合成胆固醇。对有益的高密度脂蛋白有增加作用，降低患冠心病的风险。大蒜还可阻止血小板凝聚，稀释血液，防止血栓形成。大蒜还含有丰富的微量元素硒，有益于防止心血管疾病。

大蒜有明显的抗炎灭菌作用，尤其对上呼吸道和消化道感染、霉菌性角膜炎、隐孢子菌感染有显著的功效。另据研究表明，大蒜中含有一种叫“硫化丙烯”的辣素，其杀菌能力可达到青霉素的十分之一，对病原菌和寄生虫都有良好的杀灭作用，可以起到预防流感、防止伤口感染、治疗感染性疾病和驱虫的功效。

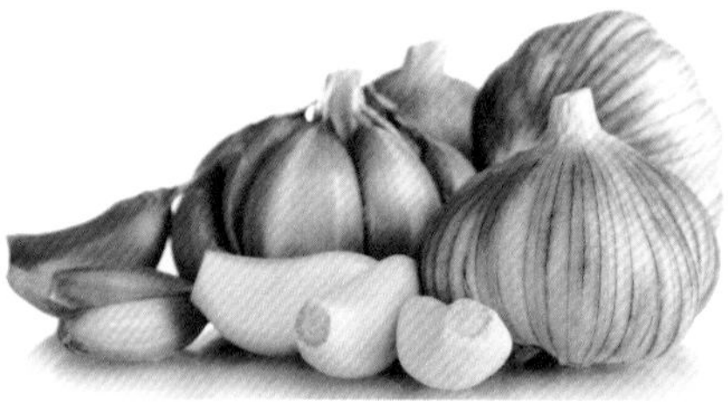

经典论述

1.《名医别录》：“散痈肿魇疮，除风邪，杀毒气。”

2.《新修本草》：“下气，消谷，化肉。”

3.《本草拾遗》：“初食不利目，多食却明。久食令人血清，使毛发白。”

养生食谱

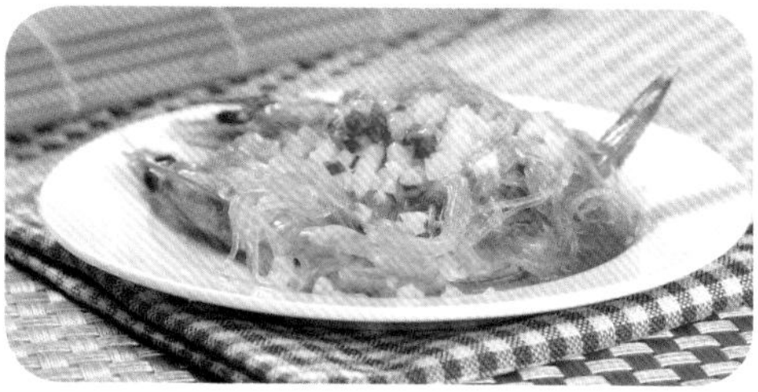

◆ 蒜蓉粉丝虾

主　料：对虾10只，粉丝100克，大蒜8瓣，葱和青椒丝若干。

调　料：盐、生抽、料酒、白糖、蒸鱼豉油、玉米油。

做　法：

1. 虾洗净，控干；粉丝提前用凉水泡发20分钟；大蒜拍碎，剁成蓉。
2. 把泡发的粉丝捞出控干，煎成段，铺在盘底，上面均匀码上一层虾。
3. 起油锅，油热时下入蒜蓉小火煸炒出香味，烹入料酒、生抽、蒸鱼豉油，少许盐和糖。
4. 趁热把蒜蓉和锅内的调料均匀铺盖在虾上面；入开水锅中蒸制10分钟取出，铺满葱丝和青椒丝。
5. 另起油锅，烧热油，然后把热油浇在虾上。

◆ 蒜泥蚕豆

主　料：鲜蚕豆250克，大蒜25克。

调　料：酱油、盐、醋各适量。

做　法：

1. 蒜去皮，捣成泥，加入酱油、盐、醋，搅拌成蒜泥调味汁。
2. 将蚕豆洗净，去壳，放入凉水锅内，大火煮沸后改用中火煮15分钟至酥而不碎，捞出沥水。
3. 将蚕豆放入盘内，浇上蒜泥调味汁，搅拌均匀即可。

功　效：健脾和胃，降脂减肥。

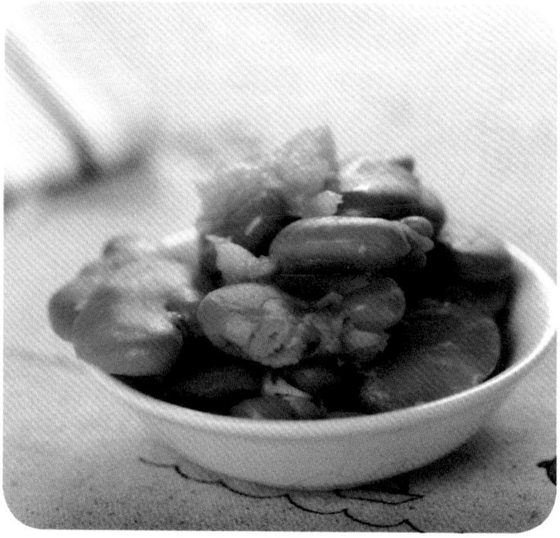

第二节　可降血糖的五谷杂粮

玉米

降低血清胆固醇

别　　名　棒子、苞米、苞谷、玉蜀黍。

性味归经　性平，味甘；归脾、胃、肾经。

建议食用量　每餐 80 ～ 100 克。

营养成分

蛋白质、脂肪、淀粉、维生素 B_1、维生素 B_2、维生素 B_6、维生素 A、维生素 E、胡萝卜素、纤维素及磷、钙、铁、硒等。

降糖原理

玉米含有丰富的钙、磷、硒和卵磷脂、维生素 E 等，均具有降低胆固醇的作用。玉米含有的不饱和脂肪酸中，亚油酸的比例高达 60% 以上，它和玉米胚芽中的维生素 E 协同作用，可降低血液胆固醇浓度并防止其沉积于血管壁，对冠心病、动脉粥样硬化、糖尿病、高脂血症及高血压等都有一定的预防和治疗作用。

降糖良方

玉米须 50 ～ 100 克水煎，分 2 次 1 日服完。连服见效。

食用功效

玉米是一种减肥食物。因为玉米是一种粗纤维食物，同等的玉米和米饭相比所含的热量是相差无几的，但是玉米可以帮助肠道蠕动，进而促进消化和吸收，减少体内脂肪的堆积，对减肥有辅助作用。因此，玉米可作为减肥主食。

玉米中还含有一种长寿因子——谷胱甘肽，它在硒的参与下，生成谷胱甘肽还原酶，具有清除自由基、延缓衰老的功效。玉米中还含有丰富的膳食纤维、胡萝卜素、B 族维生素和矿物质。

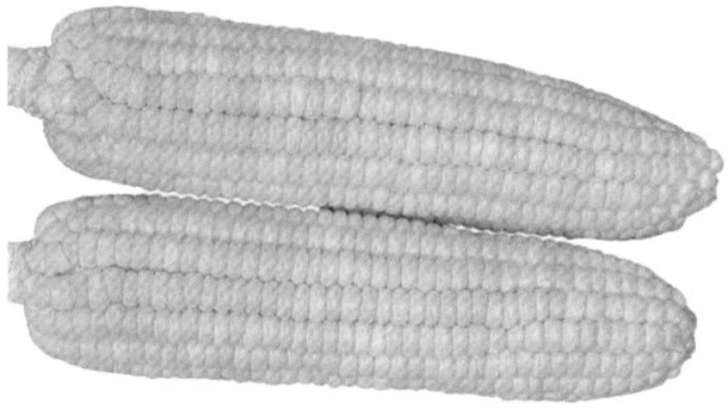

食用宜忌

宜食：脾胃气虚、气血不足、营养不良、动脉硬化、高血压病、高脂血症、冠心病、心血管疾病、肥胖症、脂肪肝、癌症患者、记忆力减退、习惯性便秘、慢性肾炎水肿患者以及中老年人食用。

忌食：脾胃虚弱者，食后易腹泻。

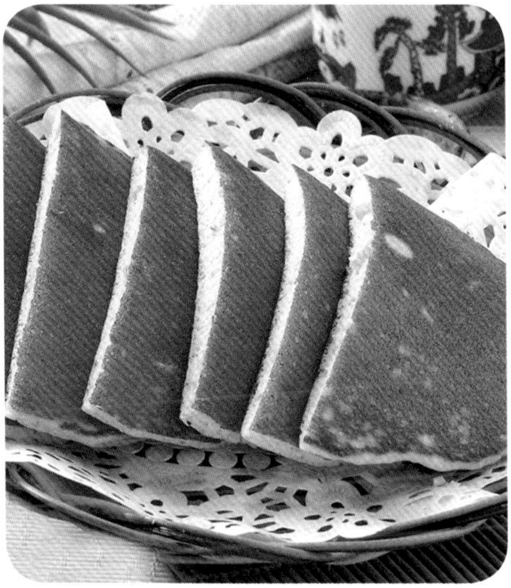

◆ 松仁玉米

主　料：玉米粒200克。

辅　料：松仁50克。

调　料：盐2克，香油3克，鸡粉2克、食用油适量。

做　法：

1. 玉米粒焯水。
2. 热锅后，放入松仁炒香后即可盛出，注意不要在锅内停留太久。
3. 锅中加油烧热，加入玉米粒，炒至入味，再放入炒香的松仁和鸡粉、盐、香油即可。

功　效：益气健脾，润燥滑肠，降脂降糖。

◆ 玉米饼

主　料：玉米粉500克。

调　料：麦芽糖、食用油各适量。

做　法：

1. 将麦芽糖倒入水中混合，再倒入锅中烧开。
2. 糖水沸腾后，倒入玉米粉，搅拌均匀。
3. 将面团擀成厚片。
4. 凉油下锅，炸至面饼呈金黄色即可。

功　效：解饥减肥。

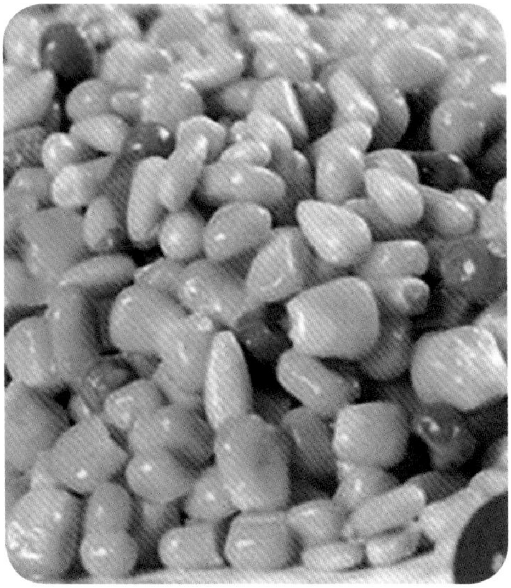

红薯

预防心血管系统的脂质沉积

别　　名　蕃薯、地瓜、甘薯。
性味归经　味甘，性平；归脾、胃、大肠经。
建议食用量　每次约 150 克。

营养成分

糖、蛋白质、脂肪、粗纤维、胡萝卜素、维生素 B_1、B_2、C 和钙、磷、铁等。

降糖原理

红薯中富含的膳食纤维、维生素 B_1、维生素 B_2，具有延缓餐后血糖升高、降低甘油三酯的效果，而且红薯几乎不含脂肪和胆固醇，含热量也低，非常适合糖尿病患者食用。

食用宜忌

红薯适宜放置在阴凉、通风、干燥处保存。需注意防潮、防霉。清洗时要注意，用刷子轻轻刷掉红薯表皮上的泥土，刷洗干净即可，尽量不要破坏红薯的外皮，以免红薯贮存时间变短。

食用功效

甘薯含有丰富的糖、纤维素和多种矿物质、维生素，其中胡萝卜素、维生素 C 和钾尤多。经过蒸煮后，甘薯内部淀粉发生变化，膳食纤维增加，能有效刺激肠道的蠕动，促进排便。甘薯中还含有大量黏液蛋白，能够防止肝脏和肾脏结缔组织萎缩，提高人体免疫力。甘薯中还含有丰富的矿物质，对于维持和调节人体功能，起着十分重要的作用，其中的钙和镁可以预防骨质疏松症。甘薯中还含有很多植物化学物质，能够防治结肠癌和乳腺癌。

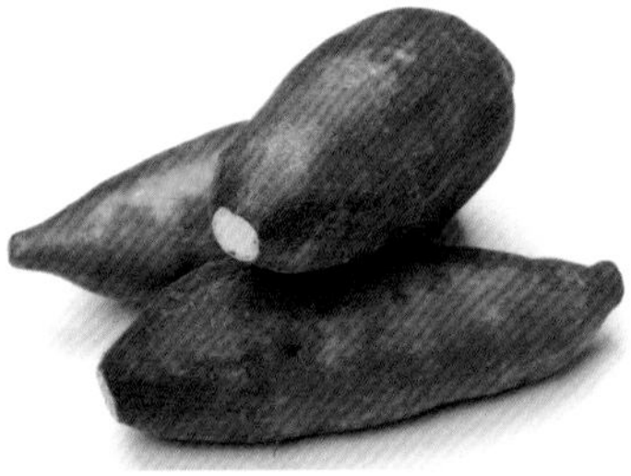

降糖良方

鲜红薯叶 100 克、鲜冬瓜适量水煎服，或干藤 50 克、干冬瓜皮 12 克水煎服，对糖尿病有辅助治疗作用。

经典论述

《本草纲目拾遗》载“番薯补中，和血，暖胃，肥五脏。白皮白肉者，益肺生津。煮时加生姜一片调中，与姜枣同功；同红花煮食，可理脾血，使不外泄。”

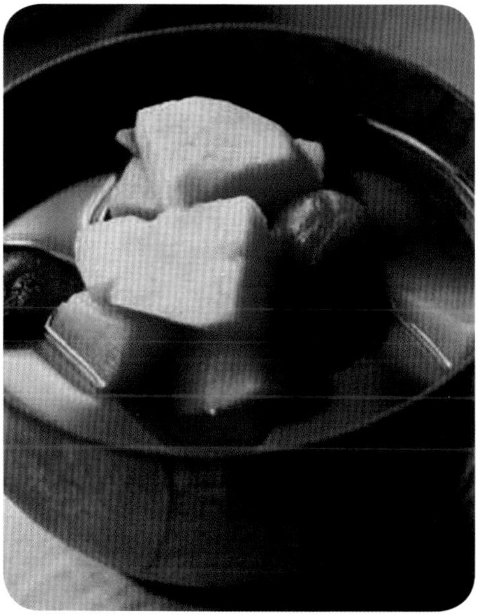

◆ 红薯粥

主　料：红薯 500 克，粳米 100 克。

做　法：

1. 将洗净的红薯去皮切成丁，粳米淘洗干净。
2. 在锅中放入适量的清水，将红薯丁和粳米放进去一起煮粥。
3. 先用大火烧开，然后再换成小火熬成粥即可。

功　效：养胃润肠。

◆ 红薯桂圆汤

主　料：玉竹末 3 克，炙甘草末 2 克，桂圆肉 5 克，红薯 50 克。

做　法：

红薯洗净，带皮切块，用 500 毫升的水加其他主料一起煮沸后，转小火炖煮 2 分钟即可。

功　效：缓解脂肪肝引起的不适。

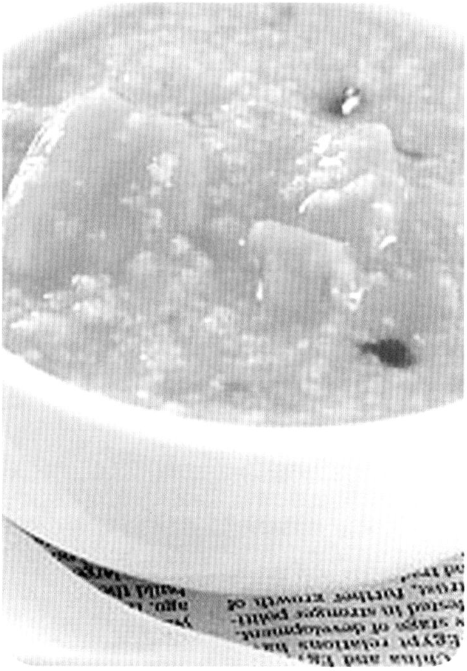

小米

抑制血管收缩防硬化

别　　名　粟米、谷子、稞子、秫子、黏米、白粱粟、粟谷。

性味归经　味甘，性微寒；归胃经。

建议食用量　每餐 50 ～ 80 克。

营养成分

蛋白质、脂肪、碳水化合物、胡萝卜素、维生素 B_1、钙、维生素 A、维生素 D、维生素 C 和维生素 B_{12} 等。

降糖原理

小米中含有多种维生素和矿物质，能抑制血管收缩，有效降压，防治动脉硬化，同时，还可健脾益气、补虚、降脂降糖。

经典论述

1.《本草纲目》：“粟米味咸淡，气寒下渗，肾之谷也，肾病宜食之，虚热消渴泻痢，皆肾病也，渗利小便，所以泄肾邪也，降胃火，故脾胃之病宜食之。”

2.《本草衍义补遗》：“粟，陈者难化。所谓补肾者，以其味咸之故也。”

3.《随息居饮食谱》：“粟米功用与籼米略同，而性较凉，患者食之为宜。”

食用功效

一般粮食中含胡萝卜素较少，而小米每 100 克中含量达 100 微克，维生素 B_1 的含量也非常高。因此，对于老弱患者和产妇来说，小米是理想的滋补品。

中医认为小米“和胃温中”，有清热解渴、健胃除湿、和胃安眠等功效，内热者及脾胃虚弱者更适合食用。有的人胃口不好，吃了小米后开胃又养胃。

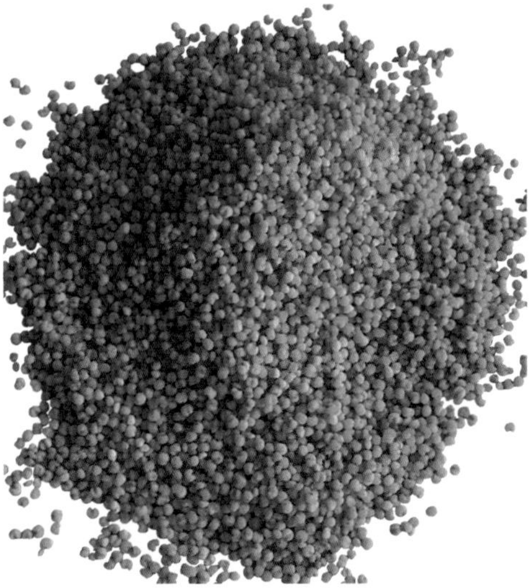

降糖良方

1. 脾胃虚弱，食不消化，呕逆反胃：粟米半升，捣如粉，水和丸如梧子，煮令熟，点少盐，空腹和汁吞下。（《食医心镜》）

2. 胃热消渴：粟米煮饭。（《食医心镜》）

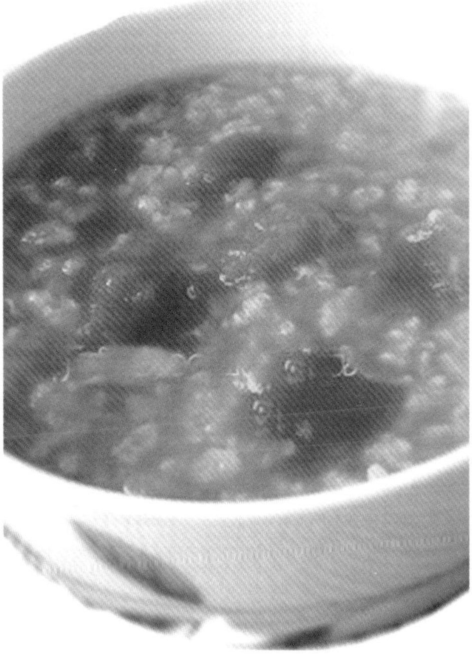

◆ 小米桂圆粥

主　料：小米 100 克，桂圆 10 克。

调　料：红糖适量。

做　法：小米和桂圆洗净，将锅置火上，放入适量清水、小米，先用大火煮沸，加入桂圆肉，改用小火煮至粥熟，调入适量红糖即可食用。

功　效：养血安神，补虚长智。

◆ 小米南瓜粥

主　料：小米 100 克，南瓜 20 克。

做　法：小米洗净，南瓜去皮剔瓤，切成半寸见方的丁状或片状，一起放入锅中，加适量清水，大火煮开后，小火煲约 30 分钟，熬出的粥色泽金黄、甘香清润。

功　效：解热降暑。

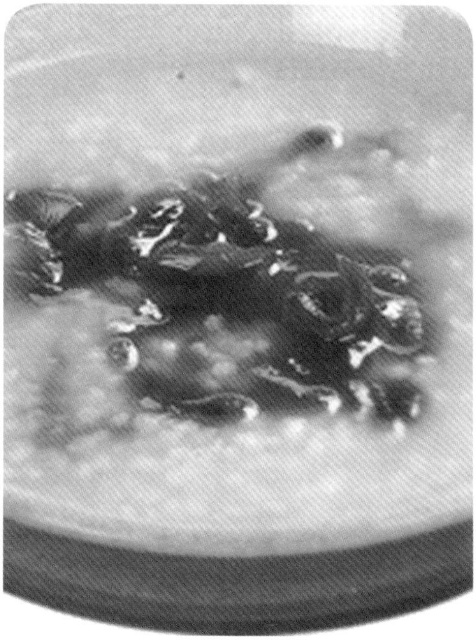

黄豆

减少胆固醇堆积

别　　名　黄大豆、豉豆。

性味归经　味甘，性平；归脾、大肠经。

建议食用量　每天约 40 克。

营养成分

蛋白质、优质脂肪、氨基酸和磷、钙、铁、锌等。

降糖原理

黄豆含有一种异黄酮，能降低血压和胆固醇，其所含不饱和脂肪酸能减少人体动脉壁上的胆固醇沉积，对防止动脉硬化、高血压、冠心病、糖尿病等很有好处。

饮食宝典

大豆可以加工成豆腐、豆浆、腐竹等发酵或非发酵豆制品，还可以提炼大豆异黄酮。其中，发酵豆制品包括腐乳、臭豆腐、豆瓣酱、酱油、豆豉、纳豆等。而非发酵豆制品包括水豆腐、干豆腐（百页）、豆芽、卤制豆制品、油炸豆制品、熏制豆制品、炸卤豆制品、冷冻豆制品、干燥豆制品等。另外，豆粉则是代替肉类的高蛋白食物，可制成多种食品，包括婴儿食品。

食用功效

黄豆蛋白质中所含人体必需的氨基酸比较齐全，尤其富含赖氨酸，正好补充谷类赖氨酸不足的缺陷，而黄豆中缺乏的蛋氨酸，又可从谷类得到补充，因此谷豆混食是科学的食用方法。黄豆脂肪中的亚麻酸及亚油酸，有降低胆固醇的作用。黄豆的卵磷脂含量也较多，对神经系统的发育有好处。

黄豆中含有较多的黄豆异黄酮，这是一种植物雌激素，对骨骼健康和缓解女性更年期症状有益。黄豆中的钙对预防小儿佝偻病及老年人骨质疏松很适宜，对神经衰弱和体虚者也大有裨益。

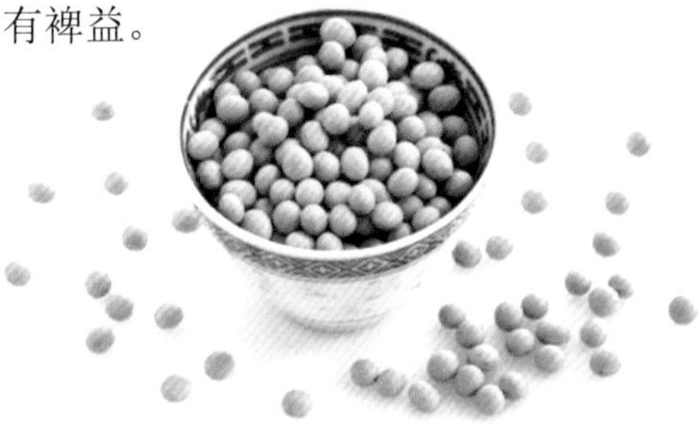

经典论述

1.《食疗本草》:“益气润肌肤。”

2.《本草汇言》:“煮汁饮，能润脾燥，故消积痢。”

3.《日用本草》:“宽中下气，利大肠，消水胀，治肿毒。”

4.《贵州民间方药集》:“用于催乳；研成末外敷，可止刀伤出血，及拔疔毒。”

养生食谱

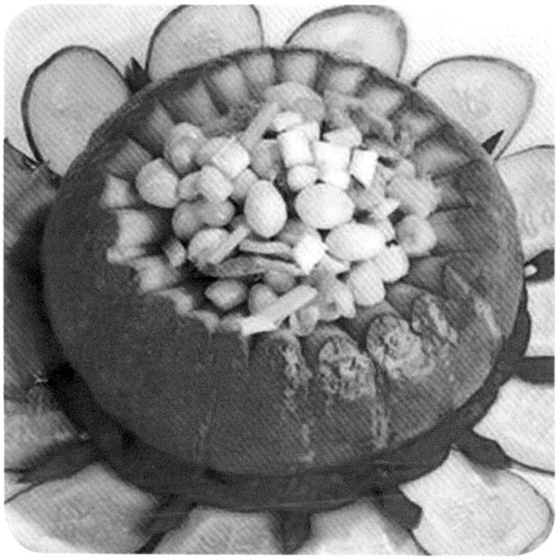

◆ 蜜枣黄豆牛奶

主　料：黄豆粉 20 克，干蜜枣 15 克，鲜奶 240 毫升，蚕豆 50 克。

调　料：冰糖 20 克。

做　法：

1. 将干蜜枣用温水泡软洗净备用。

2. 蚕豆用开水煮熟剥掉外皮，切成小丁备用。

3. 将黄豆粉、干蜜枣、鲜牛奶、煮熟的蚕豆放入果汁机内搅 2 分钟，倒入杯中加入冰糖即可食用。

功　效：清凉解渴，补铁养血。

◆ 黄豆蒸南瓜

主　料：黄豆 100 克，南瓜 100 克。

调　料：香油、葱、蒜各适量。

做　法：

1. 黄豆浸泡过夜泡发，洗净备用。

2. 南瓜洗净做成盅，将南瓜和黄豆摆盘，并放入葱、蒜，放入蒸锅内蒸 15 分钟左右。

3. 出锅前淋上香油即可食用。

功　效：健胃消食，补脾益气，消热解毒。

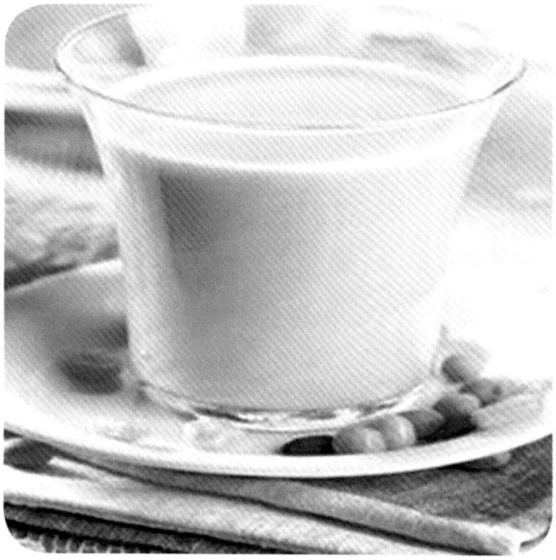

黑豆

降低血脂，软化血管

别　　名　黑黄豆、乌豆、料豆。
性味归经　味甘，性平；归脾、肾经。
建议食用量　每餐约30克。

营养成分

蛋白质、脂肪、维生素、微量元素、皂苷、黑豆色素、黑豆多糖、异黄酮等。

降糖原理

黑豆中含有亚油酸、卵磷脂、亚麻酸以及钙、镁等营养物质，能有效降低胆固醇和血压，软化血管，对于糖尿病及冠心病等心脑血管疾病，都大有益处。

黄金搭配

黑豆＋谷类

所含氨基酸互补，营养更全面。

黑豆＋红枣

黑豆补肾补血，红枣补中益气，两者搭配，补肾补血功效更强。

黑豆＋红糖

滋补肝肾，活血行经，美容护发。

黑豆＋鲤鱼

鲤鱼滋阴补肾，祛湿利水，消肿下气，补血催乳。

食用功效

黑豆中蛋白质含量高达36%～40%，含有18种氨基酸，特别是人体必需的8种氨基酸；黑豆还含有不饱和脂肪酸，其不饱和脂肪酸含量达80%，吸收率高达95%以上，除能满足人体对脂肪的需要外，还有降低血中胆固醇的作用。黑豆中营养元素如锌、铜、镁、钼、硒、氟等的含量都很高，其中的一些微量元素对延缓人体衰老、降低血液黏稠度非常重要。

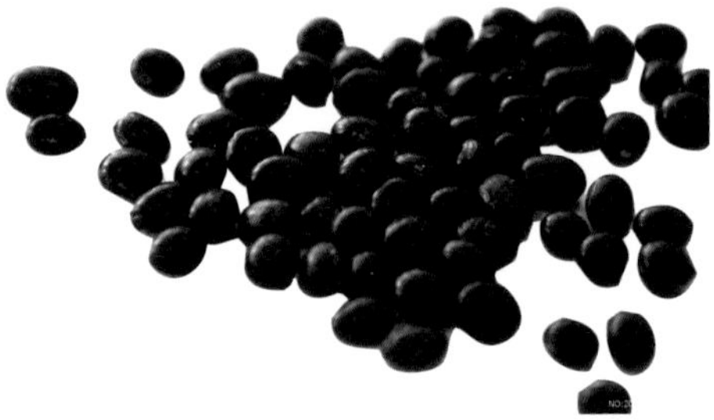

食用宜忌

黑豆一般人群均可食用。尤其适宜脾虚水肿、脚气浮肿、体虚、小儿盗汗、自汗者食用。可治疗热病后出虚汗等症。此外，黑豆也适宜妊娠腰痛或腰膝酸软、白带频多、产后中风、四肢麻痹者食用，需要注意的是，儿童及肠胃功能不良者不要多吃。

养生食谱

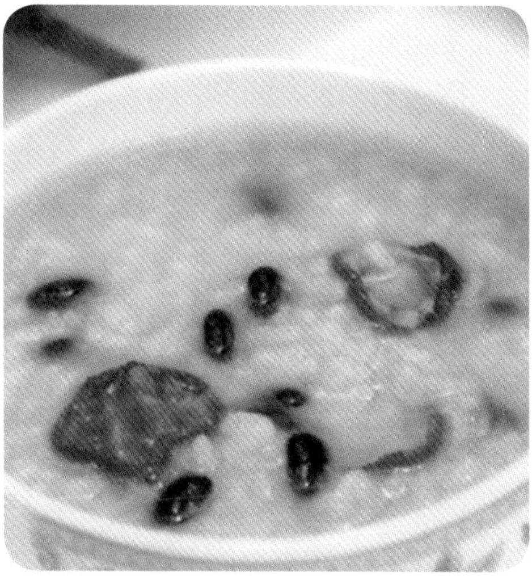

◆ 黑豆山楂杞子粥

主　料：黑豆 50 克，山楂 100 克。

辅　料：枸杞子 20 克。

调　料：红糖 20 克。

做　法：

1. 山楂切碎、去核，与枸杞子、黑豆同入砂锅，加足量水，浸泡 1 小时至黑豆泡透。

2. 用大火煮沸，改小火煮 1 小时，待黑豆酥烂，加红糖拌匀即可。

功　效：滋补肝肺，缓筋活血。适宜于肝肾阴虚型高血压、脂肪肝等患者食用。

◆ 巴戟天黑豆鸡汤

主　料：巴戟天 15 克，黑豆 100 克，鸡腿 1 只。

调　料：盐、胡椒粒、调味料各适量。

做　法：

1. 将鸡腿洗净、剁块，放入沸水中汆烫，去除血水。

2. 黑豆淘洗干净，与鸡腿、巴戟天、胡椒粒一起放入锅中，加水至盖过所有材料。

3. 用大火煮开，再转成小火继续炖煮约 40 分钟左右。快熟时，加入盐、调味料即成。

功　效：补肾壮阳。

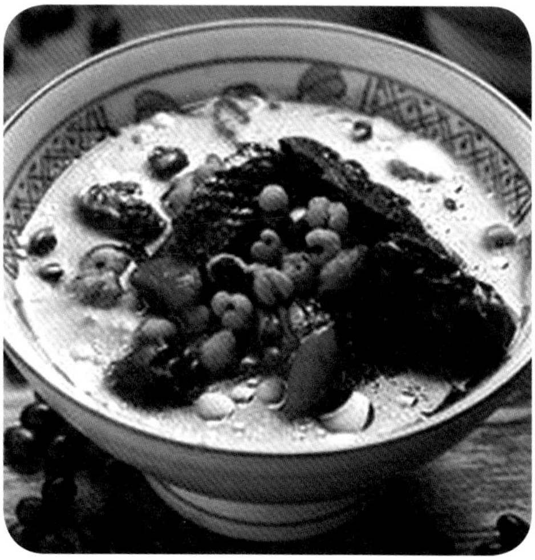

花生

降糖降脂，防止血栓形成

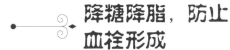

别　　　名　落花生、番豆、落地松、地果、长寿果。
性味归经　味甘，性平；入脾、肺经。
建议食用量　每餐 80 ～ 100 克。

营养成分

蛋白质、脂肪、糖类、氨基酸、不饱和脂肪酸、卵磷脂、胆碱、胡萝卜素、粗纤维、维生素 A、维生素 B_6、维生素 E、维生素 K、硫胺素、核黄素、烟酸、钙、磷、铁等。

降糖原理

花生所含的油脂成分——花生四烯酸能增强胰岛素的敏感性，有利于降低血糖，而且花生含糖量少，适合二型糖尿病患者食用，也能有效预防糖尿病并发症的发病率。

经典论述

1.《药性考》：“生研用下痰；炒熟用开胃醒脾，滑肠，干咳者宜餐，滋燥润火。”

2.《本草纲目拾遗》：“多食治反胃。”

食用功效

花生含有维生素 E 和丰富的钾、镁、锌，能增强记忆、抗衰老、延缓脑功能衰退、滋润皮肤；花生中的维生素 K 有止血作用，对多种出血性疾病都有良好的止血功效；花生中的不饱和脂肪酸有降低胆固醇的作用，有助于防治动脉硬化、高血压和冠心病；花生中含有一种生物活性物质白藜芦醇可以防治肿瘤类疾病，同时也有降低血小板聚集、预防和治疗动脉粥样硬化、心脑血管疾病的作用；花生纤维组织中的可溶性纤维被人体消化吸收时，会像海绵一样吸收液体和其他物质，然后随粪便排出体外，从而降低有害物质在体内的积存和所产生的毒性作用，减少肠癌发生的机会。

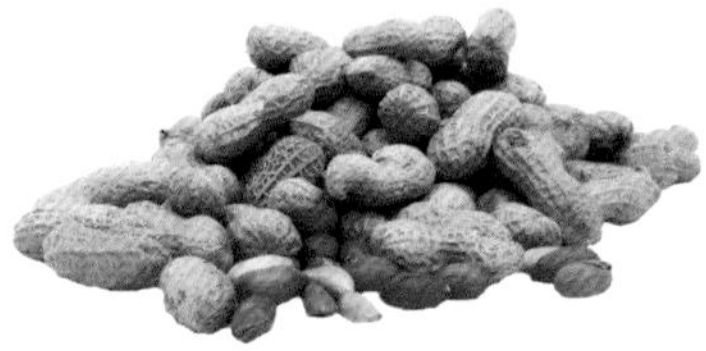

食用宜忌

宜食：花生一般人群均可食用。尤其适宜高血压、高血脂、冠心病、动脉硬化、营养不良、食欲缺乏、咳嗽患者食用，儿童、青少年、老年人、妇女产后乳汁缺少者宜多食。

忌食：花生含油脂多，消化时会消耗较多的胆汁，因此胆病患者不宜食用。

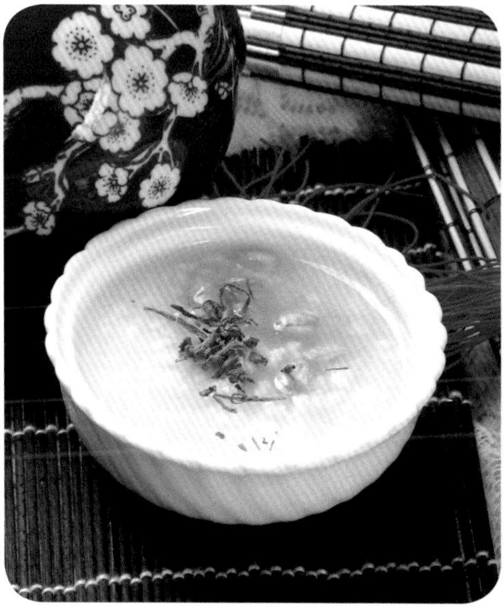

◆ 菠菜果仁

主　料：菠菜 200 克，花生米 200 克。

辅　料：红椒 20 克。

调　料：盐 2 克，味精 2 克，陈醋 3 克，香油 1 克。

做　法：

1. 将菠菜清洗干净、焯水、改刀切段放入容器中。
2. 花生米炸熟放凉放入容器中。
3. 加盐、味精、陈醋、香油拌匀即可。

功　效：健脾开胃，清热解毒。

◆ 小蓟花生仁粥

主　料：花生米 100 克，粳米 150 克。

辅　料：小蓟 12 克。

做　法：花生仁焯水加小蓟、粳米一同水煮至熟软黏稠即可。

功　效：健脾利湿。

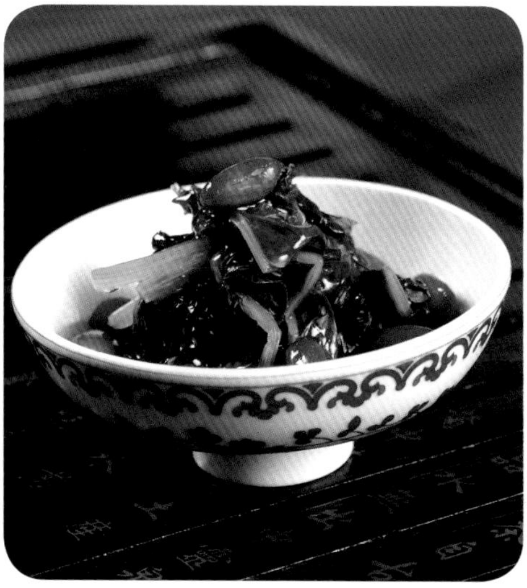

杏仁

降低血糖和胆固醇

别　　名	苦杏仁、杏核仁、杏子、杏梅仁、杏、木落子、甜梅。
性味归经	味苦，性温，有毒;归肺、脾、大肠经。
建议食用量	4.5～9克，生品入煎剂宜后下。

营养成分

蛋白质、膳食纤维、钙、钾、苦杏仁苷、苦杏仁酶、脂肪油。

降糖原理

杏仁富含蛋白质、钙、单不饱和脂肪酸和维生素E，有降低血糖和胆固醇的作用。此外，杏仁中所含的苦杏仁苷，可保护血管，维持正常血压水平。

食用宜忌

杏仁好吃但不可多食，因为其中苦杏仁苷的代谢产物会导致组织细胞窒息，严重者会抑制中枢，造成呼吸麻痹，甚至死亡。

由鲜杏制成的杏脯、杏干，有害的物质已经挥发或溶解掉，其中富含黄酮类物质，有降血脂、预防冠心病的功效。

食用功效

甜杏仁是一种健康食品，适量食用不仅可以有效控制人体内胆固醇的含量，还能显著降低心脏病和多种慢性病的发病危险。素食者食用甜杏仁可以及时补充蛋白质、微量元素和维生素，例如铁、锌及维生素E。甜杏仁中所含的脂肪是健康人士所必需的，是一种对心脏有益的高不饱和脂肪。甜杏仁中不仅蛋白质含量高，其中的大量纤维可以让人减少饥饿感，这就对保持体重有益。纤维有益肠道组织并且可降低肠癌发病率、胆固醇含量和心脏病的危险。

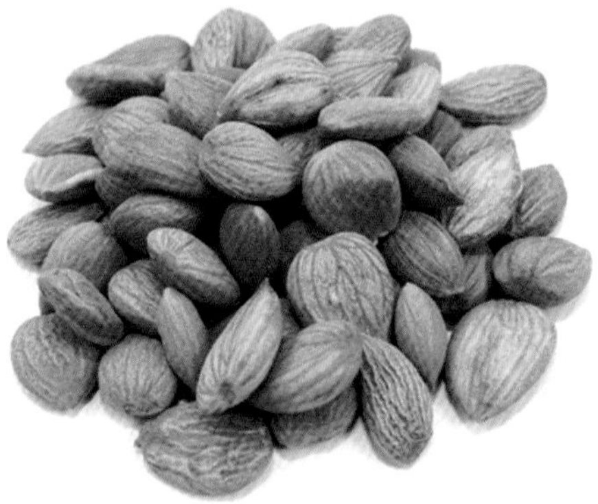

经典论述

1.《现代实用中药》:“有滋润性，内服具轻泻作用，并有滋补之效。外用常用于表皮剥脱时作敷料，呈保护作用。”

2.《四川中药志》:“能润肺宽胃，祛痰止咳。治虚劳咳嗽气喘，心腹逆闷，尤以治干性、虚性之咳嗽最宜。”

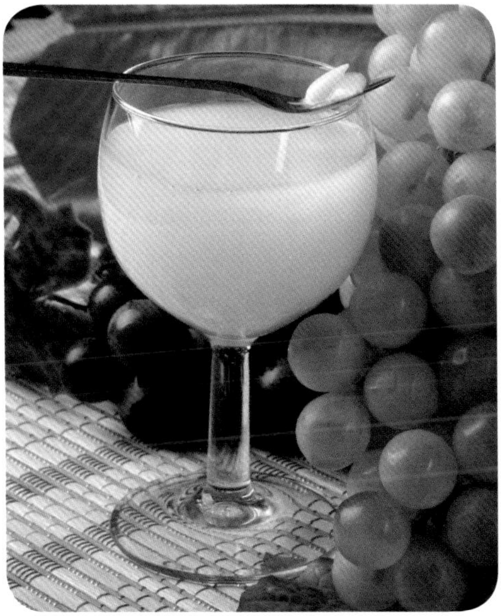

◆ 杏仁拌凉瓜

主　料：凉瓜 200 克。

辅　料：杏仁 20 克。

调　料：盐 2 克，味精 1 克，香油适量。

做　法：

1. 将凉瓜洗净改刀切成片焯水备用。

2. 杏仁放入淡盐水中泡 20 分钟，与凉瓜一起放容器中加盐、味精、香油拌匀即可。

功　效：清热润肺，养肝明目，生津止咳，利尿通便，降压降糖。

◆ 杏仁麦冬饮

主　料：甜杏仁 12 克，麦冬 15 克。

调　料：冰糖适量。

做　法：甜杏仁洗净泡透，打碎成浆；麦冬洗净后加水煎煮 15 分钟后，放入杏仁浆，加冰糖再煎 5 ～ 6 分钟即可。

功　效：止咳平喘，滋阴润肺。

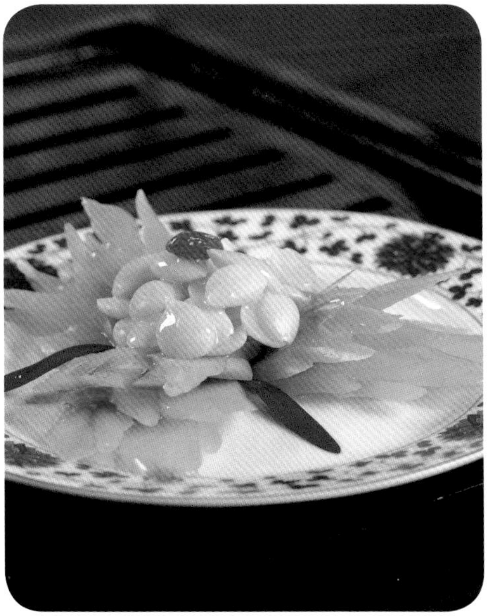

核桃

降血糖的好帮手

别　　名　核桃仁、山核桃、胡桃、羌桃、黑桃。

性味归经　性温，味甘；归肾、肺、大肠经。

建议食用量　每次1个(150～200克)。

营养成分

蛋白质、脂肪、碳水化合物、纤维、烟酸、脂肪酸、铜、镁、钾、维生素E、叶酸、生育酚、磷、铁、维生素B_2等。

降糖原理

核桃中含有较多脂肪酸，能帮助改善糖尿病患者分泌胰岛素的功能，降低血糖。另外，核桃中还含有维生素E、生育酚，这些物质都参与人体内糖分的代谢，可帮助预防糖尿病。

黄金搭配

核桃＋山楂

核桃仁配山楂、白糖，具有补肺肾、润肠道、消食积的功效。用于肺虚咳嗽、气喘、腰痛、便干、食积、经少腹痛等。也可作为冠心病、高血压、高脂血症及老年便秘等患者的保健饮料。

食用功效

核桃仁含有较多的蛋白质及人体必需的不饱和脂肪酸，这些成分皆为大脑组织细胞代谢的重要物质，能滋养脑细胞，增强脑功能；核桃仁有防止动脉硬化、降低胆固醇的作用；核桃仁含有大量维生素E，经常食用有润肌肤、乌须发的作用，可以令皮肤滋润光滑，富于弹性；当感到疲劳时，嚼些核桃仁，有缓解疲劳和压力的作用。核桃仁中钾含量很高，适合高血压患者食用。

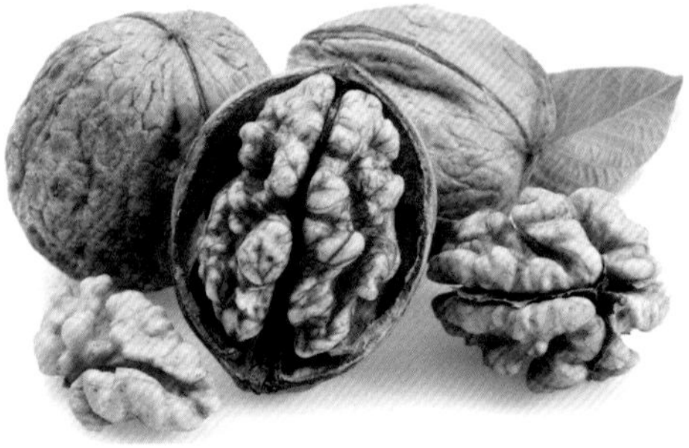

食用宜忌

宜食：核桃一般人群均可食用。尤其适宜肾虚、肺虚、神经衰弱、气血不足、癌症患者以及脑力劳动者与青少年食用。

忌食：腹泻、阴虚火旺、痰热咳嗽、便溏腹泻、内热盛及痰湿重者均不宜食用。

养生食谱

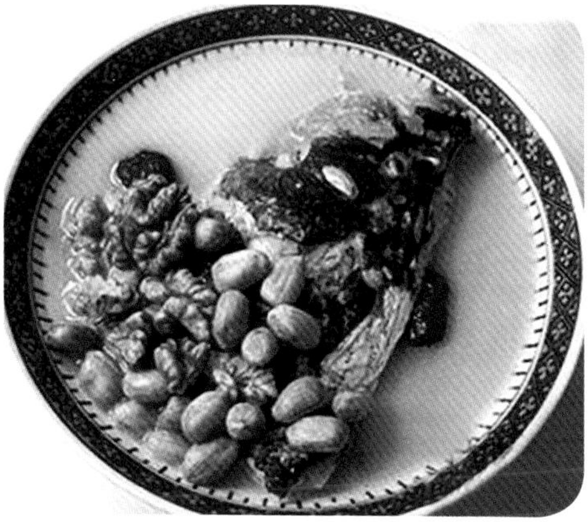

◆ 益智核桃派

主　料：核桃仁200克，美玫面150克。

辅　料：鸡蛋1个，黄油60克，朗姆酒20克。

调　料：白糖50克，蜂蜜15克，泡打粉3克。

做　法：

1. 核桃仁炒香，用白糖、朗姆酒炒成馅备用。
2. 面粉加入黄油擀成酥皮切块包上馅做成饼状，刷上鸡蛋液烤熟。
3. 出烤箱后刷上蜂蜜即可。

小贴士

朗姆酒也可用红酒代替。

◆ 核桃鱼头汤

主　料：鱼头1个，豆腐250克。

辅　料：花生50克，核桃仁30克。

调　料：米酒、姜、葱、调味料各适量。

做　法：

1. 将花生、核桃仁洗净；鱼头刮去鳞、除去脏物，洗净；豆腐切成块状。
2. 将鱼头、花生、核桃仁、姜、葱、豆腐、米酒同放入炖锅中，用大火煮沸，再转小火煮30分钟，再加入调味料即成。

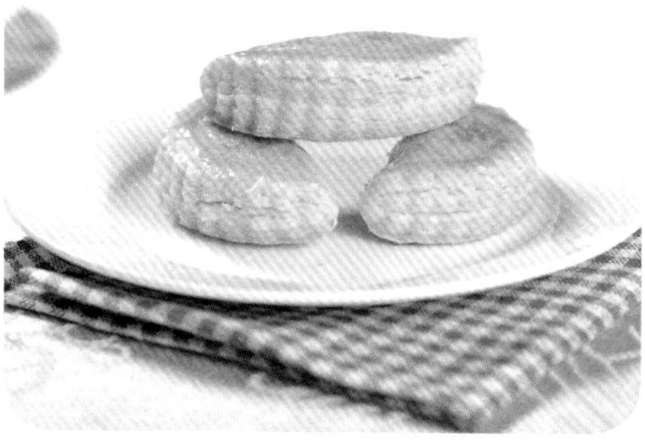

第三节　可降脂降糖的水产品

鲫鱼

降低血液黏稠度

别　　名　河鲫、鲫瓜子、喜头鱼、海附鱼、童子鲫。

性味归经　味甘，性平；归脾、胃、大肠经。

建议食用量　每次约 100 克。

营养成分

蛋白质、脂肪、维生素 A、维生素 B_1、维生素 B_2、维生素 B_{12}、烟酸、磷、钙、铁、氨基酸、核黄素等。

降糖原理

鲫鱼中所含的蛋白质属优质蛋白，可增强糖尿病患者机体的免疫力，有助于控制血糖。鲫鱼所含的氨基酸可以降低血液黏稠度，降低糖尿病患者并发心脑血管病的发病率。

食用宜忌

宜食：慢性肾炎水肿，肝硬化腹水，营养不良性浮肿者宜食；产妇乳汁缺少者宜食。

忌食：鲫鱼补虚，诸无所忌。但感冒发热期间不宜多吃。

食用功效

鲫鱼所含的蛋白质、氨基酸种类齐全，易于消化吸收，是肝肾疾病、心脑血管疾病患者的良好蛋白质来源，常食可增强抗病能力，肝炎、肾炎、高血压病、心脏病、慢性支气管炎等疾病患者可经常食用；鲫鱼有健脾利湿、和中开胃、活血通络、温中下气之功效，对脾胃虚弱、水肿、溃疡、气管炎、哮喘、糖尿病有很好的滋补食疗作用;鲫鱼肉嫩味鲜，可做粥、做汤、做菜、做小吃等，尤其适于做汤。鲫鱼汤不但味香汤鲜，而且具有较强的滋补作用，非常适合中老年人和病后虚弱者食用。产后妇女多食鲫鱼汤，可补虚通乳。

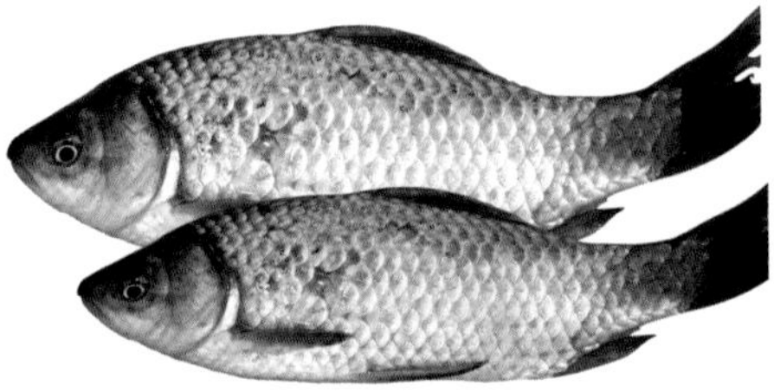

经典论述

1.《医林纂要》：“鲫鱼性和缓，能行水而不燥，能补脾而不濡，所以可贵耳。”

2.《本草经疏》：“鲫鱼调味充肠，与病无碍，诸鱼中唯此可常食。”

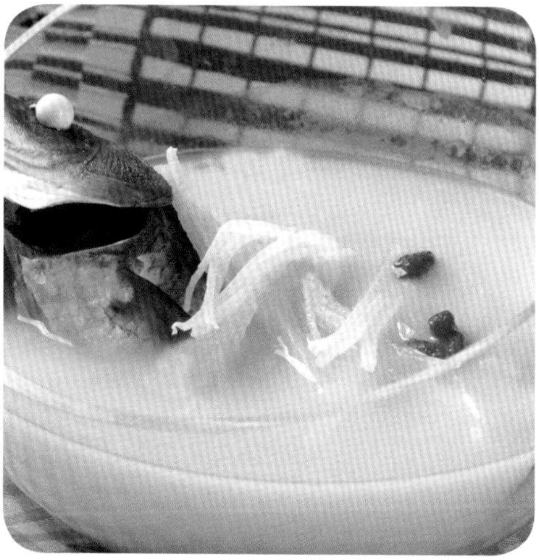

◆ 莼菜鲫鱼汤

主　料：鲫鱼 500 克，莼菜 200 克。

调　料：植物油、盐、料酒、味精、胡椒粉各适量。

做　法：

1. 鲫鱼去鳞、鳃、内脏，洗净；莼菜洗净，去杂质，沥干。

2. 锅中下油，将鲫鱼两面煎黄，烹入料酒，加水煮开，大火煮 20 分钟，加入莼菜、盐、味精，胡椒粉，小火再煮约 5 分钟即可。

功　效：健脾开胃，清热解毒，利水除湿。

◆ 白芷银丝鲫鱼汤

主　料：白芷 18 克，天麻 15 克，鲫鱼 500 克。

调　料：姜、葱、料酒、盐各适量。

做　法：

1. 白芷洗净，鲫鱼去鳃洗净备用。

2. 将白芷、天麻、鲫鱼、姜、葱、料酒放入砂锅中，加水适量，大火烧沸去浮末，改文火炖 30 分钟调盐味即可。

功　效：祛风除湿，平抑肝阳。

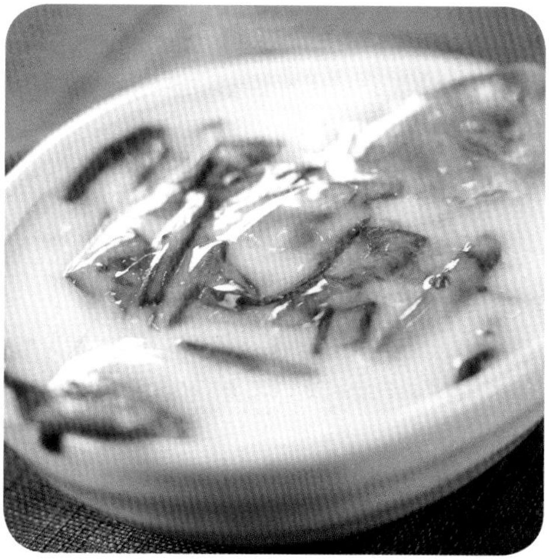

鱿鱼

延年益寿降血糖

别　　名　枪乌贼、柔鱼、竹快子、小管仔。

性味归经　性平，味甘、咸；归肝、肾经。

建议食用量　每次 50 ～ 100 克。

营养成分

蛋白质、脂肪、牛磺酸，并含有大量的碳水化合物和钙、磷、碘等无机盐。

降糖原理

鱿鱼中富含牛磺酸，牛磺酸能刺激胰岛素的分泌，维持血糖的正常水平，还富含矿物质锌，能促进胰岛素合成，从而有降血糖的作用，适合糖尿病患者食用。

食用宜忌

鱿鱼中含有易诱发皮肤瘙痒、过敏的物质，因此易患湿疹和荨麻疹等过敏体质者不宜食用鱿鱼。此外，生鱿鱼中含有一种多肽成分，容易影响肠胃蠕动，因此，鱿鱼最好是煮熟后再食用。

食用功效

鱿鱼富含镁、钾、锌、硒等元素，利于骨骼发育和增强免疫力；鱿鱼除富含蛋白质和人体所需的氨基酸外，还含有大量的牛磺酸，可抑制血液中的胆固醇，具有缓解疲劳、恢复视力、改善肝脏功能的作用，其所含多肽和硒有抗病毒、抗辐射作用。

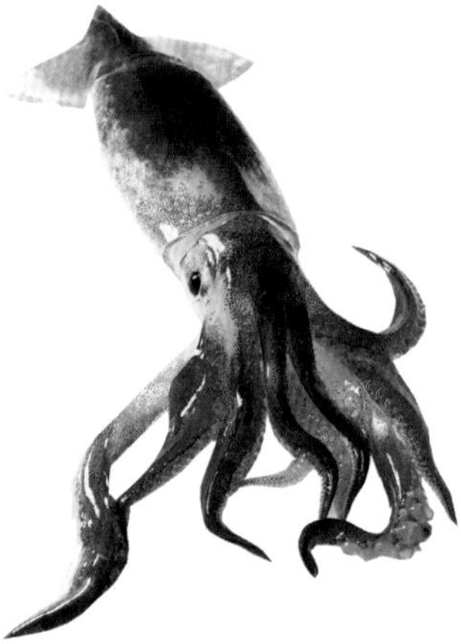

小贴士

优质鱿鱼体形完整坚实，呈粉红色，有光泽，体表面略现白霜，肉肥厚，半透明，背部不红；劣质鱿鱼体形瘦小残缺，颜色赤黄略带黑，无光泽，表面白霜过厚，背部呈黑红色或霉红色。市场看到的鱿鱼有两种：一种是躯干部较肥大的鱿鱼，它的别称叫“枪乌贼”；一种是躯干部细长的鱿鱼，它的别称是“柔鱼”，小的柔鱼俗名叫“小管仔”。

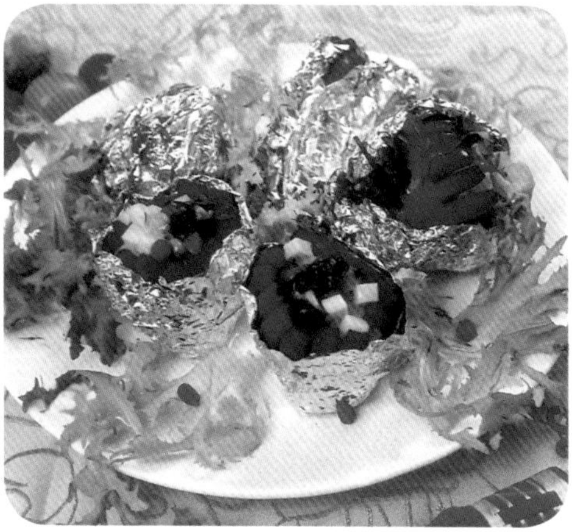

◆ 蟹黄仔鱿

主 料：鱿鱼仔8只（450克），蟹黄25克，贝母汁15克。

做 法：

1. 鱿鱼仔处理干净，出水后爆炒。

2. 蟹黄剁成碎末，扒在鱿鱼仔上，兑贝母汁即可。

功 效：健脾补肾。

◆ 八珍鲜鱿

主 料：鲜鱿鱼750克，虾肉粒30克，鲜贝粒30克，鱼肚粒30克，仔鸡脯粒30克，冬菇粒15克，冬笋粒15克，鲜山药粒15克，白芍粒15克，绍酒4克，红曲米25克。

做 法：

1. 鲜鱿鱼打刀后入红曲水、绍酒卤制将透。

2. 八种辅料分别处理后入味拌匀，酿入鱿鱼中，包上锡纸；烤箱220℃烤制12分钟即可。

功 效：健脾柔肝，补血活血。

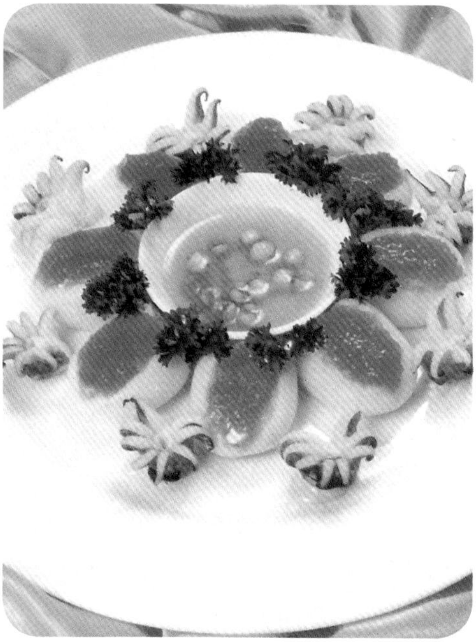

海参

调节血脂，降低血液黏稠度

别　　名　海男子、土肉、刺参、海鼠、海瓜皮。

性味归经　性温，味甘咸；归心、肾、脾、肺经。

建议食用量　涨发品每次 50 ～ 100 克。

营养成分

粗蛋白质、粗脂肪、灰分、碳水化合物、氨基酸、钙、磷、铁、碘等。

降糖原理

海参含有50多种天然的营养成分，如人体所需的18种氨基酸，钙、锌、硒等多种微量元素，还有刺参粘多糖、海参皂苷等活性物质，对高血压、高血脂、高血糖有很好的食疗作用。

食用宜忌

海参富含胶质，不但可以补充体力，对于皮肤、筋骨也都有保健功效，同时还能改善便秘症状。海参中钾含量低，钠含量很高，不利于控制血压，因此高血压患者要少食。

食用功效

海参胆固醇、脂肪含量少，是典型的高蛋白、低脂肪、低胆固醇食物，对高血压、冠心病、肝炎等患者及老年人堪称食疗佳品，常食对治病强身很有益处；海参含有硫酸软骨素，有助于人体生长发育，能够延缓肌肉衰老，增强人体的免疫力；海参微量元素钒的含量居各种食物之首，可以参与血液中铁的输送，增强造血功能、对再生障碍性贫血、糖尿病、胃溃疡等均有良效。

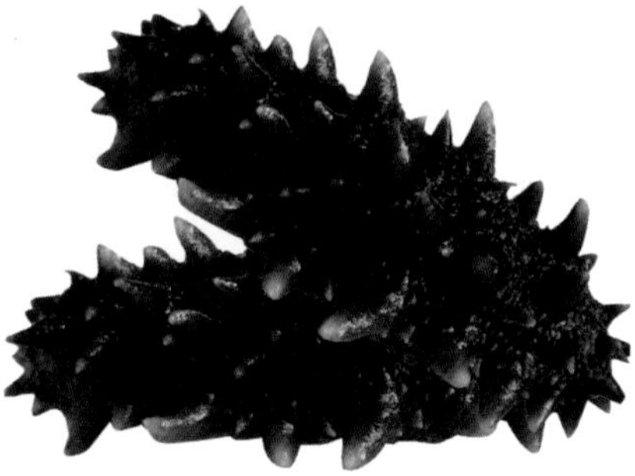

黄金搭配

海参 + 羊肉

海参与羊肉搭配食用，具有补肾益精、养血润燥之功效。

经典论述

1.《本草求原》:“泻痢遗滑人忌之，宜配涩味而用。”

2.《随息居饮食谱》:“脾弱不运，痰多便滑，客邪未尽者，均不可食。”

养生食谱

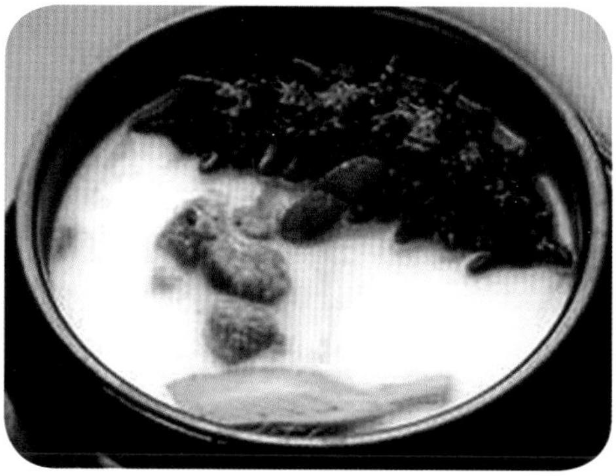

◆ 巴戟天海参汤

主　料：海参300克，猪肉50克。

辅　料：胡萝卜80克，白菜1棵，巴戟天15克，白果10克。

调　料：盐5克，酱油3克，醋6克，淀粉、糖。

做　法：

1. 海参汆烫后捞起；猪肉加盐和胡椒粉拌均匀，然后捏成小肉丸。

2. 锅内加一碗水，将巴戟天、胡萝卜、肉丸等加入并煮开，加盐、酱油、醋、糖调味。

3. 再加入海参、白果煮沸，然后加入洗净的白菜，再煮沸时用淀粉水勾芡即可。

功　效：补肾强精，滋阴养颜，增强体质。

◆ 海参蒸蛋羹

主　料：鸡蛋4个，牛奶200克，海参50克。

调　料：盐3克，味精3克，香油2克。

做　法：

1. 将海参洗净改刀成小丁焯水备用。

2. 取容器放入蛋液打散加三倍的水放入牛奶、盐、味精、海参丁入蒸箱中蒸熟即可。

功　效：补肾益精，滋阴健阳，补血润燥。

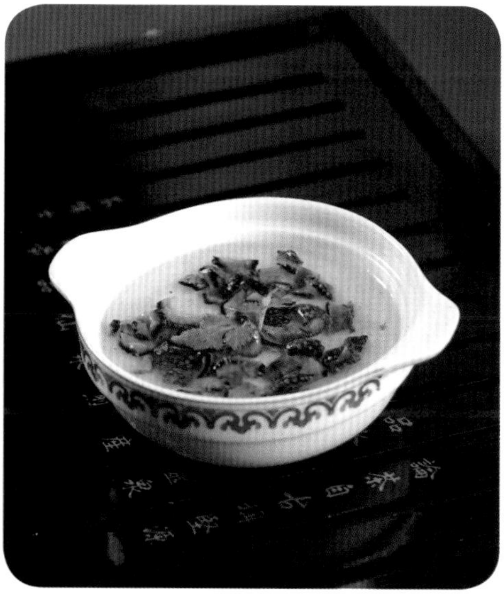

紫菜

大量减少有害胆固醇

别　　名　索菜、子菜、甘紫菜、海苔。

性味归经　性寒，味甘、咸；入肺经。

建议食用量　每餐干品 5 ～ 15 克。

营养成分

蛋白质、脂肪、碳水化合物、粗纤维、铬、锌、镁、钾、铁、胡萝卜素、硫胺素、核黄素、烟酸、抗坏血酸、碘等。

降糖原理

紫菜中含丰富的铬、锌、镁、铁、钾等矿物质，能促进胰岛素分泌，有效调节血糖水平，同时，也能为糖尿病患者补充丰富的矿物质，是不可多得的佳品。

经典论述

1.《本草纲目》："病瘿瘤脚气者宜食之。"

2.《食疗本草》："下热气，若热气塞咽喉者，汁饮之。"

3.《中药药理学》："干嚼之，治肺坏疽的起始吐臭痰者。"

食用功效

紫菜含紫菜多糖，有明显的抗凝血作用，并能显著降低全血黏度、血浆黏度，并且有较好的降血糖作用；紫菜营养丰富，含碘量很高，富含胆碱和钙、镁、铁，能增强记忆、治疗妇幼贫血，促进骨骼、牙齿的生长和保健；紫菜所含的多糖可增强细胞免疫和体液免疫功能，促进淋巴细胞转化，提高人体的免疫力。

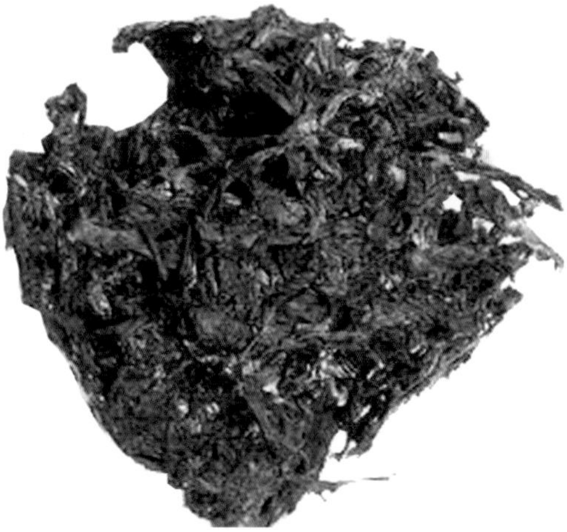

食用宜忌

紫菜在食用前应用清水泡发，并换 1 ～ 2 次水以清洁。若凉水浸泡后的紫菜呈蓝紫色，说明该菜在包装前已被有毒物所污染，不能食用。

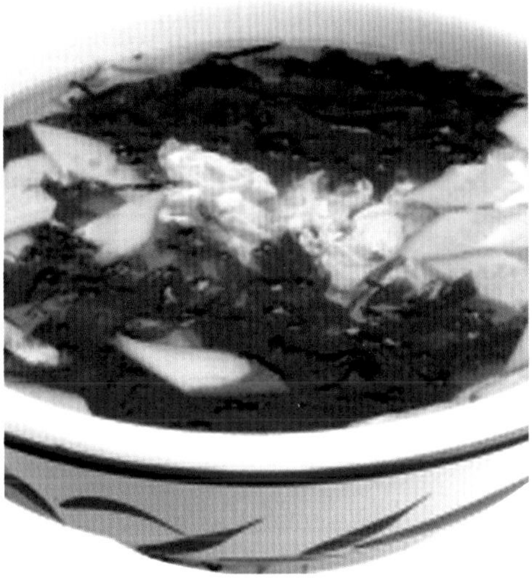

◆ 紫菜海参汤

主　料：海参 150 克，紫菜 5 克。

辅　料：油菜 50 克。

调　料：淀粉 5 克，盐、味精各 4 克。

做　法：

1. 海参焯水，油菜焯水备用。
2. 锅内加入水适量放入海参、紫菜，烧开放入盐、味精，加水淀粉勾芡出锅，加油菜即可。

功　效：益肾，降脂降糖。

◆ 紫菜黄瓜汤

主　料：紫菜 10 克，黄瓜 100 克。

调　料：海米、精盐、味精、酱油、香油适量。

做　法：

1. 将黄瓜洗净切成菱形片状，紫菜、海米亦洗净。
2. 锅内加入清汤，烧沸后，投入黄瓜、海米、精盐、酱油，煮沸后撇去浮沫，下入紫菜，淋上香油，撒入味精，调匀即成。

功　效：清热益肾。

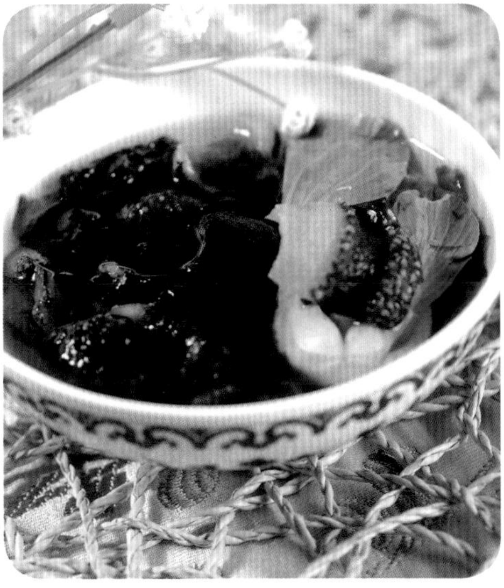

蛤蜊

降糖健骨

别　　名　花蛤、文蛤。
性味归经　性寒，味咸；归胃经。
建议食用量　每次约 80 克。

营养成分

蛋白质、脂肪、碳水化合物、灰分、硒、钙、磷、铁、维生素 A、硫胺素、核黄素、烟酸、碘等。

降糖原理

蛤蜊含有丰富的硒，硒具有类似胰岛素的作用，可以促进葡萄糖的运转，以降低血糖。蛤蜊还含有丰富的钙，糖尿病患者食用可以有效防治骨质疏松症。

食用宜忌

蛤蜊具有容易诱发人体过敏的成分，因此，过敏体质的人应小心食用。

富含蛋白质的海鲜容易腐败变质，产生有毒成分，因此在烹煮前，一定要做好挑选和清洗工作。烹煮时，至少要水沸后加热 4 分钟以上，以免感染可能的甲型肝炎病毒，以致引起中毒，导致呕吐、腹泻等症状。

食用功效

蛤蜊肉富含铁，可预防和治疗因缺铁而导致的贫血，能促进发育，帮助皮肤恢复血色；蛤蜊还能排除体内多余水分，帮助排尿，改善腰痛；蛤蜊中富含的牛磺酸能有效降低人体血液中的胆固醇，并预防动脉硬化等疾病，同时对于视力和肝脏都有保护作用；蛤蜊中富含的维生素 E 有助于预防老年痴呆、延缓细胞老化，达到抗衰老的目的。

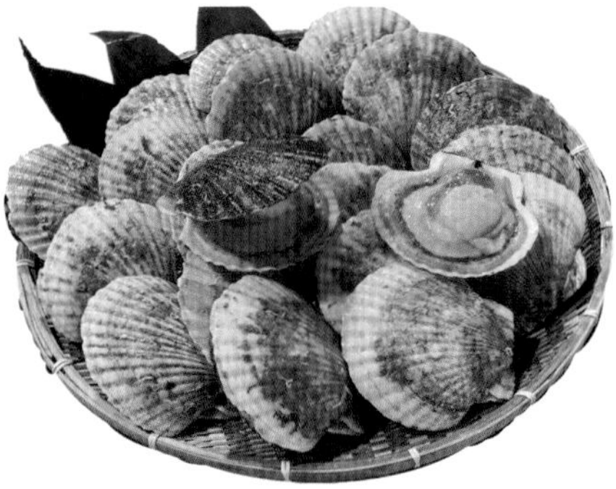

经典论述

1.《本草纲目》：“清热利湿，化痰饮，定喘嗽，止呕逆，消浮肿，利小便，止遗精白浊，心脾疼痛，化积块，解结气，消瘿核，散肿毒，治妇人血病。油调涂汤、火伤。”

2.《本经逢原》：“清肺热，滋肾燥，降痰清火，止咳定喘，消坚癖，散瘿瘤。”

3.《本草再新》：“除烦止渴，利大小便。”

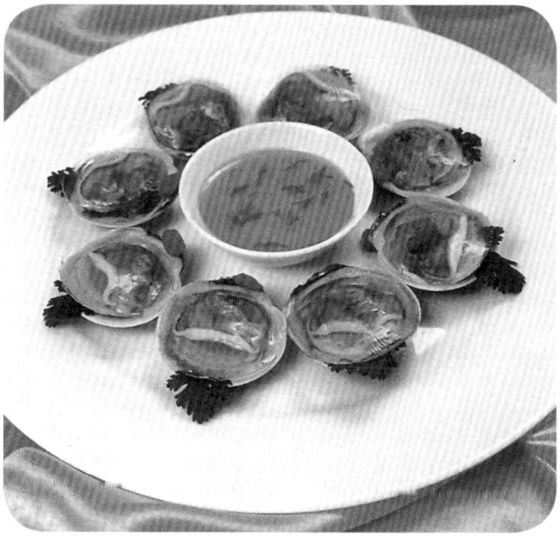

◆ 晶莹蛤仁

主　料：青蛤150克，水晶液100克。

调　料：锌盐3克，绍酒2克，红花汁25克，枸杞子2克。

做　法：

1. 青蛤去沙等异物，挖出蛤仁，原汁出水。

2. 水晶液调好口味，原壳将蛤仁定住。

3. 红花汁加盐、绍酒、枸杞子调好口味，放入青蛤中即可。

功　效：润肺生津，软坚散结，补肝明目。

◆ 葱姜炒文蛤

主　料：文蛤500克。

辅　料：椒丝适量。

调　料：豆豉粒、葱段、姜丝、酱油、水淀粉、食用油各适量。

做　法：

1. 锅里放清水烧开后，倒入文蛤，贝壳张开就捞起，待用。

2. 炒锅里放油，烧热后放入豆豉粒和椒丝炒香，倒入文蛤翻炒几下后加入葱段和姜丝，最后加入酱油，用水淀粉勾芡，装盘即成。

功　效：降血脂，高胆固醇、高血脂体质的人尤为适合。

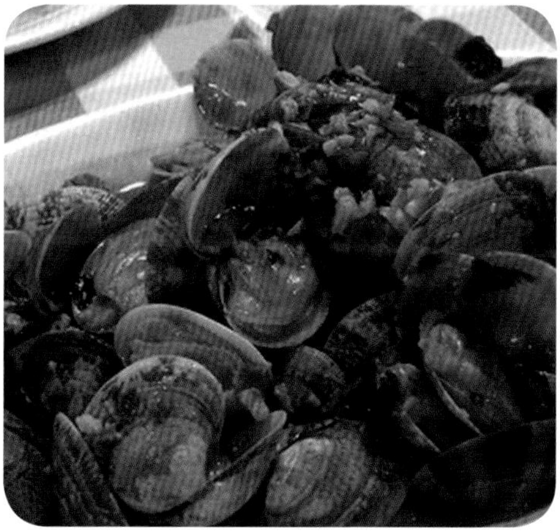

第三章

妙药奇方——祛除高血糖之患

第一节　小小药材，降糖厉害

人参

减少脂质在血管壁内的沉积

别　　名　血参、黄参、孩儿参、人衔、鬼盖、土精、地精、玉精、金井玉阑、棒锤。

性味归经　味甘、微苦，性平；归脾、肺、心经。

用法用量　内服：煎汤，3～10克，大剂量10～30克，宜另煎兑入；或研末，1～2克；或敷膏；或泡酒；或入丸、散。

营养成分

葡萄糖、果糖、蔗糖、维生素B_1、维生素B_2、人参皂苷、人参多糖挥发油、人参酸、泛酸、多种氨基酸、胆碱、酶、精胺、胆胺等。

降糖原理

人参中所含的人参皂苷、人参多糖能刺激胰腺释放胰岛素，促进葡萄糖引起的胰岛素释放，并可显著降低四氧嘧啶导致的高血糖，适合糖尿病患者食用。

功用疗效

大补元气，复脉固脱，补脾益肺，生津，安神。用于体虚欲脱，肢冷脉微，脾虚食少，肺虚喘咳，津伤口渴，内热消渴，久病虚羸，惊悸失眠，阳痿宫冷，心力衰竭，心源性休克。

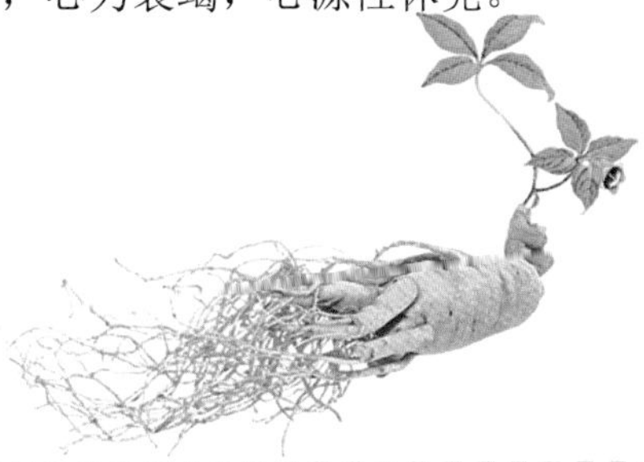

养生食谱

◆ 人参花白菊枸杞茶

配　方：人参花、杭白菊各5克，枸杞子6粒。

做　法：将上述材料一起放入杯中，倒入沸水，盖盖子闷泡约5分钟后饮用。

功　效：具有补肾益气、清凉明目的功效。高血压、高血脂、冠心病、体弱多病者适宜饮用。

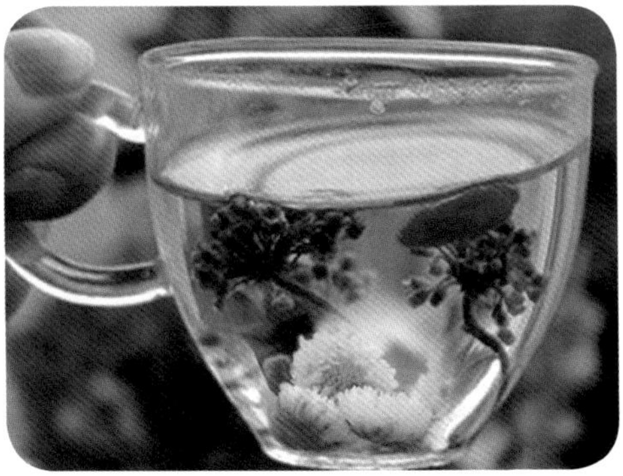

女贞子

减缓或防止血栓形成

别　　名　爆格蚤、冬青子、女贞实、白蜡树子、鼠梓子。

性味归经　味甘、苦，性凉；归肝、肾经。

用法用量　内服：煎汤，6 ～ 15 克；或入丸剂。外用：适量，敷膏点眼。清虚热宜生用，补肝肾宜熟用。

营养成分

女贞子苷、洋橄榄苦苷、齐墩果酸、葡萄糖苷、桦木醇、磷脂酰胆碱、钾、钙、镁、钠、锌、铁、锰、铜、镍、铬等。

降糖原理

从女贞子中提取的女贞子苷有良好而稳定的降血糖作用，对四氧嘧啶引起的糖尿病有预防和治疗作用，并可对抗肾上腺素或葡萄糖引起的血糖升高；所含的齐墩果酸皮下注射亦能降低正常血糖及由四氧嘧啶、肾上腺素或葡萄糖引起的血糖增高。

注意事项

女贞子应置干燥处存放，防潮、防蛀。脾胃虚寒泄泻及阳虚者忌服。

功用疗效

滋补肝肾，明目乌发。用于眩晕耳鸣，腰膝酸软，须发早白，目暗不明。

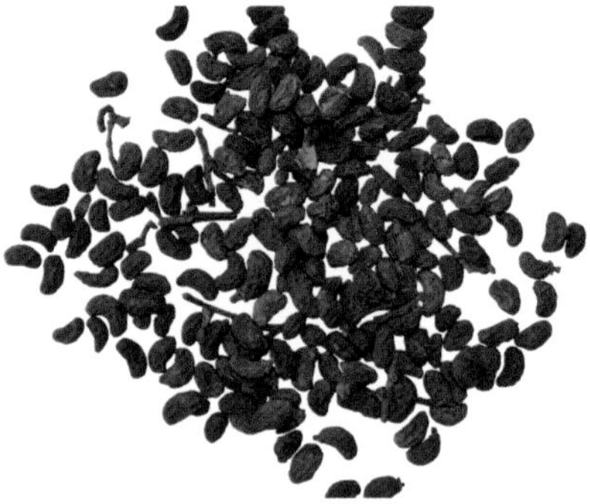

养生食谱

◆ **女贞子脊骨汤**

配　方：猪脊骨 250 克，女贞子 20 克，杜仲 15 克，盐适量。

做　法：将猪脊骨洗净，同女贞子、杜仲一同放砂锅中，加适量清水，炖约 1 小时，加盐调味即可。

功　效：滋补肾阴，填补精髓。

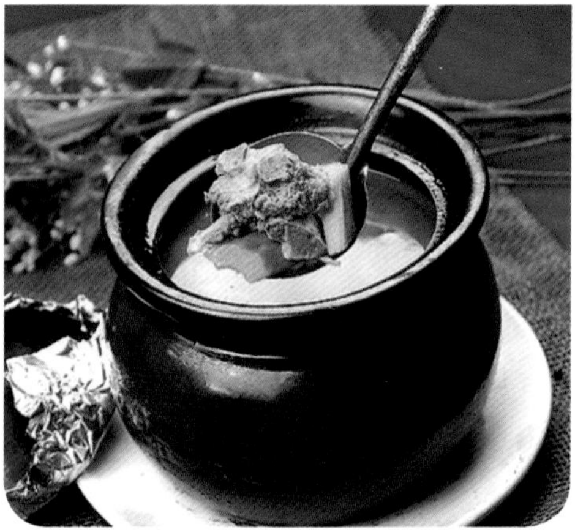

牛蒡子

显著降低血糖

别　　名　恶实、黍粘子、鼠粘子、大力子、大牛子、牛子、毛然然子、黑风子、鼠尖子。

性味归经　味辛、苦，性寒；归肺、胃经。

建议食用量　内服：煎汤，5～10克；或入散剂。外用：适量，煎汤含漱。

营养成分

牛蒡苷、牛蒡酚A、牛蒡酚B、亚油酸、葡萄糖、脂肪油等。

降糖原理

牛蒡子中富含牛蒡苷、亚油酸，能显著降低血糖，并提高对碳水化合物的耐受量，可防治糖尿病，改善多饮、多食和消瘦等症状，还能预防糖尿病性肾病。

降糖良方

牛蒡子5克，黄芪5克，芦根6克，绿茶5克。将黄芪、芦根、牛蒡子、绿茶一起放入茶包中，冲入沸水，浸泡片刻，即可饮用。可疏散风热、清热解毒的牛蒡子搭配利水消肿、脱毒的黄芪，以及清泻肺热、利尿排毒的芦根，能很好地清热排毒。

功用疗效

具有降血压作用，且能强心利尿，促进新陈代谢和血液循环。高血压、动脉硬化患者取牛蒡子10～15克煮粥食用，可治疗及预防中风。

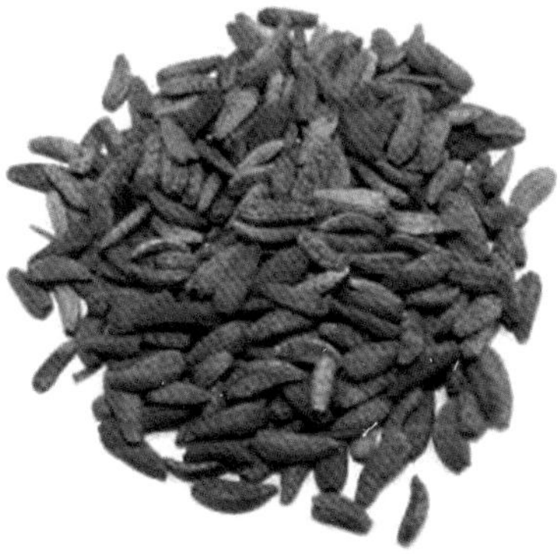

养生食谱

◆ 牛蒡子麦芽菜叶粥

配　方：牛蒡子20克，麦芽30克，菠菜叶、粳米各50克。

做　法：牛蒡子、麦芽、粳米洗净，一同加水煲制30分钟，改小火，放菠菜，开锅即可食用。

功　效：疏散风热，开胃健脾，滋阴润燥。

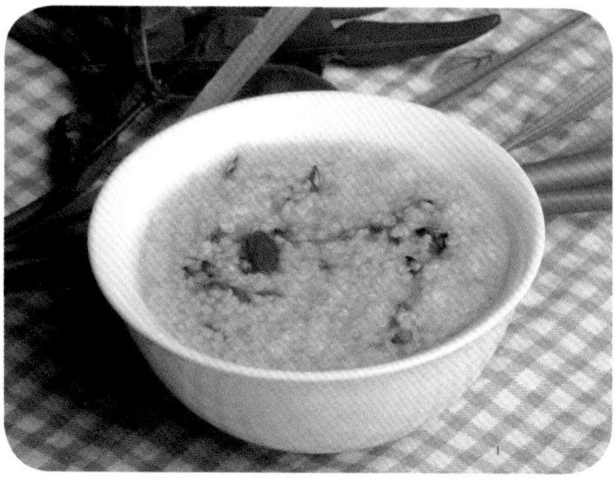

三七

调节血糖，促进造血

别　　名　田七、滇七、参三七、汉三七、山漆、金不换、血参。

性味归经　味甘、微苦，性温；归肝、胃经。

用法用量　煎汤，3～9克；研末，1～3克；或入丸、散。外用：适量，磨汁涂；或研末调敷。

营养成分

人参皂苷、三七皂苷、三七素、人参炔三醇、谷氨酸、精氨酸、赖氨酸、三七多糖、铁、铜、锰、锌、镍、钒、钼、氟等。

降糖原理

三七中富含三七皂苷，这种成分对血糖的影响取决于人体的状态及机体血糖水平，可升高或降低血糖，三七调节血糖具有双向性，血糖高者可调低，血糖低者可调高。

降糖良方

三七粉3克（冲服）。适应于糖尿病肾阴亏虚证。

功用疗效

散瘀止血，消肿定痛。用于咯血，吐血，衄血，便血，崩漏，外伤出血，胸腹刺痛，跌扑肿痛。

适用人群

体质虚弱、免疫力低下的人适用，心脑血管疾病、高血压、高血脂及贫血、各类血症患者适用。工作压力大及饮酒多的人适用。

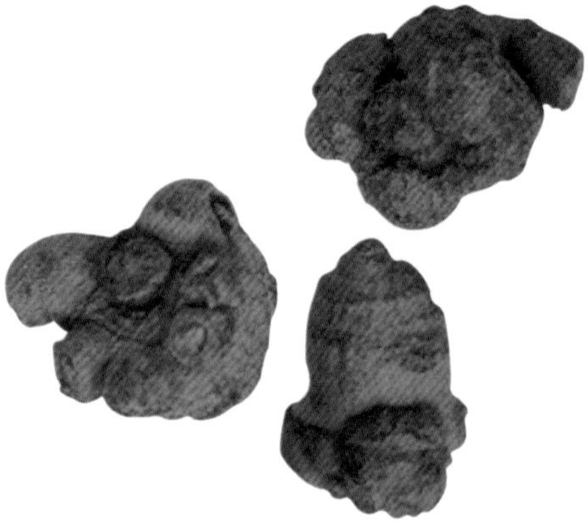

注意事项

大剂量服用三七会出现中毒反应。一些人服用三七粉会出现皮肤过敏反应。孕妇忌服。

经典论述

《纲目拾遗》："人参补气第一，三七补血第一，味同而功亦等，故称人参三七，为中药之最珍贵者。"

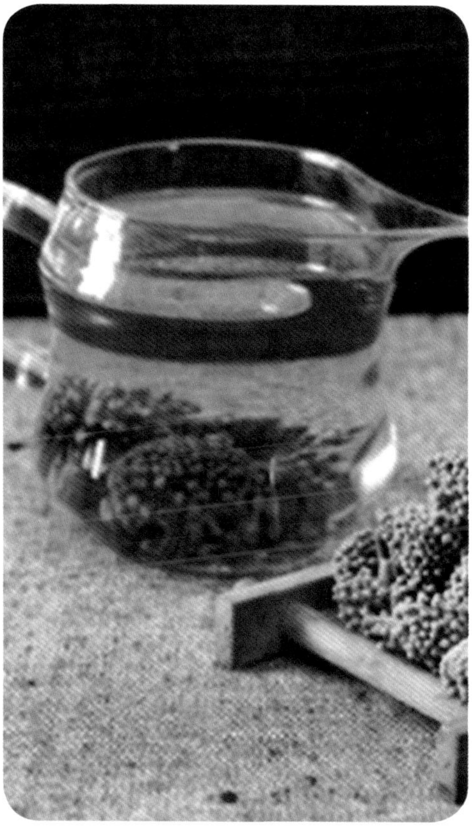

◆ 红花三七茶

配　方：红花5克，三七花1克。

做　法：在杯中放入红花与三七花，加沸水，闷泡5分钟即可。

功　效：活血通经，降低血压、血脂，改善身体不适症状。

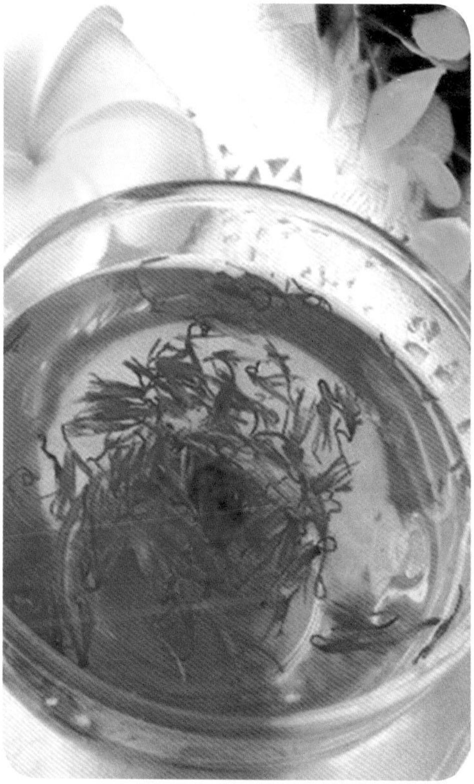

◆ 三七花茶

配　方：三七花3～5克，冰糖适量。

做　法：在杯中放入三七花，冲入沸水，闷泡5分钟，调入冰糖即可。

功　效：降低血压、血脂，镇静安神。

罗汉果

增强胰岛功能，防止老年性血糖升高

别　　名　拉汗果、光果木鳖、罗汉表、假苦瓜、金不换、裸龟巴。

性味归经　味甘，性凉；归肺、脾经。

用法用量　内服：煎汤，15～30克；或炖肉；或开水泡。

营养成分

蛋白质、维生素C、葡萄糖、果糖、脂肪酸、罗汉果苷V及Ⅳ、D-甘露醇以及锰、铁、镍、硒、锡、碘、钼等矿物质。

降糖原理

罗汉果中的罗汉果糖苷是三萜类化合物，具有抑制小肠α-葡萄糖苷酶的作用，减慢糖分的吸收，同时还可降低胰岛β细胞的氧化损伤，改善受损细胞的功能，有效增强胰岛功能。

降糖良方

取干罗汉果250克压碎，加适量水煎煮3次，每次30分钟，使其呈黏稠状后装瓶备用，每次取10克左右开水冲泡饮用。

功用疗效

清热润肺，滑肠通便。用于肺火燥咳，咽痛失音，肠燥便秘。

适用人群

胃热便秘的人适用。咽喉肿痛、肺热咳嗽痰多者适用。经常吸烟、饮酒，需护肝养胃者适用。室外活动、运动量较大，体内水分容易流失的人适用。

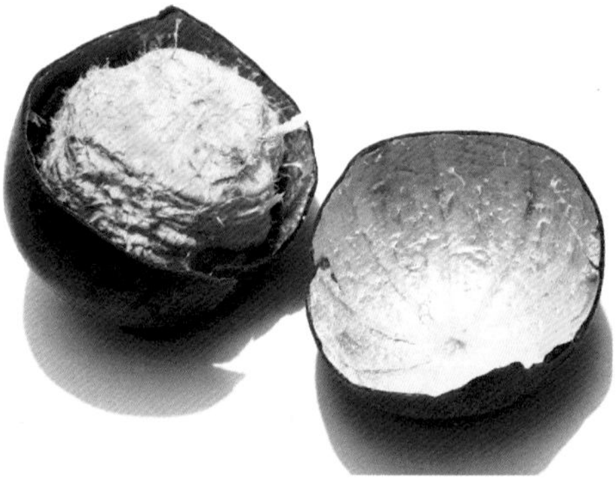

注意事项

罗汉果置室内阴凉干燥处保存。罗汉果常用来泡茶喝，但不宜搭配花茶。脾胃虚寒者忌服。肺寒及外感咳嗽者忌用。4岁以下的小儿禁用。

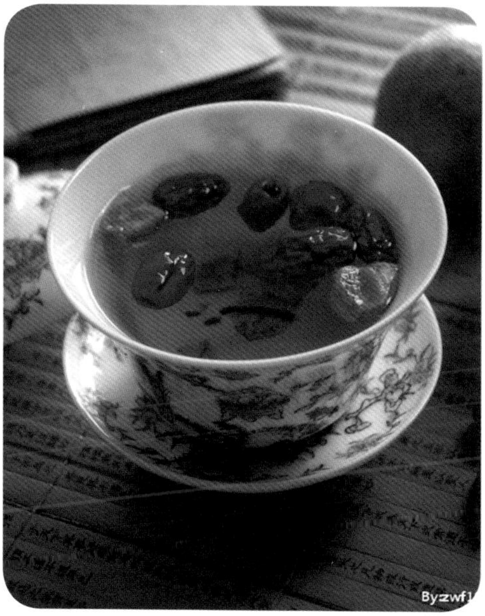

◆ 罗汉果菠菜豆腐汤

配　方：罗汉果1个，菠菜150克，豆腐150克，清汤1000毫升。

做　法：

1. 将罗汉果切成细粉，菠菜洗净切丁，豆腐洗净切块。

2. 炒锅放油下葱、姜爆香，加入清汤烧开后加入罗汉果、豆腐小火煮10分钟，最后入菠菜，开锅后加入盐、味精、胡椒粉调味即可。

功　效：清肺利咽，化痰止咳。

◆ 三宝茶

配　方：罗汉果1/10颗，普洱茶3克，菊花2朵。

做　法：在杯中放入所有配方材料，冲入沸水，闷泡5分钟，去渣取汁，温饮。

功　效：润肠通便，清热润肺，止咳化痰，消食除腻。适合高血压、高脂血症患者及积食便秘者饮用。

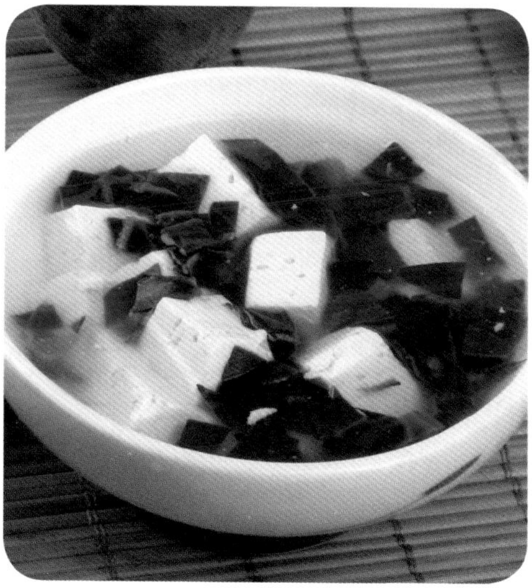

山楂

活血化瘀调血脂

别　　名　山里红、红果、酸梅子、山梨、赤枣子。

性味归经　性微温，味甘、酸；归脾、胃、肝经。

建议食用量　每次 3 ～ 4 个（50 克）。

营养成分

解脂酶、蛋白质、脂肪、磷、铁、胡萝卜素、烟酸、黄酮类（如牡荆素、芷草素、山楂纳新）、三萜类（如齐墩果酸、熊果酸、山楂酸等）、槲皮素、维生素 C 与钙等。

降糖原理

山楂中含有的解脂酶，维生素 C、胡萝卜素、黄酮类物质等，既可解油腻，还能促进饮食消化，有助于糖尿病患者体内胆固醇的转化。

降糖良方

糖尿病继发高三酰甘油血症：决明子 30 克，银杏叶、石菖蒲、当归各 10 克，酒大黄（后下）9 克，制首乌 20 克，山楂、昆布、黄精、虎杖、泽泻各 15 克，三七粉（冲）3 克。水煎服。每日 1 剂。

食用功效

山楂能防治心血管疾病，具有扩张血管、增加冠状动脉血流量、改善心肌活力、兴奋中枢神经系统、降低血压和胆固醇、软化血管及利尿和镇静作用；山楂能开胃消食，特别对肉食积滞效果更好；山楂有活血化瘀的功效，有助于解除局部瘀血状态，对跌打损伤有辅助疗效；山楂所含的黄酮类和维生素 C、胡萝卜素等物质能阻断并减少自由基的生成，增强人体的免疫力，有防衰老、抗癌的作用。

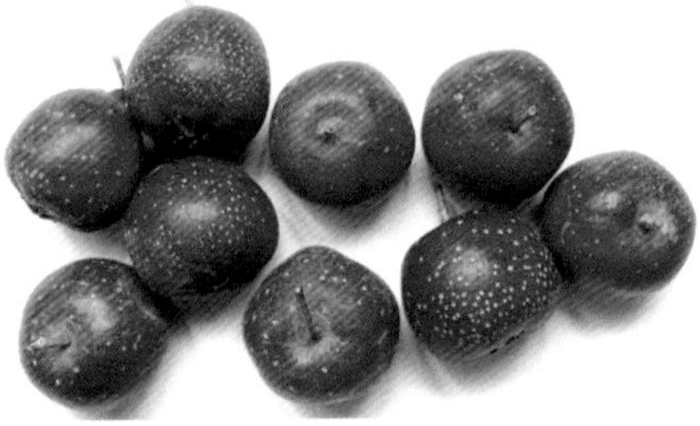

经典论述

1.《日用本草》:“化食积，行结气，健胃宽膈，消血痞气块。”

2.《本草纲目》:“赤爪、棠梂、山楂，一物也。古方罕用，故《唐本草》虽有赤爪，后人不知即此也。自丹溪朱氏始着山楂之功，而后遂为要药。……按《物类相感志》言，煮老鸡硬肉，入山楂数颗即易烂，则其消肉积之功，盖可推矣。……化饮食，消肉积，癥瘕，痰饮痞满吞酸，滞血痛胀。”

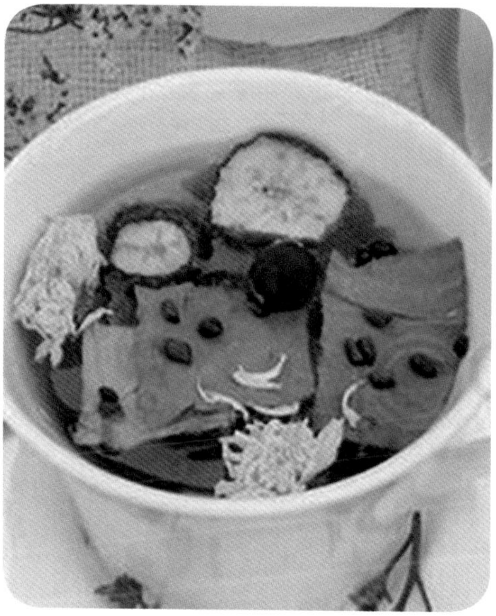

◆ 山楂果茶

配　方：山楂干品 15 克，蜂蜜适量。

做　法：将山楂放入杯中，冲入沸水，盖盖子闷泡约 10 分钟，待茶水温热时调入蜂蜜饮用。

功　效：山楂可以健脾消积，蜂蜜可以润肠通便，两者合用可以加快肠道蠕动，减少脂肪在腹部的堆积。

◆ 山楂荷叶茶

配　方：荷叶干品、山楂干品各 15 克，决明子 10 克。

做　法：将上述材料一起放入杯中，冲入沸水，闷泡约 10 分钟后饮用。

功　效：荷叶、山楂均可以消脂去腻，同时减少外源脂肪的摄入量；决明子可以清热、润肠排毒、减少肠道对脂肪的吸收。这是一款攻守兼备的减肥茶饮。

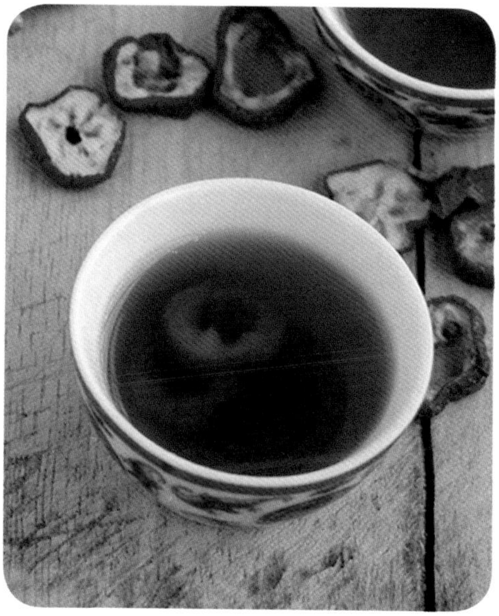

枸杞子

改善肝脏功能

别　　名　狗奶子、苟起子、枸杞豆、血杞子、津枸杞、枸杞红实、红耳坠。

性味归经　味甘，性平；归肝、肾经。

用法用量　内服：煎汤，5～15克；或入丸、散、膏、酒剂。

营养成分

氨基酸、枸杞多糖、胡萝卜素、硫胺素、维生素B_2、烟酸、维生素C、甜菜碱、玉蜀黍黄质、酸浆果红素、隐黄质、东莨菪素等。

降糖原理

枸杞子含有丰富的枸杞多糖，能增强糖尿病患者对胰岛素的敏感性，增加肝糖原的储备，降低血糖水平，尤其适合2型糖尿病患者食用，对糖尿病引起的视网膜炎并发症有良好的防治效果。

注意事项

枸杞子置阴凉干燥处，防闷热，防潮，防蛀。外邪实热、脾虚有湿及泄泻者忌服。

功用疗效

滋补肝肾，益精明目。用于虚劳精亏，腰膝酸痛，眩晕耳鸣，内热消渴，血虚萎黄，目昏不明。

适用人群

中老年人及体质差者适用。肝肾阴虚证，腰膝酸软、头晕目眩、视物不清、白内障、夜盲症以及耳鸣耳聋者适用。癌症患者及放疗、化疗后体质虚弱的人适用。肺结核患者适用。心脑血管疾病以及脂肪肝、肝炎患者适用。

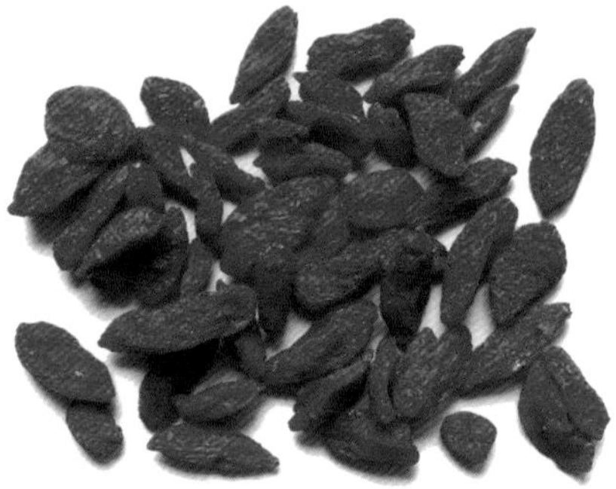

降糖良方

1. 取枸杞子15克，开水冲于杯中，稍候服用。此方对于糖尿病患者的四肢无力、阳痿效用较好。

2. 生地黄、枸杞子各20克，鬼箭羽18克，何首乌15克，泽泻12克，陈皮、水蛭各10克。水煎取药汁。每日1剂，分2次服用。益肾填精，活血化痰。适用于2型糖尿病伴高脂血症。

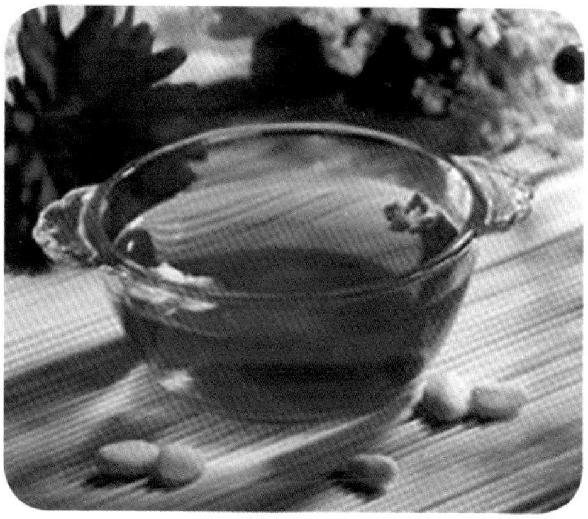

◆ 杞菊养肝乌龙茶

配　方：枸杞子10颗，菊花6朵，乌龙茶5克。

做　法：将枸杞子、菊花清洗干净，与乌龙茶一起放入茶杯中。倒入适量沸水，盖上杯盖闷泡5分钟即可饮用。

功　效：促进代谢，养肝去脂。

◆ 枸骨杞子茶

配　方：枸骨叶6克，枸杞子5克，甘草3克，蜂蜜适量。

做　法：

1. 将枸骨叶、枸杞子、甘草研成粗药末。
2. 将药末放入杯中，用开水冲泡5分钟后，加入蜂蜜，即可饮用。
3. 每日1剂，不拘时，代茶饮。

功　效：适宜患有高血脂、高血压、头胀头痛、面红目赤、动脉粥样硬化、脂肪肝、冠心病等症者饮用。脾胃虚寒者不宜饮用。

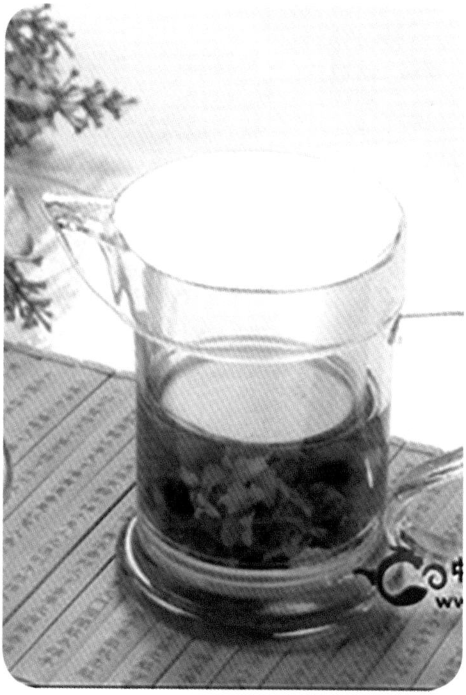

灵芝

镇静安神改善血糖

别　　名　灵芝、神芝、芝草、仙草、瑞草。

性味归经　味甘，性平;归肾、心经。

用法用量　3～9克，水煎服。

营养成分

灵芝多糖、三萜类化合物、硬脂酸、苯甲酸、虫漆酶、虫漆异酶、海藻糖、核苷类、生物碱类、呋喃衍生物、酚类、甾醇类有麦角甾醇有机酸、氨基葡萄糖、半乳糖、木糖、甘露糖、麦芽糖、糖醛酸、生物碱、挥发油、水溶蛋白质等多种酶类、甘露醇、麦角甾固醇酶类以及人体必需的多种氨基酸多肽类和微量元素。

降糖原理

灵芝的不同部位及提取物对血糖有不同程度的影响，其降糖作用是通过增加血浆胰岛素的浓度，加速葡萄糖的代谢，增加周围组织对糖的利用，通过强化参与肝脏糖代谢的各种关键酶的活性来提高肝脏对葡萄糖的利用。

功用疗效

具镇静、镇痛、抗衰老、保护肝脏、抗菌等功效，用于体虚乏力、饮食减少、头昏；心脾两虚、心悸怔忡、失眠健忘；肺气虚、喘咳短气；高血压病、高脂血症、冠心病；白细胞减少症；慢性病毒性肝炎。

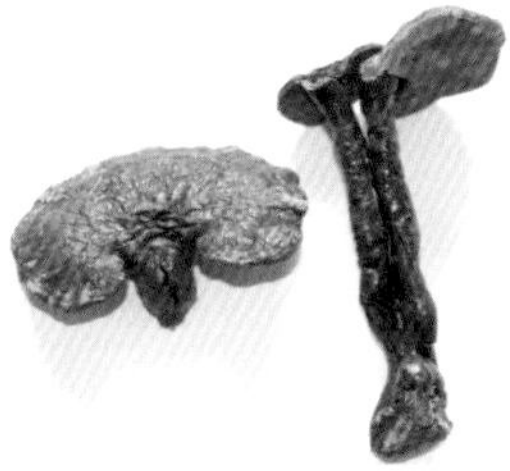

养生食谱

◆ **鲜参灵芝蒸乳鸽**

配　方：净乳鸽2只，鲜人参1支（约25克），甘薯100克，灵芝片16克，盐3克，白糖1克，花雕酒15克，胡椒粉1克，葱、姜片各5克。

做　法：

1. 将乳鸽洗净，从背部剖开，涂匀盐、白糖、花雕酒、胡椒粉腌渍备用。
2. 甘薯去皮切块，灵芝片洗净，鲜人参洗净，拌盐、糖入味，放入乳鸽腹中，加葱、姜片，上锅蒸120分钟即可。

功　效：安神益气，止咳平喘。

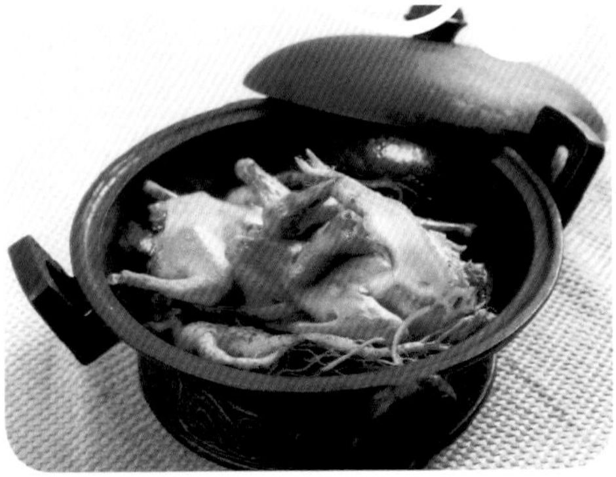

地骨皮

凉血泻火控血糖

别　　名　杞根、地骨、地辅、红榴根皮、枸杞根皮、枸杞根、山枸杞根、山杞子根。

性味归经　味甘，性寒；归肺、肝、肾经。

建议食用量　内服：煎汤，9～15克；大剂量可用15～30克。

营养成分

生物碱、甜菜碱、苦可胺、枸杞环八肽、有机酸、枸杞酰胺、亚油酸、蜂花酸、桂皮酸酚、柳杉酚、胆甾醇、菜油甾醇、豆甾醇、硬脂酸、棕榈酸等。

降糖原理

地骨皮含有丰富的生物碱、桂皮酸酚、甜菜碱、亚油酸等成分，能减轻对胰岛β细胞的结构损害，有降低血糖、血压的作用，可防治糖尿病性高血压、动脉硬化等症。

适用人群

吐血、鼻衄、血淋等出血症患者适用。肺结核、咳嗽者适用。唇干口渴、发热者适用。疮面不敛者适用。

功用疗效

凉血除蒸，清肺降火。用于阴虚潮热，骨蒸盗汗，肺热咳嗽，咯血，衄血，内热消渴。

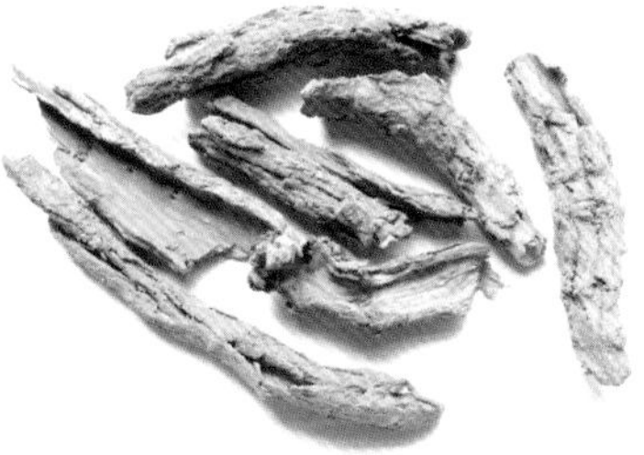

养生食谱

◆ 地骨皮爆鸡心

配　方：地骨皮5克，鸡心350克，青红椒片10克。

做　法：地骨皮用清水洗净后加水蒸软，鸡心切片焯水过油，锅中留底油，加入蒜片、姜片、葱段，爆香加入鸡心、地骨皮、青红椒片、酱油、汤汁调味，翻炒均匀即可。

功　效：清肺降火，补五脏，益气血。

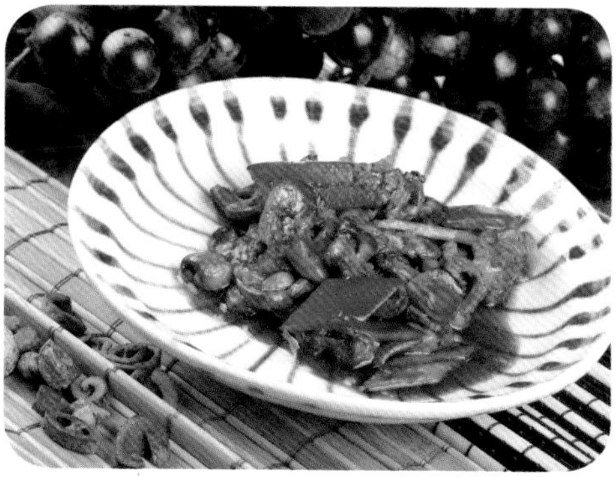

金银花

清热解毒降血糖

别　　名　忍冬花、鹭鸶花、金藤花、双苞花、金花、银花、双花、二花。

性味归经　味甘，性寒；归肺、心、胃经。

用法用量　内服：煎汤，10～20克；或入丸散。外用：适量，捣敷。

营养成分

挥发油、绿原酸、异绿原酸、白果醇、β-谷甾醇、豆甾醇等。

降糖原理

金银花含有丰富的绿原酸，不但能够修复损伤的胰腺β细胞，还能改善机体的胰岛素抵抗，激活受体，增强受体对胰岛素的敏感性，从而达到降低血糖的效果。

适应人群

体质平和或体质内热者适用。中暑、肠炎、痢疾患者适用。

注意事项

金银花性寒，不可常服。脾胃虚寒及气虚疮疡脓清者忌服。女性经期不宜服用。

功用疗效

清热解毒，凉散风热。用于痈肿疔疮，喉痹，丹毒，热毒血痢，风热感冒，温病发热。

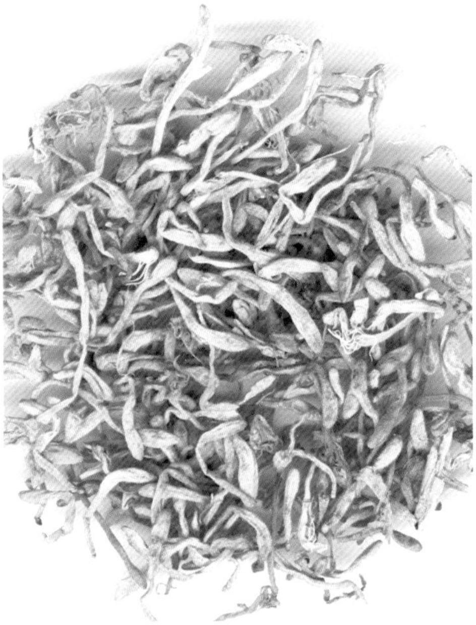

经典论述

1.《本经逢原》："金银花，解毒去脓，泻中有补，痈疽溃后之圣药。但气虚脓清、食少便泻者勿用。痘疮倒陷不起，用此根长流水煎浴，以痘光壮为效，此即水杨汤变法。"

2.《本草通玄》："金银花，主胀满下痢，消痈散毒，补虚疗风，世人但知其消毒之功，昧其胀利风虚之用，余子诸症中用之，屡屡见效。"

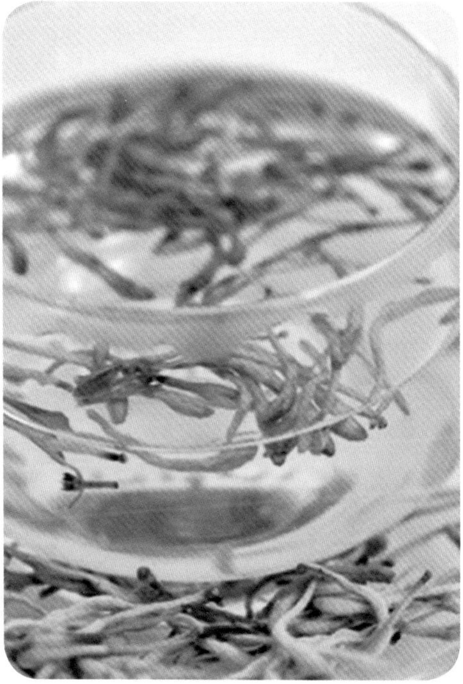

◆ 金银花猪肉汤

配　方：金银花30克，当归20克，猪肉250克，香菜10克，食用油适量。

做　法：将金银花、当归洗净放入料包中，将猪肉洗净切片，将葱姜放锅中用油炒香，加适量的水烧开后放猪肉片和料包。肉熟后加盐、味精、香菜即可。

功　效：清热解毒，暖胃滋阴。

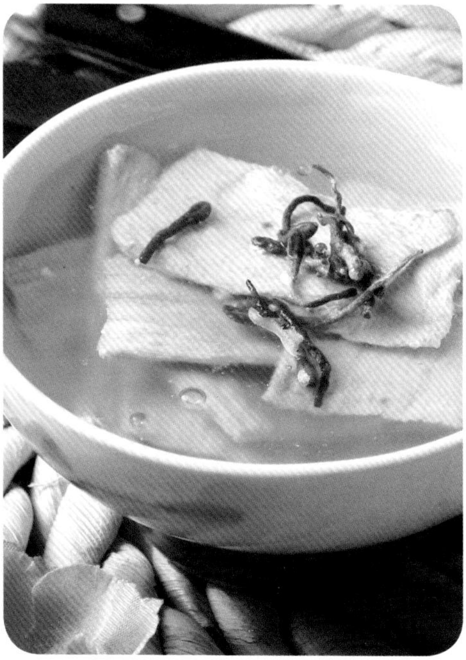

◆ 青叶银花茶

配　方：大青叶2克，金银花1克。

做　法：在杯中放入大青叶和金银花、冲入沸水，闷泡8分钟，温饮。

功　效：抑制病毒感染，预防感冒。

黄连

护脾胃稳血糖

别　　名　姜黄连、萸黄连、味连、川连、鸡爪连。

性味归经　味苦，性寒；归心、脾、胃、肝、胆、大肠经。

用法用量　内服：煎汤，1.5～3克；研末，每次0.3～0.6克；或入丸、散。外用：适量，研末调敷；或煎水洗；或熬膏；或浸汁用。

营养成分

小檗碱、黄连碱、甲基黄连碱、掌叶防己碱、阿魏酸、黄柏酮、黄柏内酯等。

降糖原理

黄连中所含有的小檗碱，可促进体内胰岛素的合成，维持胰岛素的功能，从而有效降低血糖幅度，适合2型糖尿病患者食用。黄连还可使尿蛋白呈下降趋势，对改善糖尿病性肾病有一定的作用。

降糖良方

山药25克，黄连10克。水煎服，适应于糖尿病口渴、尿多、善饥。

功用疗效

清热燥湿，泻火解毒。用于湿热痞满，呕吐吞酸，泻痢，黄疸，高热神昏，心火亢盛，心烦不寐，血热吐衄，目赤，牙痛，消渴，痈肿疔疮；外治湿疹，湿疮，耳道流脓。酒黄连善清上焦火热，用于目赤，口疮。姜黄连清胃和胃止呕，用于寒热互结，湿热中阻，痞满呕吐。萸黄连舒肝和胃止呕，用于肝胃不和，呕吐吞酸。

注意事项

本品大苦大寒，多服久服易伤脾胃，脾胃虚寒者忌用。苦燥伤津、阴虚津伤者慎用。

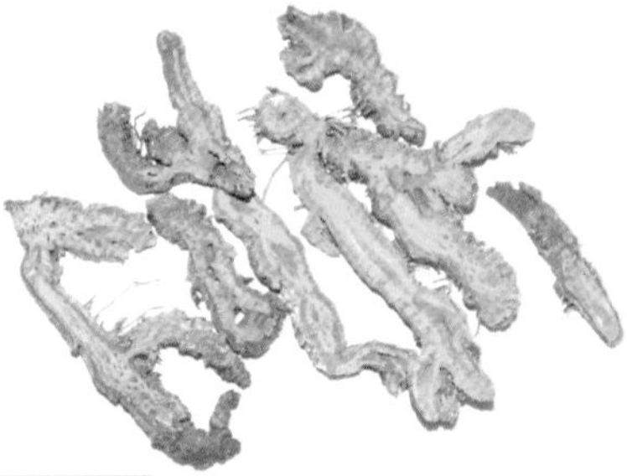

经典论述

1.《神农本草经》:“味苦，寒。主治热气，目痛，眦伤，泣出，明目，肠澼，腹痛，下痢，妇人阴中肿痛。久服令人不忘。”

2.《名医别录》:“微寒，无毒。主治五藏冷热，久下泄澼、脓血，止消渴、大惊，除水，利骨，调胃，厚肠，益胆，治口疮。”

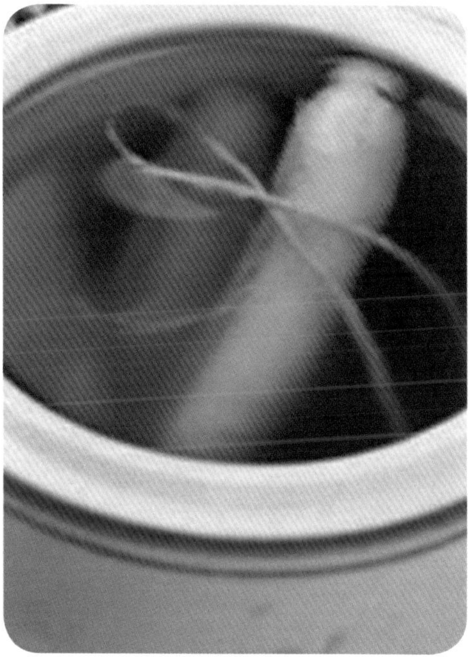

◆ 黄连白头翁粥

配　方：白头翁50克，黄连10克，粳米30克。

做　法：

1. 将黄连、白头翁放入砂锅，加水500毫升，除去药渣，保留药汁。
2. 然后在锅中加清水400毫升，煮至粳米开花，加入药汁，煮成粥即可。

功　效：清热，解毒，凉血。

◆ 人参黄连茶

配　方：人参、黄连各3克，白术9克。

做　法：将所有配方材料研成粉末，装入茶包，放入杯中，冲入沸水，闷泡20分钟即可。

功　效：清热燥湿，清心除烦，泻火解毒，温中散寒。

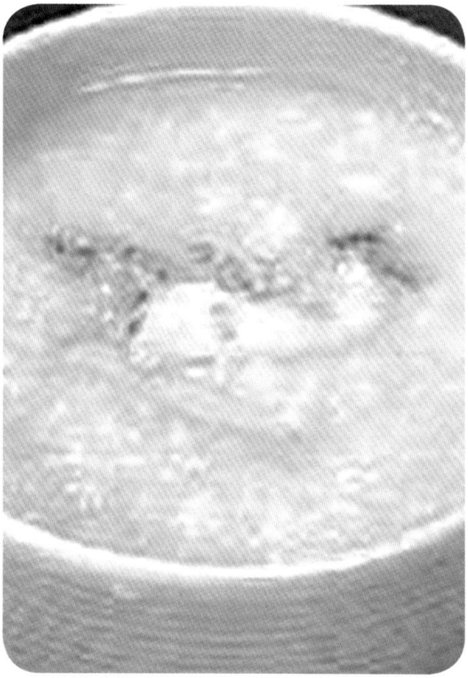

桔梗

降糖效果好

别　　名　梗草、苦梗、苦桔梗、卢茹、房图、荠世纪、白药、利如、符蔰、大药、苦菜根。

性味归经　味苦、辛，性平；归肺经。

用法用量　内服：煎汤，3 ～ 10 克；或入丸、散。外用：适量，烧灰研末敷。

营养成分

18 种三萜皂苷、桔梗聚糖、菊糖、甾体、脂肪油、脂肪酸、氨基酸、胡萝卜素、维生素 C、维生素 B_1、铜、锌、锰、白桦脂醇、α - 菠菜甾醇等。

降糖原理

桔梗中富含桔梗皂苷，桔梗皂苷具有较为显著的降糖效果，还能增加肝糖原的储备，抑制餐后血糖过快上升，适用于因四氧嘧啶引起的糖尿病患者。此外，桔梗中还富含三萜皂苷，既可降血糖，还可保护肝脏，对糖尿病、肝病有积极的防治作用。

适应人群

伤风感冒、咳嗽、咽喉肿痛、口舌生疮、肺脓肿、两胁胀痛、消化不良、腹泻、痢疾腹痛患者。

功用疗效

宣肺，利咽，祛痰，排脓。用于咳嗽痰多，胸闷不畅，咽痛，音哑，肺痈吐脓，疮疡脓成不溃。

注意事项

桔梗畏白及、龙眼、龙胆。桔梗用量不宜过大，否则易导致恶心呕吐。阴虚久嗽、气逆及咳血者忌服。胃及十二指肠溃疡患者慎服。

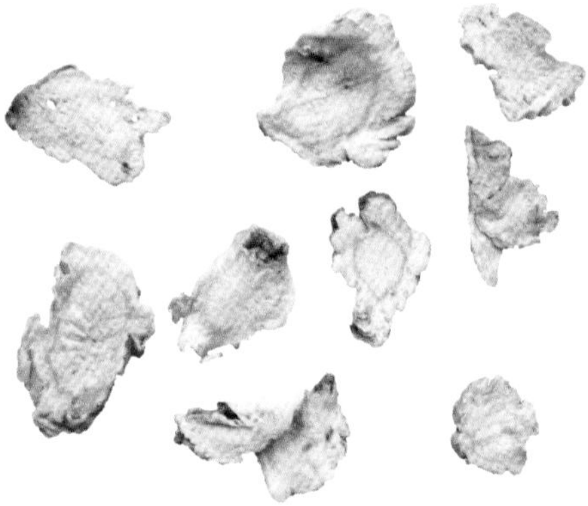

经典论述

1.《本草纲目》：“主口舌生疮，赤目肿痛。”

2.《神农本草经》：“主胸胁痛如刀刺，腹满，肠鸣幽幽，惊恐悸气。”

3.《日华子本草》：“下一切气，止霍乱转筋，心腹胀痛，补五劳，养气，除邪辟温，补虚消痰，破癥瘕，养血排脓，补内漏及喉痹。”

养生食谱

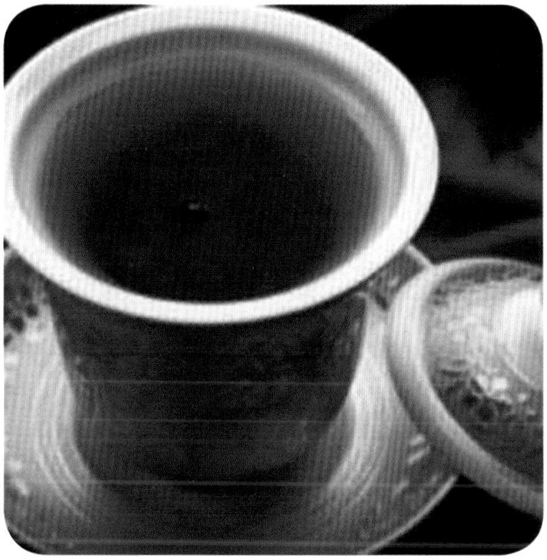

◆ 桔梗大枣鸡肉粥

配　方：桔梗15克，大枣10颗，大米100克，鸡肉50克，姜丝5克，盐5克。

做　法：

1. 桔梗洗净，大枣洗净去核，鸡肉洗净切小丁。

2. 大米、桔梗放入锅中熬粥，粥至九成熟时放鸡肉，粥熟时放入桔梗，放姜丝、盐调味即可。

功　效：润肺利咽。

◆ 桔梗甘草茶

配　方：桔梗、甘草各100克。

做　法：

1. 将桔梗、甘草研成粗末。

2. 将药末放入杯中，用热水冲泡10分钟后。

3. 每日2剂。

功　效：清热利咽，化痰止咳。本茶中的桔梗具有祛痰、利咽、排脓的功效，且能使呼吸道黏液分泌量显著增加。同时，搭配甘草可起到显著的镇咳作用。

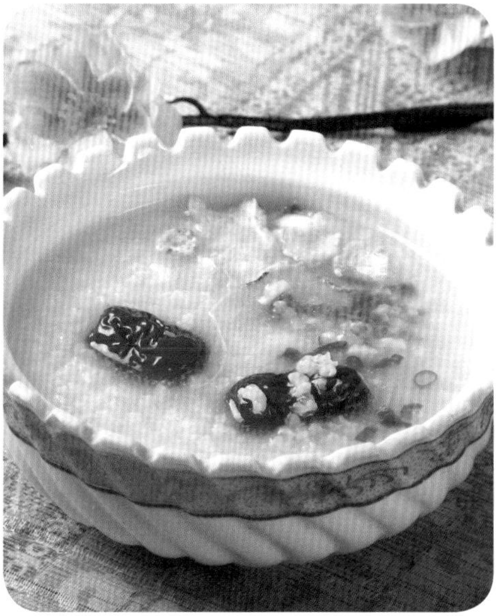

莲子

清心泻火降血糖

别　　名　莲肉、莲米、藕实、水芝丹、莲实、泽芝、莲蓬子。

性味归经　味甘、涩，性平；归脾、肾、心经。

用法用量　内服：煎汤，6 ～ 15 克；或入丸、散。

营养成分

淀粉、棉子糖、蛋白质、脂肪、碳水化合物、钙、磷、铁、荷叶碱、莲子碱、氧化黄心树宁碱、莲子糖等。

降糖原理

莲子含有丰富的莲子碱、莲子糖，有良好的降低血糖作用，而且还能缓解糖尿病患者多饮、多尿、乏力、身体消瘦的症状，尤其适合 II 型糖尿病患者食用。

适应人群

体质虚弱、心慌、失眠多梦、遗精者适用。脾气虚，慢性腹泻之人适用。癌症患者及放疗、化疗后适用。脾肾亏虚、白带过多之妇女适用。

功用疗效

补脾止泻，益肾涩精，养心安神。用于脾虚久泻，遗精带下，心悸失眠。

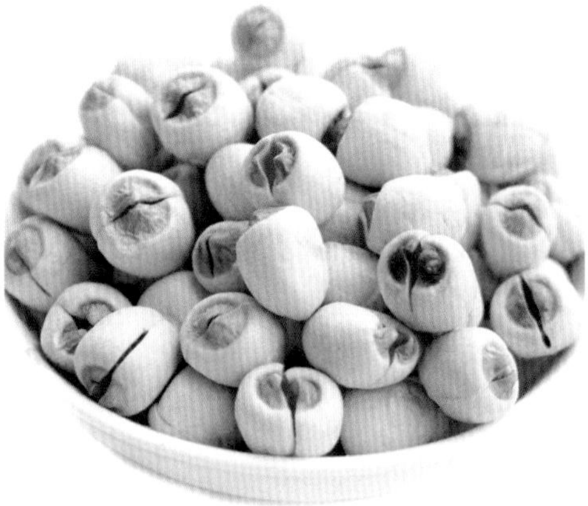

注意事项

莲子不能与牛奶同服，否则加重便秘。服食莲子期间，少吃辛辣或者刺激性食物。中满痞胀及大便燥结者忌服。

经典论述

1.《本草纲目》：“交心肾，厚肠胃，固精气，强筋骨，补虚损，利耳目，除寒湿，止脾泄久痢、赤白浊、女人带下崩中诸血病。”

2.《神农本草经》：“主补中、养神、益气力。”

3.《日华子本草》：“益气，止渴，助心，止痢。治腰痛，泄精。”

养生食谱

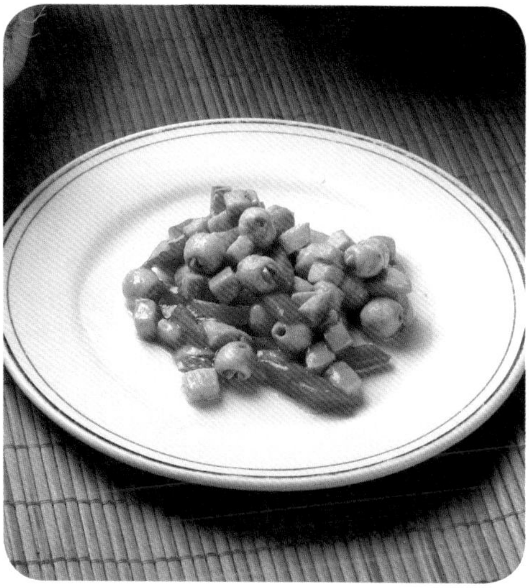

◆ 莲子桂圆粥

配　方：莲子 30 克，桂圆肉 30 克，红枣 8 颗，糯米 150 克。

做　法：

1. 莲子去芯，桂圆肉用清水洗净，红枣去核洗净。

2. 锅上火加适量的水烧开，加入糯米煮 5 ~ 8 分钟后，加入莲子、桂圆、红枣，烧开后，用小火煮至 30 ~ 35 分钟即可。

功　效：补脾益肾

◆ 莲子炒鸭丁

配　方：莲子（水发）50 克，鸭胸肉 200 克，胡萝卜 50 克，葱、姜、料酒、盐、味精、淀粉、食用油各适量。

做　法：

1. 鸭肉切丁码味上浆，滑油至熟备用，莲子煮至熟软备用，胡萝卜去皮切丁焯水备用。

2. 锅中留底油煸香葱姜，下入鸭丁、莲子、料酒、盐、味精炒匀，勾芡即可。

功　效：滋阴益肾。

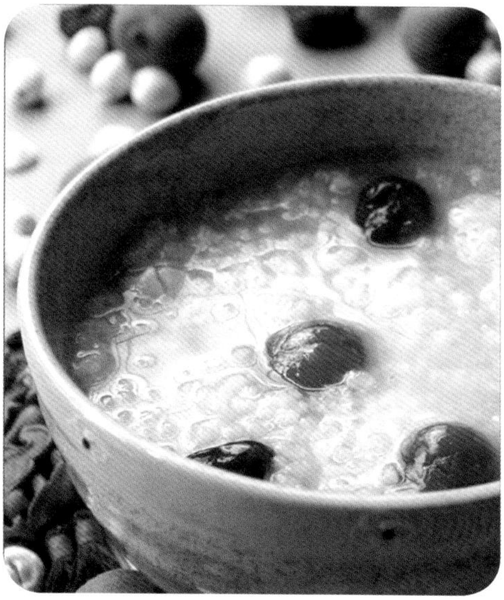

桑白皮

扩张血管，润肺平喘

别　　名　桑根皮、桑根白皮、桑皮、白桑皮。

性味归经　味甘，性寒；归肺经。

用法用量　内服：煎汤，9～15 克；或入散剂。外用：适量，捣汁涂或煎水洗。

营养成分

桑根皮素、桑皮色烯素、伞形花内酯、东莨菪素等。

降糖原理

桑白皮中有一种名为一步化糖的成分以及一种糖蛋白物质，这两种物质对葡萄糖性高血糖有一定的降糖作用。此外，桑白皮还含有类似乙酰胆碱的成分，有良好的降压作用，对糖尿病性高血压有良好的改善作用。

降糖良方

1. 卒小便多，消渴：桑白皮，炙令黄黑，锉，以水煮之令浓，随意饮之；亦可纳少米，勿用盐。本方出自《肘后方》。

2. 糖尿病：桑白皮 12 克，枸杞子 15 克。水煎服。

功用疗效

泻肺平喘，利水消肿。用于肺热喘咳，水肿胀满尿少，面目肌肤浮肿。

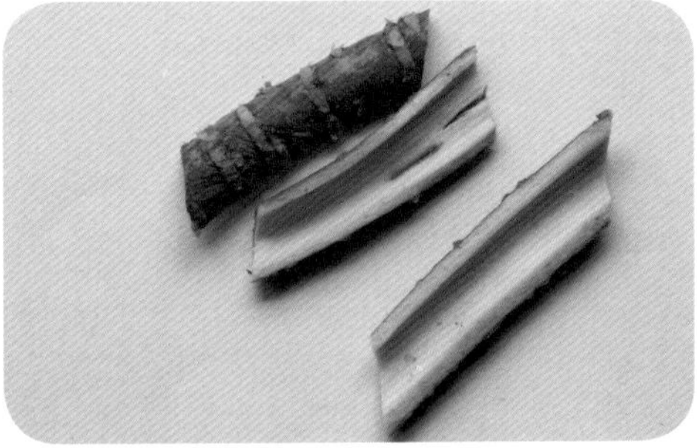

养生食谱

◆ 桑白皮绿豆荸荠粥

配　方：桑白皮 10 克，绿豆 50 克，荸荠 30 克，粳米 100 克。

做　法：

1. 桑白皮洗净，入砂锅煮 15 分钟后取渣留药汁。绿豆洗净备用，荸荠洗净切丁。

2. 锅中加 500 毫升水放入绿豆、药汁、荸荠、粳米一同煲 40 分钟即可。

功　效：泻肺平喘，清热解毒化痰。

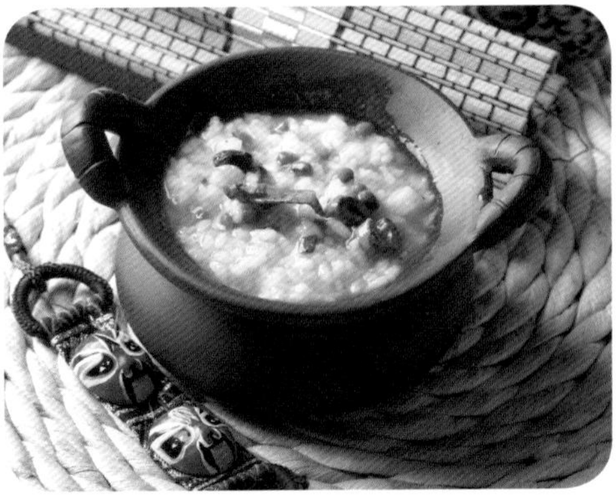

玄参

降低血糖及胆固醇

别　　名　元参、浙玄参、黑参、乌元参、重台、鬼藏、正马、鹿肠、馥草、黑参。

性味归经　味甘、苦、咸，性微寒；归肺、胃、肾经。

建议食用量　内服：煎汤，9～15克；或入丸、散。外用：捣敷或研末调敷。

营养成分

挥发油、植物甾醇、油酸、亚麻酸、糖类、左旋天冬酰胺、生物碱、皂苷、总黄酮苷元等。

降糖原理

玄参富含皂苷成分，故有显著的溶血作用，并能引起局部刺激。此外同属植物中所含的总黄酮苷元有降低血压、减少毛细血管通透性、利胆等作用。

注意事项

玄参使用时勿令犯铜。玄参恶黄芪、干姜、大枣、山茱萸，反黎芦。脾胃有湿及脾虚便溏者忌服。

功用疗效

凉血滋阴，泻火解毒。用于热病伤阴，舌绛烦渴，温毒发斑，津伤便秘，骨蒸劳嗽，目赤，咽痛，瘰疬，白喉，痈肿疮毒。

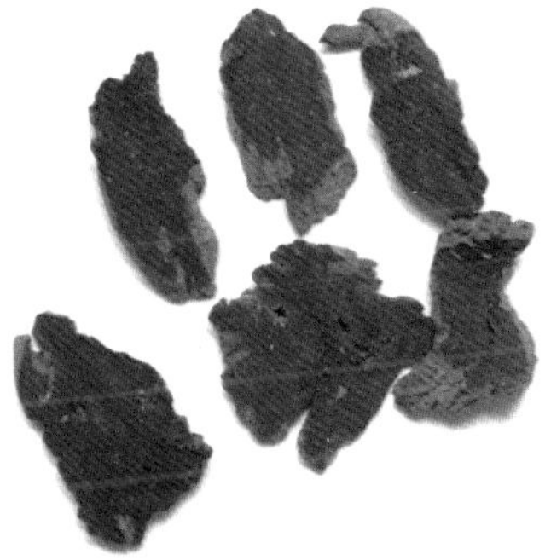

养生食谱

◆ **玄参猪肝粥**

配　方：玄参12克，猪肝100克，粳米130克。

做　法：

1. 猪肝切片洗净备用；
2. 玄参、粳米洗净，加水熬至黏稠，放入猪肝煮至熟，调盐味即可。

功　效：滋阴降火，养血明目。

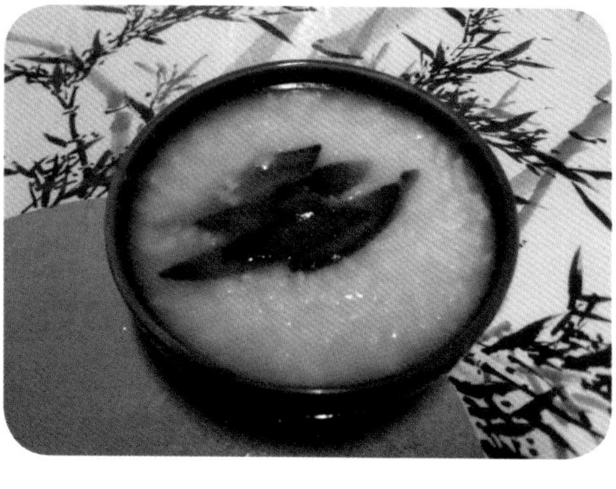

生地黄

双向调节稳血糖

别　　名　生地、地黄、鲜地黄、干生地、干地黄、大生地、细生地、淮生地、怀生地、生地炭。

性味归经　味甘，性寒；归心、肝、肾经。

用法用量　内服：煎汤，10～15克，大剂量可用至30克；亦可熬膏或入丸、散；或浸润后捣绞汁饮。外用：适量，捣敷。

营养成分

多聚糖、葡萄糖、蔗糖、维生素A类物质、氨基酸、β－谷甾醇、地黄素、梓醇、甘露醇、生物碱。

降糖原理

生地黄中富含多聚糖，可根据机体不同糖代谢状态对血糖产生明显的调节作用，使血浆胰岛素水平明显升高，血浆皮质酮含量下降，同时显著降低血糖。此外，生地黄对血压还有双向调节作用，能稳定血糖水平，可辅助治疗糖尿病性高血压症。

功用疗效

清热凉血，养阴，生津。用于热病舌绛烦渴，阴虚内热，骨蒸劳热，内热消渴，吐血，衄血，发斑发疹。

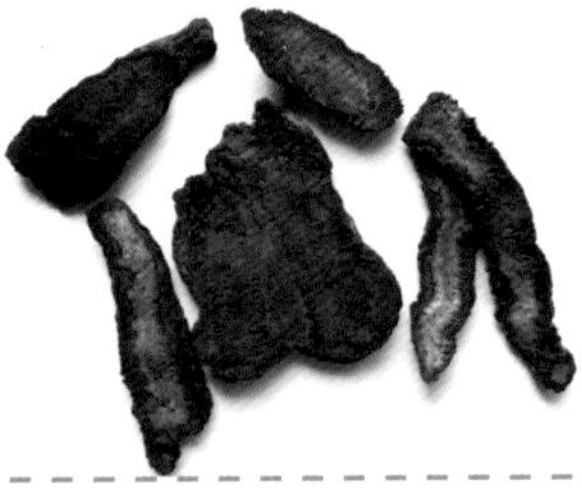

养生食谱

◆ **生地桃仁炒丝瓜**

配　方：生地黄5克，桃仁100克，丝瓜350克，银杏30克，食用油适量。

做　法：

1. 生地黄清洗干净加水蒸20分钟取汤汁备用。
2. 核桃仁去皮炸香，丝瓜切条焯水。
3. 锅内放少许油，放入核桃、丝瓜、生地汁、银杏，加盐调好味翻炒至熟即可。

功　效：清热凉血，滋阴生津，活血化瘀。

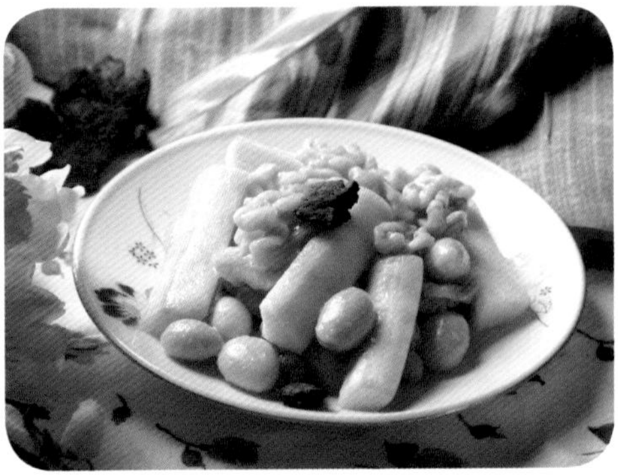

丹参

改善循环去水肿

别　　名　紫丹参、红丹参、大红袍、红根、血参根、血山根。

性味归经　味苦，微寒;归心、肝经。

用法用量　内服：煎汤，5～15 克，大剂量可用至 30 克。

营养成分

丹参酮、隐丹参酮、异丹参酮、丹参内酯、丹参素、原儿茶酸、琥珀酸等。

降糖原理

丹参中含有丹参酮、丹参素等，能扩张外周血管、降低血压，常服可预防和治疗中老年糖尿病患者的大血管、微血管和周围神经病变的多种严重并发症，并降低因冠心病、动脉硬化等并发症所致的中风猝死几率。

降糖良方

丹参、党参、元参、天花粉、淮山药、山萸肉各 20 克，红花、赤芍、桃仁、苍术各 10 克，川芎 5 克。上药加水煎 2 次，用小火慢煎，每次煎取药汁 150 毫升，混合二次所得药液共 300 毫升。每日 1 剂，上、下午各服 150 毫升。连服 30 日为 1 个疗程。益气养阴，活血化瘀。适用于糖尿病。

功用疗效

祛瘀止痛，活血通经，清心除烦。用于月经不调，经闭痛经，癥瘕积聚，胸腹刺痛，热痹疼痛，疮疡肿痛，心烦不眠，肝脾肿大，心绞痛。

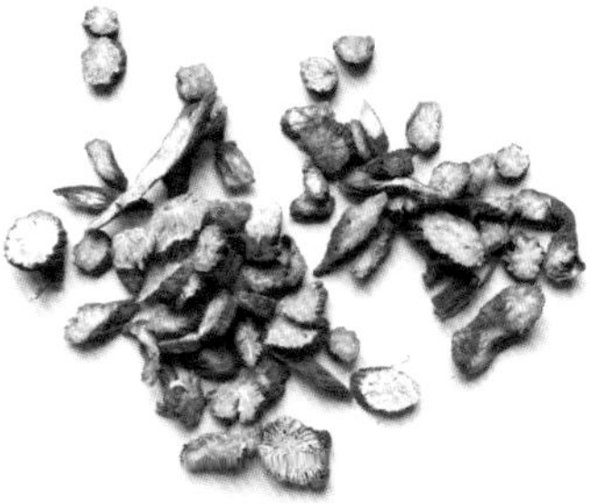

养生食谱

◆ 丹参山楂茶

配　方：丹参 10 克，山楂 5 克。

做　法：

1. 将丹参、山楂切成薄片，用沸水冲泡，取汁。

2. 代茶饮用。

功　效：活血化瘀。用于血瘀气滞型心系疾病，如心悸失眠、心烦不安、心胸刺痛、胸闷如窒、舌质紫暗者。

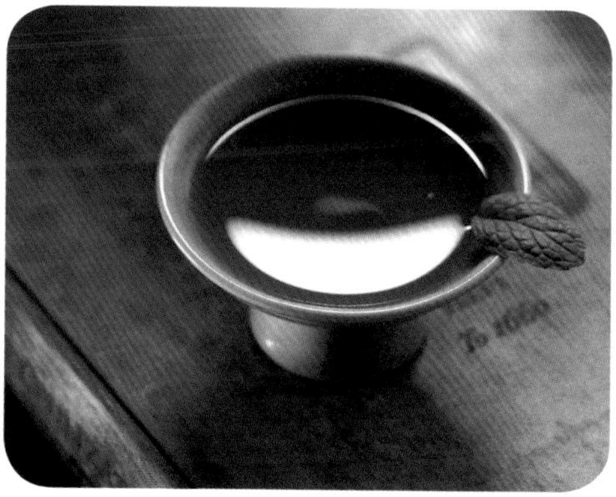

熟地黄

防治心脑疾病控三高

别　　名　熟地。

性味归经　味甘，性微温；归肝、肾经。

用法用量　内服：煎汤，10～30克；或入丸、散；或熬膏，或浸酒。

营养成分

氨基酸、单糖、益母草苷、桃叶珊瑚苷、梓醇、地黄苷、地黄素、焦地黄素、焦地黄内酯、地黄苦苷元、脂肪酸。

降糖原理

熟地黄中富含多种环烯醚萜类成分，具有良好的降低血糖的作用，而且用熟地黄煎剂治疗高血压，血压、血清胆固醇和甘油三酯均有下降，同时还能预防冠心病、心律失常、动脉硬化等心脑血管疾病。

适应人群

肾性高血压、头晕耳鸣及腰膝酸软者适用。糖尿病、口干口渴者适用。慢性肝炎患者适用。患遗精、闭经、崩漏者适用。

功用疗效

滋阴补血，益精填髓。用于肝肾阴虚，腰膝酸软，骨蒸潮热，盗汗遗精，内热消渴，血虚萎黄，心悸怔忡，月经不调，崩漏下血，眩晕，耳鸣，须发早白。

注意事项

熟地黄勿犯铁器。忌萝卜、葱白、韭白、薤白。脾胃虚弱、气滞痰多、腹满便溏者忌服。

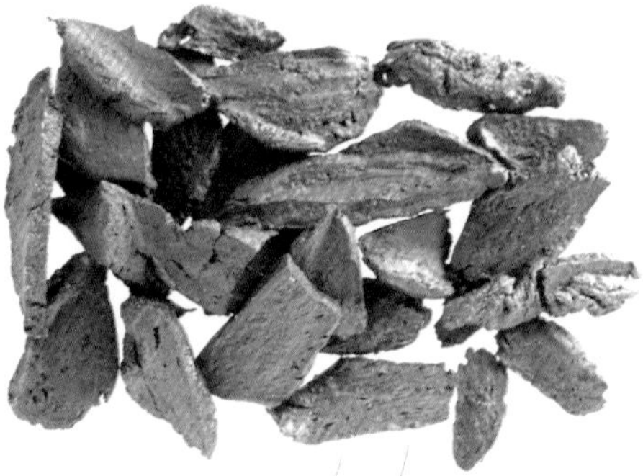

降糖良方

1. 醋柴胡、苍术各6克，牡丹皮、醋白芍、山萸肉、熟地黄、生地黄、葛根、山药各10克，生龙骨、生牡蛎各15克，黄芪30克。水煎取药汁。每日1剂，分2次服用。疏肝滋阴。适用于2型糖尿病，尤其适合平素性情不稳定者。

2. 熟地黄、黄芪各15克，山萸肉、补骨脂、五味子各10克，元参、山药、丹参各12克，苍术6克，肉桂3克。水煎服，适应于糖尿病阴阳两虚证。

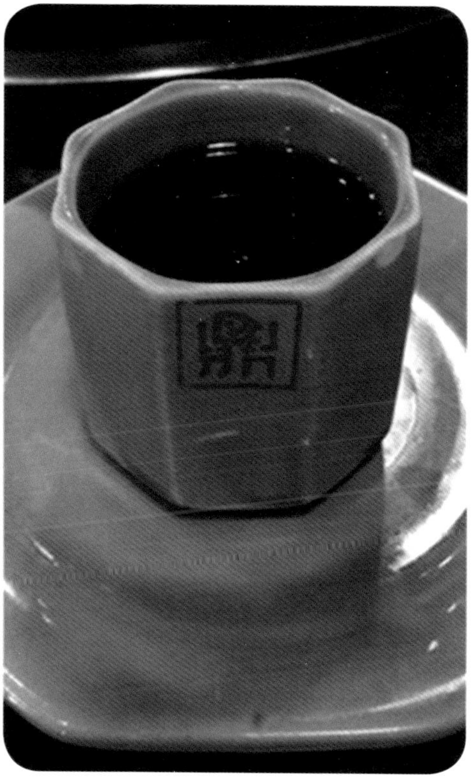

◆ **地黄炒鸡心**

配　方：熟地黄12克，鸡心200克，红椒50克，葱、姜、淀粉、盐、味精、食用油各适量。

做　法：熟地黄煎取浓汁，调盐、味精，加芡粉搅匀备用，锅底油煸香葱姜红椒，下入鸡心爆炒至熟烹芡汁炒匀即可。

功　效：补血滋阴。

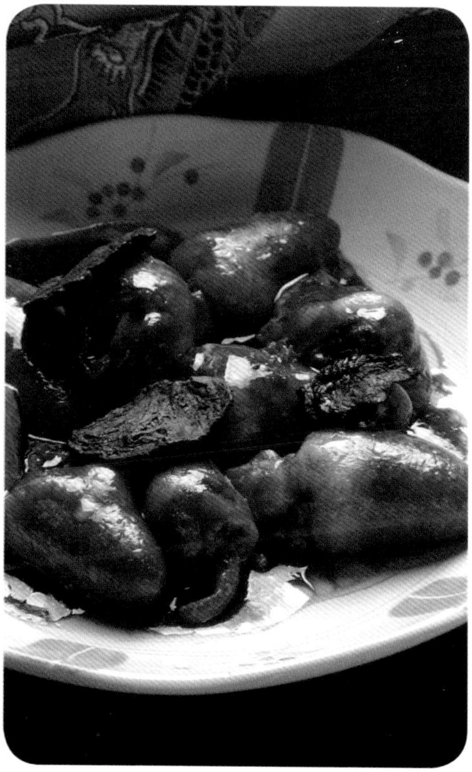

◆ **熟地茶**

配　方：熟地黄、制首乌各15克。

做　法：将上述材料放入杯中，冲入沸水，盖盖子闷泡约15分钟后饮用。

功　效：熟地黄具有滋阴补血的作用；制首乌可补肝肾、益精血。

知母

生津止渴降血糖

别　　名　蚳母、连母、韭逢、东根、蒜辫子草、兔子油草、山韭菜、穿地龙、淮知母。

性味归经　味苦、甘，性寒；归肺、胃、肾经。

用法用量　内服：煎汤，6～12克，或入丸、散。清热泻火，滋阴润燥宜生用；入肾降火滋阴宜盐水炒。

营养成分

知母皂苷、知母多糖、对-羟苯基巴豆油酸、二十五烷酸乙烯酯、β-谷甾醇、杧果苷、烟酸、烟酰胺、泛酸等。

降糖原理

知母中富含知母皂苷、黄酮类成分，能有效控制血糖。此外，知母水浸提取物，能降低肝糖原含量，升高血浆胰岛素水平，有效降低糖尿病患者的血糖水平，明显改善糖尿病患者口渴症状。

功用疗效

清热泻火，生津润燥。用于外感热病，高热烦渴，肺热燥咳，骨蒸潮热，内热消渴，肠燥便秘。

注意事项

知母勿用铁器煎熬和盛置。知母也不能过量食用，否则可致腹泻。

适应人群

阴虚火旺，骨蒸潮热、盗汗、心烦不眠的人适用。高热、肺燥咳嗽、口干的人适用。肠燥便秘的人适用。

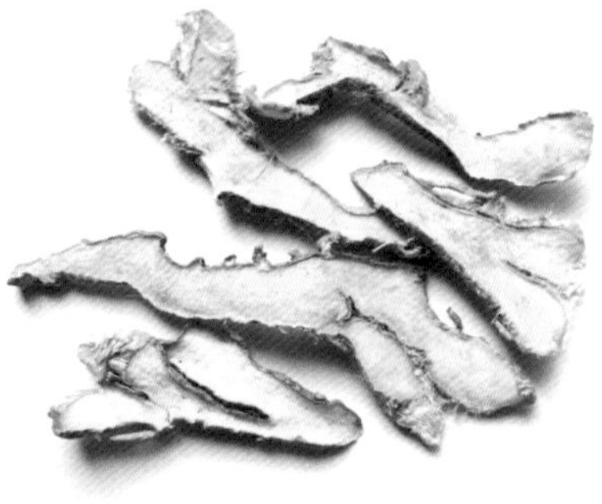

降糖良方

1. 知母、麦冬、党参各10克，生石膏30克（先煎），元参12克，生地黄18克。水煎服，适应于糖尿病热伤胃津证。

2. 生石膏30克，黄芩10克，地骨皮、生知母各15克，天冬、麦冬、天花粉、粳米各20克，生甘草8克。水煎服，每日1剂。适应于糖尿病燥热伤肺证。

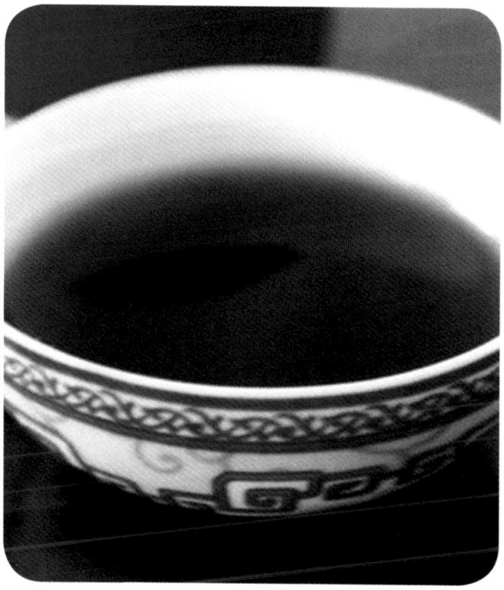

◆ 知母炒芥蓝

配　方：知母15克，芥蓝200克，银杏50克，葱、姜、盐、味精、淀粉、植物油各适量。

做　法：

1. 芥蓝、银杏焯水备用，知母用水泡透，煮熟备用。
2. 锅中烧底油煸香葱姜，下芥蓝、知母，调盐、味精勾芡炒匀即可。

功　效：清热泻火。

◆ 防己知母茶

配　方：防己10克，知母10克，大枣1枚。

做　法：将上述原料放入杯中，用沸水冲泡10分钟，代茶饮。

功　效：每日1剂，有清热润燥、祛湿的作用，体弱、阴虚、胃纳不佳者慎用。

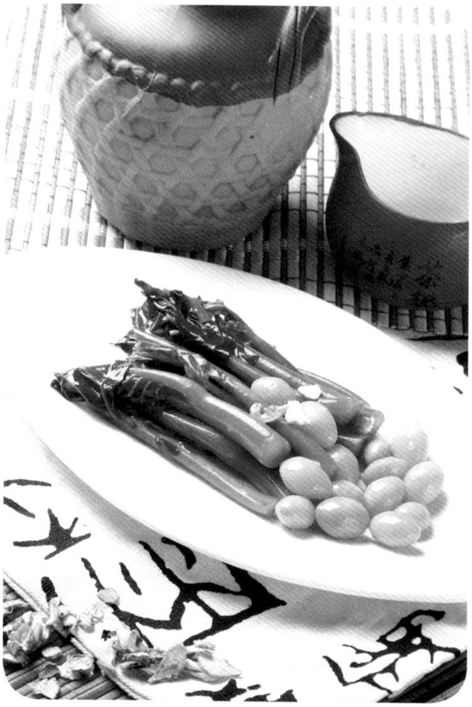

黄精

降糖又降脂

别　　名　老虎姜、鸡头参、鸡头黄精、野生姜、野仙姜、山生姜、鹿竹。

性味归经　味甘，性平；归脾、肺、肾经。

用法用量　内服：煎汤，10～15克，鲜品30～60克；或入丸、散；或熬膏。外用：适量，煎汤洗；熬膏涂；或浸酒搽。

营养成分

烟酸、黏液质、淀粉、黄精多糖、天门冬氨酸、高丝氨酸、二氨基丁酸等。

降糖原理

黄精中的多糖成分能预防四氧嘧啶对胰岛素的损伤，减缓血糖急速上升，有效抑制肾上腺素引起的血糖过高现象。此外，黄精还能增加冠脉流量，调节血脂，有助于防治糖尿病并发的心血管疾病。

注意事项

黄精忌梅实；忌酸、冷食物。中寒泄泻、痰湿痞满气滞者忌服。

功用疗效

补气养阴，健脾，润肺，益肾。用于脾胃虚弱，体倦乏力，口干食少，肺虚燥咳，精血不足，内热消渴。

适应人群

阴虚肺咳、脾胃虚弱、口干食少、倦怠乏力、肾虚精亏、腰虚酸软、须发早白及消渴的患者适用。

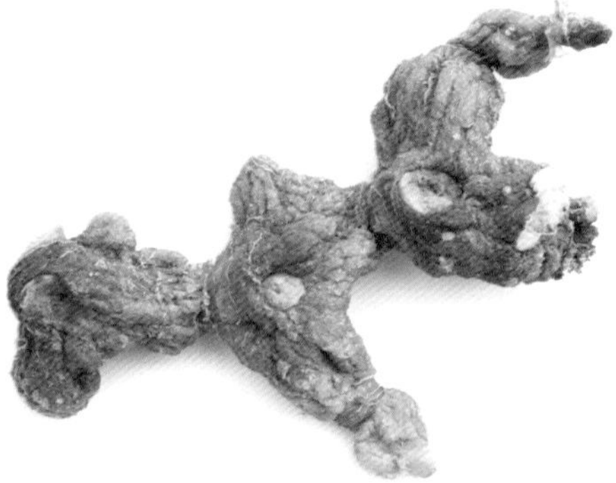

降糖良方

1. 黄精16克，生地黄16克，龙骨20克，玉竹20克，水煎服，每日1剂。本方适合于糖尿病患者、疲乏无力症患者。

2. 党参10克，木通12克，泽泻16克，川芎10克，黄精20克，水煎服，每日1剂。本方适合于糖尿病患者、面目浮肿症患者。

3. 黄精、丹参、生地黄、元参、麦冬、葛根、天花粉、芡实各适量。水煎服，每日1剂。适应于糖尿病肾病肝肾气阴两虚夹瘀证。

养生食谱

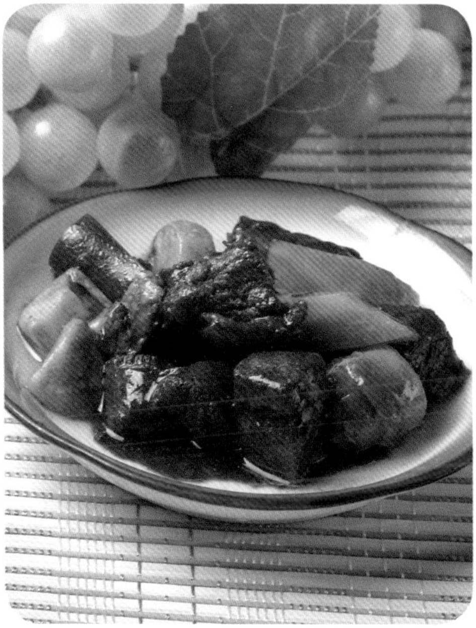

◆ 黄精糯米粥

配　方：黄精10克，糯米150克，水适量。

做　法：黄精洗净切片，锅中水开后放入黄精煮10分钟后取出，再放入糯米熬制成粥即可。

功　效：健脾益胃，补气养阴。

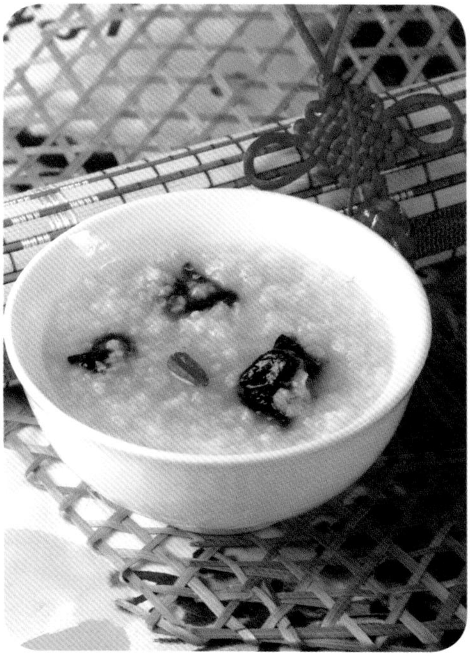

◆ 黄精烧鹿肉

配　方：黄精9克，鹿肉250克，口蘑50克，胡萝卜50克，葱、姜、炸蒜子、八角、鸡汤、食用油各适量。

做　法：鹿肉焯水，以热油下葱、姜、炸蒜子、八角一同炒香，加鸡汤、黄精炖至肉熟，放口蘑、胡萝卜，再炖15分钟即可。

功　效：壮阳益精。

麦冬

稀释血糖浓度

别　　名　麦门冬、不死药、沿阶草、禹余粮。

性味归经　味甘、微苦，性微寒；归心、肺、胃经。

用法用量　内服：煎汤，6～15克；或入丸、散、膏。外用：适量，研末调敷；煎汤涂；或鲜品捣汁搽。

营养成分

氨基酸、维生素A、葡萄糖、β-谷甾醇、甾体皂苷等。

降糖原理

麦冬中含有的麦冬皂苷可明显降低正常人体的血糖浓度，促进胰岛素细胞功能恢复，并使肝糖原含量明显增加，从而有效降低血糖。麦冬还能滋阴润肺，缓解血糖升高及环境燥热引起的烦躁口渴症状。此外，麦冬还有强心作用，能改善心肌缺血、心律不齐等症状。

注意事项

麦冬恶款冬、苦瓠，畏苦参、青葙。麦冬忌与木耳、鲫鱼同食。脾胃虚寒泄泻的人忌用。风寒咳嗽者忌用。

功用疗效

养阴生津，润肺清心。用于肺燥干咳，虚痨咳嗽，津伤口渴，心烦失眠，内热消渴，肠燥便秘，咽白喉。

适应人群

肺燥咳嗽的患者适用。血热妄行及便秘者适用。失眠健忘、神经衰弱者适用。口干舌燥、消渴以及咽喉疼痛者适用。

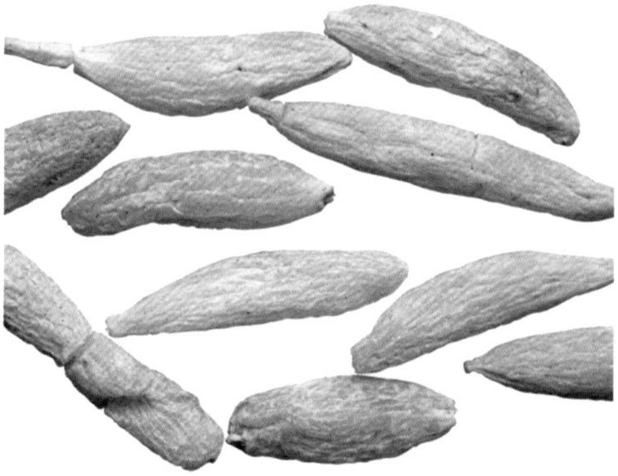

降糖良方

1. 取鲜麦冬全草50克，将其切碎后煎汤，代茶饮，3个月为1个疗程。

2. 天冬、麦冬、熟地黄、赤芍各15克，黄芩、大黄（后下）各10克，黄连6克，牡丹皮12克，元参30克，玉米须60克。水煎服，适应于糖尿病胃热炽盛证。

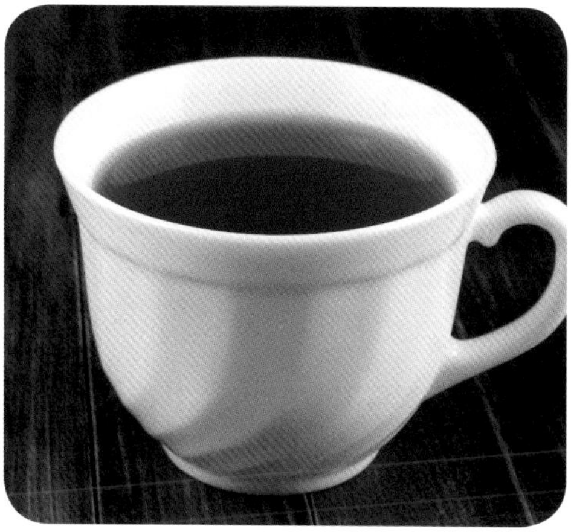

◆ 醪糟麦冬

配　方：醪糟 10 克，麦冬 100 克。

做　法：麦冬用水泡透，加醪糟蒸 20 分钟，冷却即可。

功　效：补心清肺。

◆ 沙参麦冬茶

配　方：沙参 8 克，麦冬、桑叶各 6 克，蜂蜜适量。

做　法：

1. 将沙参、麦冬、桑叶研成粗末。
2. 将药末放入杯中，用沸水冲泡 15 分钟后，加入蜂蜜，即可饮用。
3. 每日 1 剂，代茶频饮。

功　效：润肺清燥、祛热止渴。茶中的沙参具有清热养阴、润肺止咳的功效；麦冬具有滋阴润肺、益胃生津、清心除烦的良好功效；桑叶具有疏散风热、清肺润燥、平抑肝阳、清肝明目、凉血止血的功效。

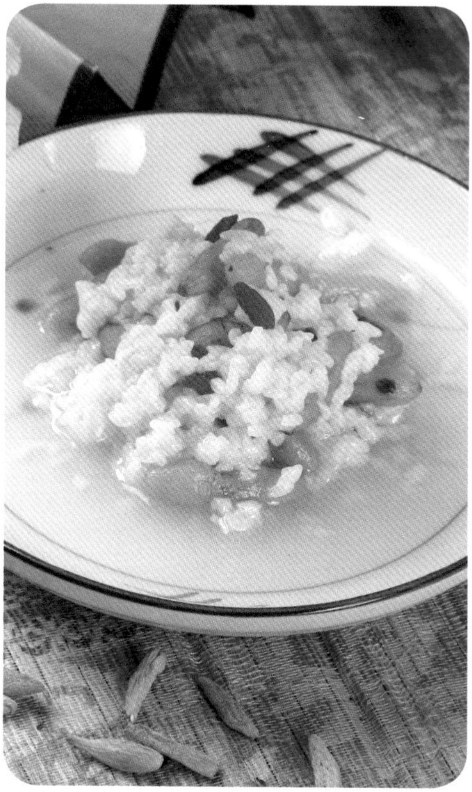

天花粉

清肺火，稳血糖

别　　名　花粉、瓜蒌根、栝蒌根。

性味归经　味甘、微苦，性微寒；归肺、胃经。

用法用量　10 ～ 15 克，煎服；或入丸、散。外用研末，水或醋调敷。

营养成分

天花粉蛋白、β－半乳糖苷酶、α－甘露糖苷酶、二水合瓜氨酸、α－羟甲基丝胺酸、瓜氨酸、丙氨酸、缬氨酸、酪氨酸、赖氨酸、γ－氨基丁酸、棕榈酸、α－菠菜甾醇、皂苷和多量淀粉。

降糖原理

从天花粉水提取物中分离出 5 个具有降血糖活性的瓜蒌根聚糖 A、B、C、D、E，能显著降低血糖，稳定糖尿病患者的血糖。此外天花粉还能清肺火，治咳嗽，对糖尿病性肺病有良好的辅助治疗作用。

适应人群

肺燥咳嗽的患者适用。血热妄行及便秘者适用。失眠健忘、神经衰弱者适用。口干舌燥、消渴以及咽喉疼痛者适用。

功用疗效

清热生津，清肺润燥，消肿排脓。本品苦寒清热泻火，甘寒养阴生津。入肺胃能清肺润燥，养胃生津。以其苦寒之性，又有清热解毒、消肿排脓之效。

注意事项

脾胃虚寒、大便滑泻者及孕妇忌服。不宜与乌头、附子同用。

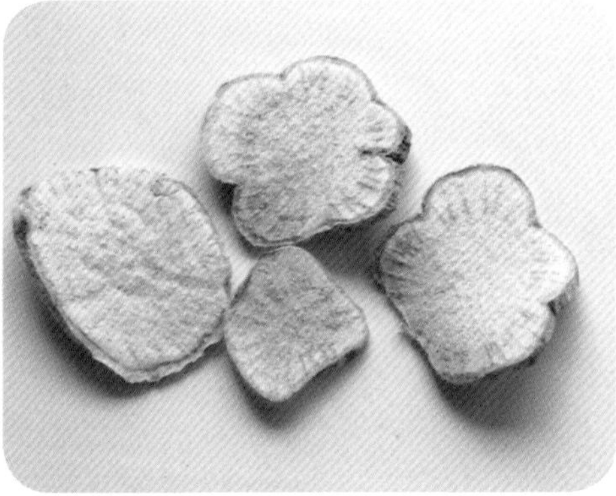

降糖良方

糖尿病，口渴喜饮：白扁豆浸去皮，为细末，以天花粉汁同蜜和丸，如梧桐子大，金箔为衣。每次 20 ～ 30 丸，天花粉汁送服，每日 2 次。服药期间忌酒，禁房事。本方出自《仁存堂经验方》。

糖尿病：葛根、天花粉、麦冬、生地黄、太子参各 15 克，山茱萸 10 克，五味子 6 克，怀山药 30 克，甘草 5 克。水煎服，每日 1 剂。本方具有健脾养阴的功效。

莲子心

降糖妙品

别　　名　薏、苦薏、莲薏、莲心。

性味归经　味苦，性寒；归心、肺、肾三经。

用法用量　内服：煎汤，1.5～3克；或入散剂。

营养成分

莲心碱、异莲心碱、甲基莲心碱、荷叶碱、前荷叶碱、牛角花素、甲基紫堇杷灵、去甲基乌药碱。又含水犀草苷、金丝桃苷、芸香苷等黄酮类。

降糖原理

莲子心中含生物碱，能调节胰岛β细胞分泌胰岛素，帮助糖尿病患者控制血糖，还能扩张外周血管，降低血压，对糖尿病性高血压有辅助治疗作用，莲子心还有一定的强心作用，能防止心律失常等疾病。

适应人群

适宜体质虚弱、心慌、失眠多梦、遗精者食用；适宜脾气虚、慢性腹泻之人食用；适宜癌症患者，以及放疗、化疗后食用；适宜妇女脾肾亏虚的白带过多之人食用。

功用疗效

清心，去热，止血，涩精。治心烦，口渴，吐血，遗精，目赤肿痛。

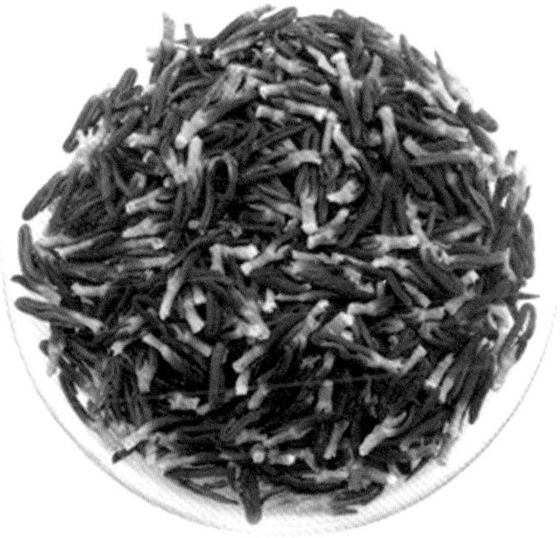

养生食谱

◆ **莲子心茶**

配　方：莲子心、甘草各2克。

做　法：

在杯中放入茶材，加沸水，闷泡8分钟，温饮。

功　效：清心去热，涩精，止血，止渴。主治心火内积所致的烦躁不眠。

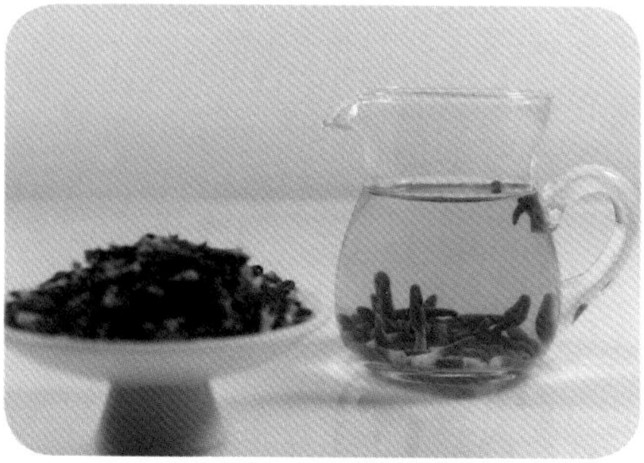

桑叶

降血糖的佳品

别　　名　铁扇子、蚕叶。

性味归经　味甘、苦，性寒；归肺、肝经。

用法用量　内服：煎汤，4.5～9克；或入丸、散。外用：适量，煎水洗或捣敷。

营养成分

甾体、芸香苷、槲皮素、黄酮、香豆精、挥发油、氨基酸、生物碱、绿原酸、延胡索酸、棕榈酸、叶酸、维生素C、内消旋肌醇、溶血素等。

降糖原理

研究发现，桑叶中富含氨基酸、食物纤维、多种维生素以及多种生理活性物质，这些物质对降低血糖、降血脂、降血压有良好的功效，而且桑叶中富含生物碱和桑叶多糖，可促进胰腺细胞分泌胰岛素，从而有利于降低血糖。

注意事项

桑叶过量食用可导致人体中毒，出现恶心、呕吐、腹痛、腹泻、腹胀、烦躁不安等症状，严重时会导致血压下降、脱水、休克甚至死亡。外感风寒的人慎用。

功用疗效

疏散风热，清肺润燥，清肝明目。用于风热感冒，肺热燥咳，头晕头痛，目赤昏花。

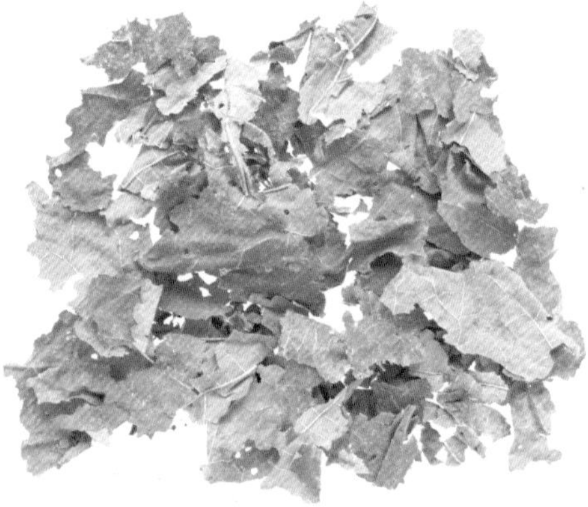

适应人群

肝火旺盛、目赤肿痛、眼目昏花的人适用。风热感冒、肺燥咳嗽的人适用。高血压、高脂血症等心脑血管疾病患者适用。吐血、金疮出血者适用。

经典论述

1.《本草纲目》：“治劳热咳嗽，明目，长发。”

2.《唐本草》：“水煎取浓汁，除脚气、水肿，利大小肠。”

3.《本草求真》：“清肺泻胃，凉血燥湿。”

4.《神农本草经》：“除寒热，出汗。”

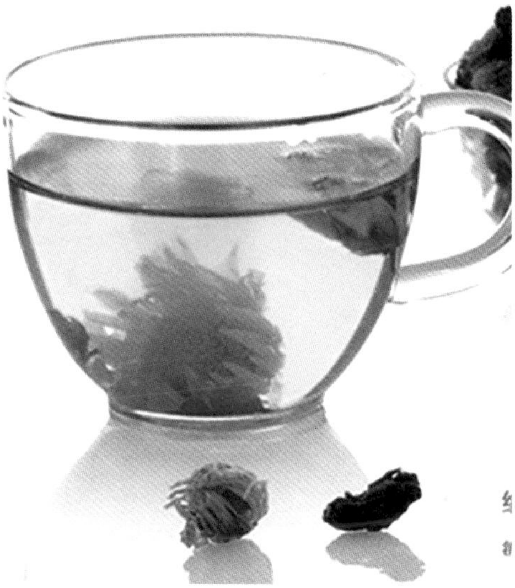

◆ 桑叶羊肝粥

配　方：桑叶 20 克，羊肝 100 克，粳米 100 克，葱、姜末各 5 克。

做　法：

1. 桑叶洗净，羊肝洗净切片，用桑叶和水熬制 30 分钟，去渣取汁。
2. 桑叶汁煮开后加入粳米熬粥，羊肝用盐、淀粉拌匀，加入熬好的粥，烧开后搅匀，再加入葱姜末即可。

功　效：清肝明目，清肺润燥。

◆ 桑叶菊花茶

配　方：桑叶干品 5 克，菊花干品 5 朵。

做　法：将桑叶、菊花放入杯中，倒入沸水，盖盖子闷泡约 5 分钟饮用。

功　效：桑叶、菊花均具有疏散风热、清肝明目的功效。肝火旺、头昏、头痛、双眼肿痛者以及高血糖、高血压患者适宜饮用。

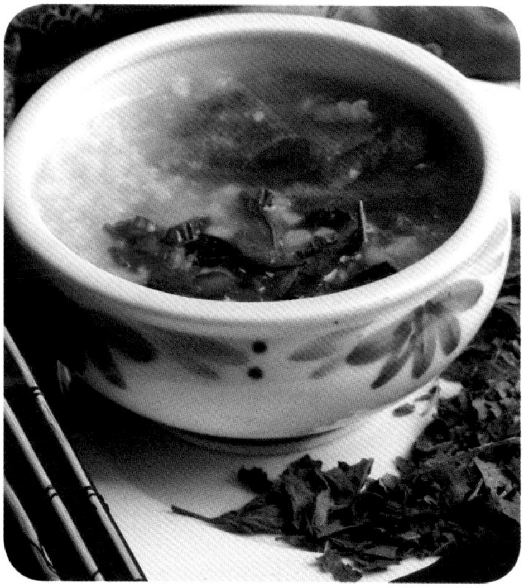

肉桂

降糖效果明显

别　　名　菌桂、牡桂、桂、大桂、筒桂、辣桂、玉桂。

性味归经　味辛、甘，性大热；归肾、脾、心、肝经。

用法用量　内服：煎汤，2～5克，不宜久煎；研末，0.5～1.5克；或入丸剂。外用：适量，研末，调敷；浸酒，涂擦。

营养成分

蛋白质、膳食纤维、维生素E、胡萝卜素、锰、钾、硒、磷、桂皮挥发油（包括桂皮醛、乙酸桂皮酯、桂皮酸乙酯、苯甲酸苄酯、苯甲醛、香豆精等成分）等。

降糖原理

肉桂含有黄烷醇多酚类物质，可以保护、刺激胰岛β细胞，降低胰岛素抵抗，提高糖耐量，特别适合血糖正常及肥胖体形的老人。此外，桂皮中的查尔酮多聚体有类胰岛素样作用，可使细胞中葡萄糖代谢速度增长20倍以上。有数据表明，每天吃1克桂皮可降低血糖18%～29%、甘油三酯23%～30%和总胆固醇12%～26%。

功用疗效

补火助阳，引火归原，散寒止痛，活血通经。用于阳痿，宫冷，腰膝冷痛，肾虚作喘，阳虚眩晕，目赤咽痛，心腹冷痛，虚寒吐泻，寒疝，奔豚，经闭，痛经。

注意事项

肉桂忌与赤石脂同用。用肉桂忌用诸葱。阴虚火旺、有出血倾向者忌服。孕妇慎用。

降糖良方

将桂皮磨成粉，每次取2克，加沸水250毫升冲泡10分钟左右饮用，每日1次。

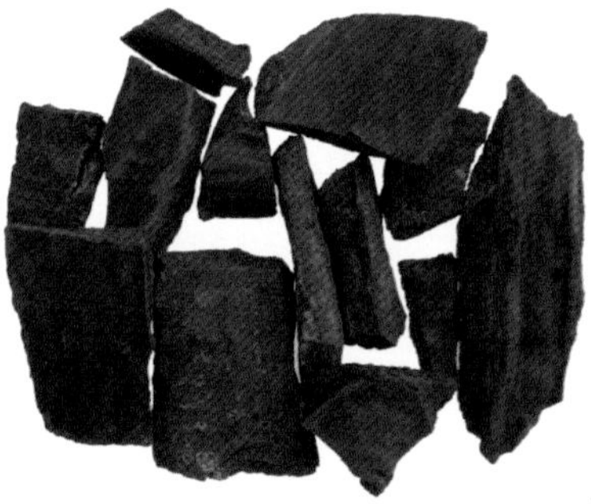

适应人群

素畏寒怕冷、四肢发凉、胃寒冷痛、食欲不振、呕吐清水、肠鸣泄泻者适用。妇女产后腹痛、经期小腹冷痛及寒性闭经者适用。腰膝冷痛、风寒湿性关节炎者适用。患慢性溃疡久不收口的人适用。

养生食谱

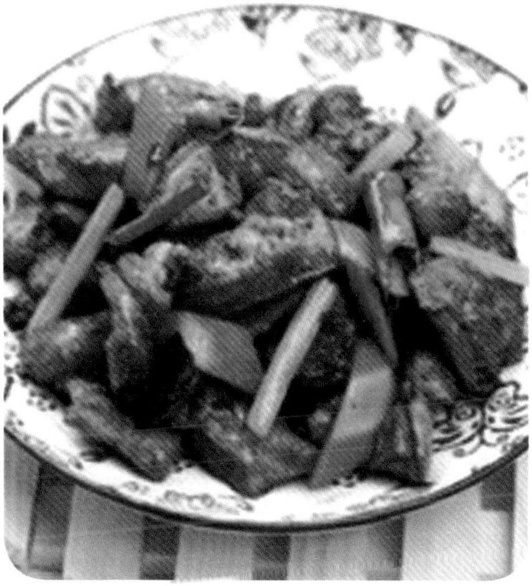

◆ 肉桂八角炖猪排

配　方：肉桂 6 克，八角 5 克，四季豆 100 克，排骨 300 克，食用油适量。

做　法：四季豆去筋改段，排骨改刀成段汆水，锅中加入油，放入肉桂、八角、排骨炒香，放入高汤调味，放入四季豆炖至熟软即可。

功　效：温肾散寒，滋阴润燥。

◆ 桂皮鸡肝

配　方：鸡肝 2 副，桂皮 5 克，料酒、盐各少许。

做　法：

1. 桂皮用清水泡后洗净，鸡肝洗净、切成片。

2. 将桂皮、鸡肝一起放入炖盅内，放入盐和料酒，将炖盅置开水锅中，盖上锅盖，隔水炖 20 分钟左右，至熟去掉桂皮装盘。

功　效：温补肾阳，暖健脾胃。主治小儿遗尿及老人肾虚腰痛、夜多小便等症。

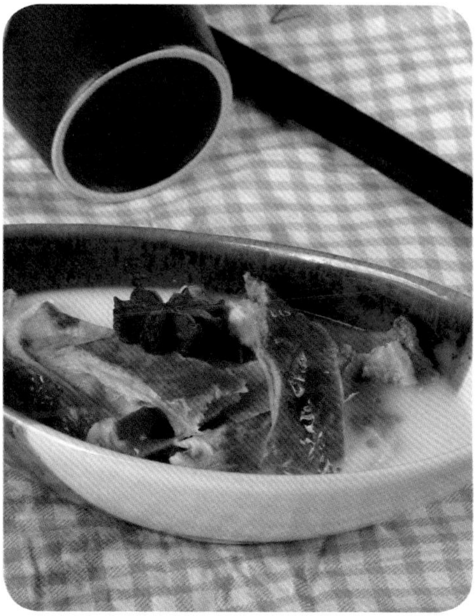

茯苓

专控餐后血糖

别　　名　杜茯苓、茯菟、松腴、不死面、松薯、松木薯、松苓。

性味归经　味甘、淡，性平；归心、肺、脾、肾经。

用法用量　内服：煎汤，10～15克；或入丸、散。

营养成分

蛋白质、脂肪、甾醇、卵磷脂、葡萄糖、钾、β-茯苓聚糖、树胶、甲壳质、腺嘌呤、组氨酸、胆碱、脂肪酶、蛋白酶、乙酰茯苓酸、茯苓酸等。

降糖原理

茯苓富含茯苓多糖和不溶性膳食纤维，能降低糖尿病患者的空腹血糖浓度，减少胰岛素需要量，有效控制餐后血糖的升高。同时，茯苓还能改善患者脾胃虚弱、大便溏泻等症状的肾病综合征，辅助治疗糖尿病性肾病。

适应人群

身体免疫力低下的人适用，水肿症患者适用，腹泻、大便稀薄的人适用，心神不安、心性失眠的人适用。

功用疗效

利水渗湿，健脾宁心。用于水肿尿少，痰饮眩悸，脾虚食少，便溏泄泻，心神不安，惊悸失眠。

注意事项

茯苓恶白敛，畏地榆、雄黄、秦艽、龟甲，忌米醋。虚寒精滑或气虚下陷者忌用。

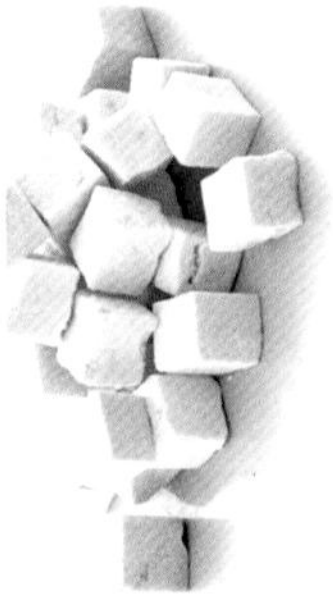

降糖良方

珍珠3克，石决明3克，党参15克，茯苓15克，水煎服，每日1剂。本方适合于糖尿病合并耳鸣（肾虚）症患者。

经典论述

1.《神农本草经》：“主胸胁逆气，忧恚惊邪恐悸，心下结痛，寒热烦满，咳逆，口焦舌干，利小便。”

2.《日华子本草》：“补五劳七伤，安胎，暖腰膝，开心益智，止健忘。”

3.《名医别录》：“止消渴，好睡，大腹，淋漓，膈中痰水，水肿淋结。开胸腑，调脏气，伐肾邪，长阴，益气力，保神守中。”

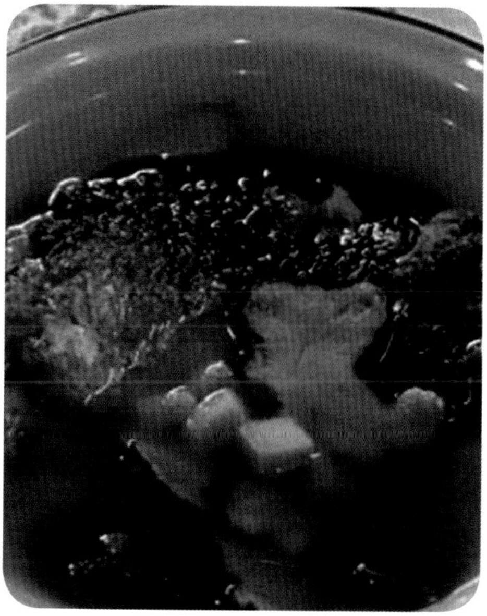

◆ **茯苓莲藕粥**

配　方：茯苓15克，莲藕100克，大枣50克，粳米80克，白糖15克。

做　法：

1. 粳米洗净，莲藕去皮洗净切丁，茯苓磨粉，大枣洗净待用。

2. 将粳米加水适量煮粥，待粥将熟时放入茯苓粉、红枣、藕丁，煮熟后加白糖搅匀即可。

功　效：健脾开胃，利水滋阴。

◆ **鲤鱼茯苓汤**

配　方：茯苓25克，黑豆50克，鲤鱼1条。

做　法：

1. 鲤鱼洗净，去腮、鳞，切块。

2. 鲤鱼同药材一起放入锅中，加清水，煮至鱼肉熟透即可食用。

功　效：利尿消肿。

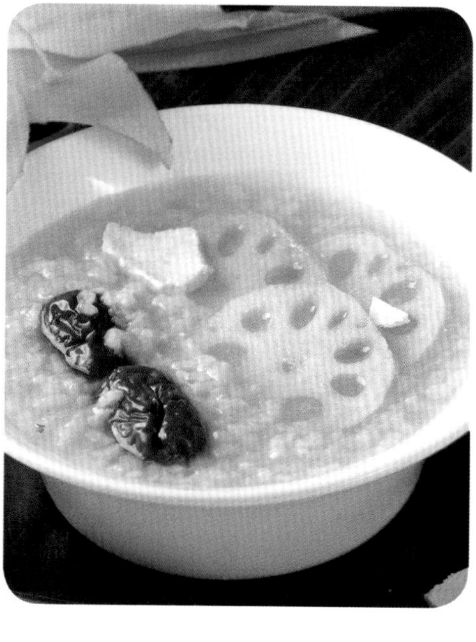

黄芪

双向调节血糖

别　　名　绵芪、绵黄芪、黄蓍。
性味归经　味甘，性温；归肺、脾经。
用法用量　煎服，9～30克。蜜炙可增强其补中益气作用。

营养成分

皂苷、蔗糖、多糖、氨基酸、叶酸、硒、锌、铜等。

降糖原理

黄芪具有“补气之圣”的美称，具有很强的补气作用，能够维护肾气，帮助恢复肾功能。黄芪含有叶酸、胆碱、多糖和多种人体所需氨基酸，能提高免疫功能，消除尿蛋白，既有利尿作用，又能双向调节血糖，非常适合糖尿病患者食用。

降糖良方

黄芪、生地黄、玉竹各20克，山茱萸、淮山药、蒺藜、葛根各15克，菟丝子、蚕茧、牡丹皮、泽泻、茯苓、天花粉、麦冬、玄参、苍术各10克。水煎取药汁。每日1剂，分2次服用。补肾滋阴，生津润燥。适用于2型糖尿病。

功用疗效

补气固表，利尿排毒，排脓，敛疮生肌。用于气虚乏力，食少便溏，中气下陷，久泻脱肛，便血崩漏，表虚自汗，气虚水肿，痈疽难溃，久溃不敛，血虚萎黄，内热消渴；慢性肾炎蛋白尿，糖尿病。

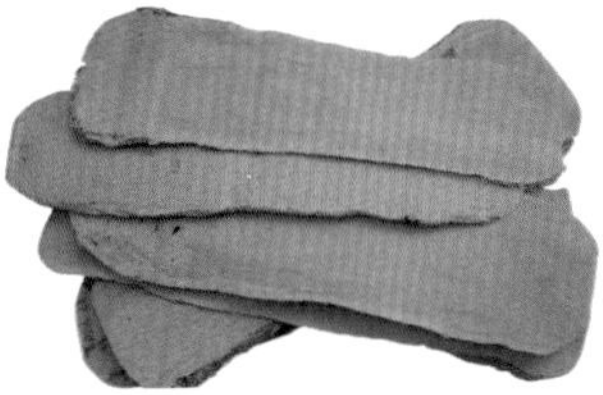

养生食谱

◆ **黄芪清汤鱼唇**

配　方：黄芪12克，鱼唇100克，竹笋50克。

做　法：鱼唇改刀成块焯水备用，竹笋改刀成菱形块，黄芪入清汤加盐、味精同煮10分钟，下鱼唇、竹笋炖煨入味即可。

功　效：补气滋阴。

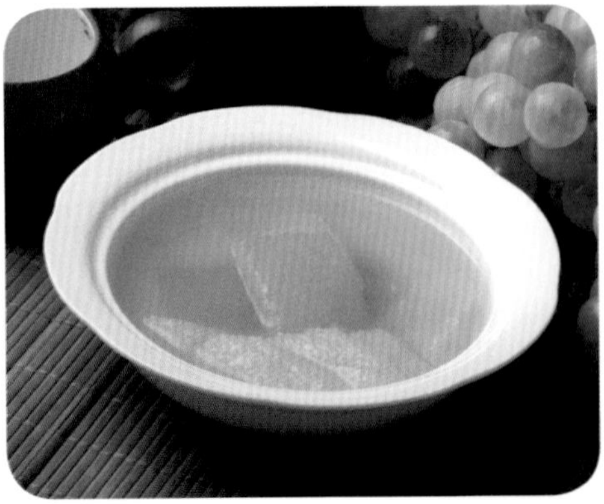

玉竹

预防心肌缺血

别　　名　葳蕤、玉参、尾参、小笔管菜、甜草根、靠山竹。

性味归经　味甘，性微寒；归肺、胃经。

用法用量　内服：煎汤，6～12克；熬膏、浸酒或入丸、散。阴虚有热宜生用，热不甚者宜制用。

营养成分

铃兰苷、山柰酚、皮醇苷、维生素A、甾苷、玉竹黏液质等。

降糖原理

玉竹含有铃兰苷、山柰酚、皮醇苷等生物活性物质，能消除机体对胰岛素的抵抗，修复胰岛腺细胞，增强胰岛素的敏感性，对血糖有双向调节的作用。玉竹的降糖作用很弱，但可以改善口干、内热等症状。对有些同时患有轻症高血糖、高血脂、冠心病、高血压的患者最为适宜。

降糖良方

黄芪16克，丹参15克，玉竹15克，豨莶草15克，水煎服，每日1剂。本方适合于糖尿病合并半身不遂（脑血栓）症患者。

功用疗效

养阴润燥，生津止渴。用于肺胃阴伤，燥热咳嗽，咽干口渴，内热消渴。

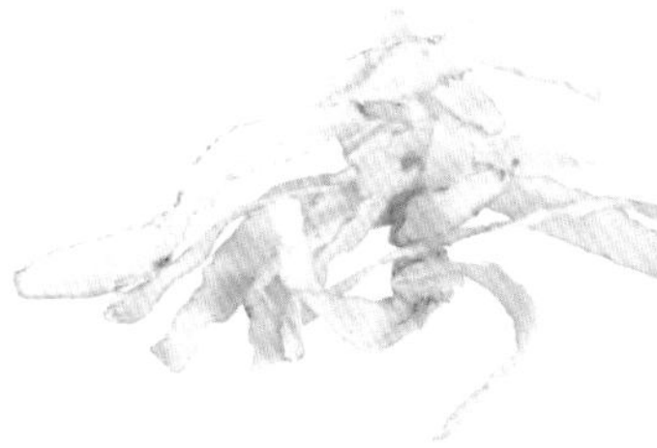

养生食谱

◆ 玉竹山药炖乌鸡

配　方：玉竹12克，山药35克，乌鸡1只（约500克），葱、姜、料酒、盐、胡椒粉、水各适量。

做　法：

1. 玉竹洗净，山药切块备用，乌鸡洗净剁块焯水备用。
2. 将乌鸡、玉竹放入锅中，加葱、姜、料酒、盐、胡椒粉、水适量，用大火烧沸，小火炖1小时即可。

功　效：滋阴润肺，温中益气。

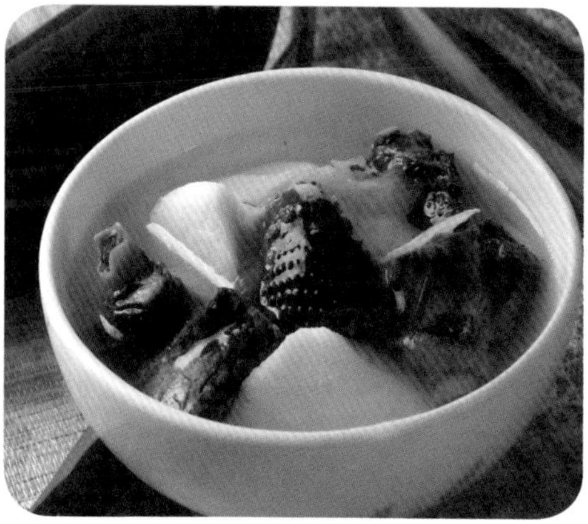

白术

护肝降糖健脾益气

别　　名　冬白术、山姜、山连、山精、山蓟、天蓟。

性味归经　味苦、甘，性温；归脾、胃经。

用法用量　内服：煎汤，3～15克；或熬膏；或入丸、散。

营养成分

白术内酯、苍术醇、苍术酮、维生素A等。

降糖原理

白术中含有白术内酯等物质能促进人体周围组织对葡萄糖的利用，提高胰岛素受体敏感性，抵抗胰岛素对抗激素，从而起到降低血糖的作用。此外，白术还能减轻肝细胞变性坏死，促进肝细胞生长，保护肝脏。

适应人群

慢性腹泻、食少便溏、体虚多汗的人适用。中风者适用。水肿、小便不利的人适用。孕妇胎动不安者适用。

注意事项

白术忌桃、李、菘菜、雀肉、青鱼。阴虚燥渴、气滞胀闷者忌用。人黑瘦气实作胀者忌用。

功用疗效

健脾益气，燥湿利水，止汗，安胎。用于脾虚食少，腹胀泄泻，痰饮眩悸，水肿，自汗，胎动不安。土白术健脾，和胃，安胎。用于脾虚食少，泄泻便溏，胎动不安。

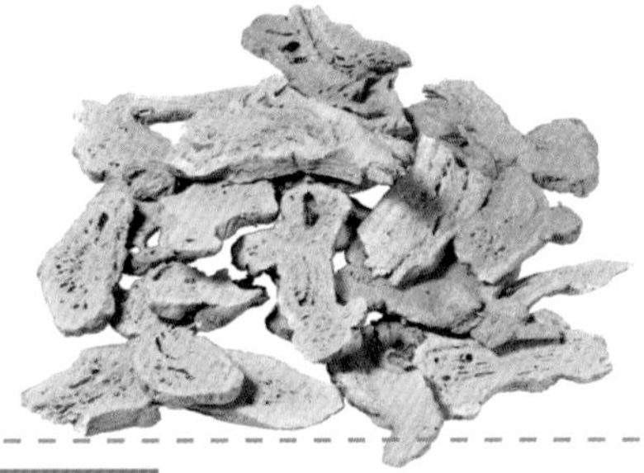

养生食谱

◆ 白术烧肚块

配　方：白术6克，猪肚1个，八角、花椒各15克，葱、姜、盐、味精、黄酒各适量。

做　法：

1. 猪肚洗净切块焯水。
2. 加白术、八角、花椒、清水、葱、姜、盐、味精、黄酒一起煮熟即可。

功　效：健脾强胃。

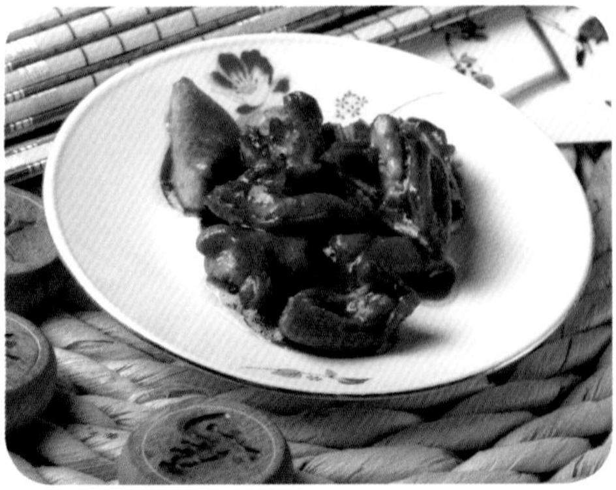

西洋参

抗动脉粥样硬化

别　　名　西洋人参、西参、顶光参、洋参、花旗参、美国人参、佛兰参。

性味归经　味甘、微苦，性凉；归心、肺、肾经。

用法用量　每日 3 ～ 6 克，或多至 9 克泡茶，煎汤，煎膏滋。

营养成分

西洋参皂苷、挥发油、树脂以及精氨酸、天冬氨酸等 18 种氨基酸。

降糖原理

西洋参富含西洋参皂苷，西洋参皂苷对人体的血糖水平具有双向调节作用，即过高和过低的血糖都可调节到正常水平，是调节血糖的要药。西洋参还具有抗溶血、降低血液凝固性、抑制血小板凝聚、抗动脉硬化等作用。

降糖良方

西洋参 5 克，谷精草 8 克，生地炭 5 克，三七参 2 克，决明子 16 克，水煎服，每日 1 剂，分早、晚 2 次服用。本方适合于糖尿病合并眼底出血（血瘀气滞）症患者。

功用疗效

补气养阴，清热生津。用于气虚阴亏，内热，咳喘痰血，虚热烦倦，消渴，口燥咽干。西洋参具有抗疲劳、抗氧化、抗应激、抑制血小板聚集、降低血液凝聚的作用。另外，对糖尿病患者还有调节血糖的作用。

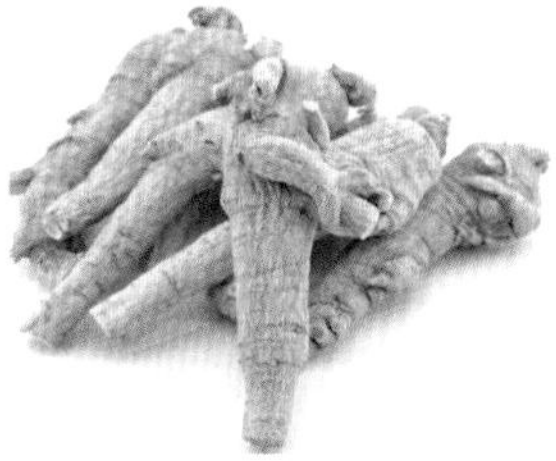

养生食谱

◆ **洋参牛奶粥**

配　方：西洋参 4 克，牛奶 250 克，大米 100 克，冰糖适量。

做　法：

1. 将西洋参研为细末备用；大米淘洗干净。

2. 取大米加清水适量煮沸后，下西洋参、牛奶，煮至粥熟，出锅前加入冰糖调味即可。

功　效：益气养阴，生津止渴。

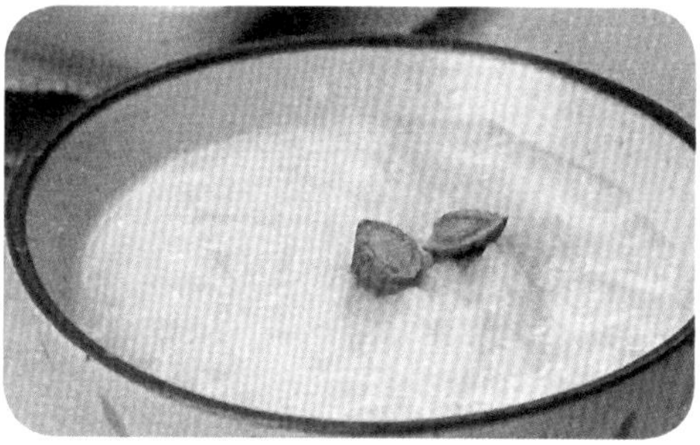

葛根

降脂降糖防并发症

别　　名　葛藤、干葛、粉葛、葛麻藤、葛子根、葛条根、鸡齐根。

性味归经　味甘、辛，性凉；归脾、胃经。

用法用量　内服：煎汤，10～15克；或捣汁。外用：适量，捣敷。

营养成分

葛根素、葛根素木糖苷、大豆黄酮、大豆黄酮苷、大豆苷元、花生酸、葛根醇、异黄酮苷、黄豆苷、糖苷、氨基酸等成分。

降糖原理

葛根中含有的葛根素，是一种很独特的降糖物质，它能够通过抑制蛋白非酶糖基化反应和醛糖还原酶活性，从而有效提升胰岛素的敏感性，减轻胰岛素抵抗，清除体内自由基，几乎是糖友们的必备降糖药之一。

葛根中的总黄酮和葛根素还可以改善心肌的氧代谢，扩张血管，改善微循环，降低血管阻力，可有效预防心肌梗死、心律失常、高血压、动脉硬化等并发症；同时，它还有益于糖尿病微血管病变所致的外周神经损伤和视网膜病变等。

功用疗效

解肌退热，生津，透疹，升阳止泻。用于外感发热头痛，项背强痛，口渴，消渴，麻疹不透，热痢，泄泻，高血压颈项强痛。

注意事项

葛根不可多服，否则损胃气。脾胃虚寒者慎用。夏日表虚多汗者慎用。

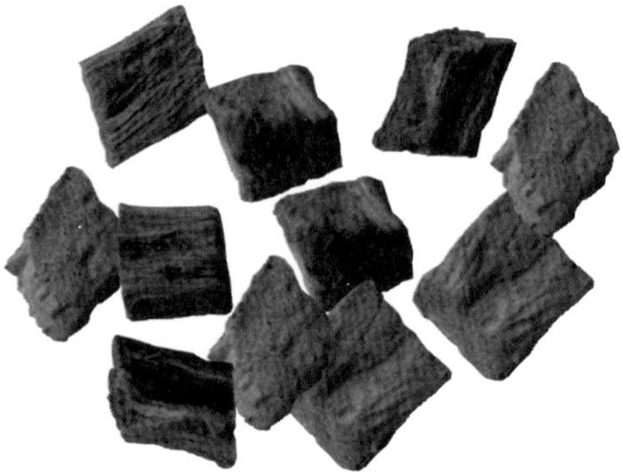

降糖良方

葛根30克，天花粉50克，生地黄、麦冬各15克，甘草、五味子各6克。口渴多饮、咽干灼热者加沙参、地骨皮、石斛各15克；多食善饥、大便秘结者加知母、玉竹、火麻仁各15克，制大黄10克；口渴喜饮、尿频量多者加枸杞子15克，首乌、山药各20克；阴虚过甚者加麦冬15克，玄参20克；气虚者加人参10克，黄芪15克。每日1剂，水煎服。20剂为1疗程。同时始终配合饮食限制。主治老年糖尿病。

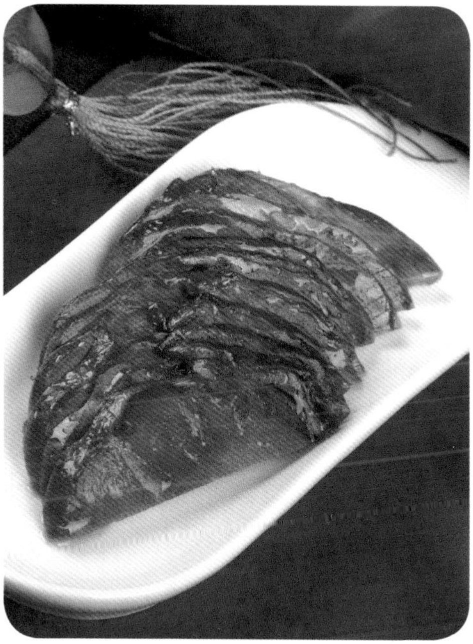

◆ 葛根粳米粥

配　方：葛根 30 克，粳米 50 克，麦冬 5 克。

做　法：

1. 葛根洗净切成小段；麦冬用温水浸泡半小时；粳米洗净。

2. 锅内加水烧沸，放粳米、麦冬、葛根用武火煮 5 分钟，改用文火熬熟至黏稠即可。

功　效：降血压，清热生津，健脾和胃。适用于高血压、冠心病、心绞痛、老年人糖尿病。

◆ 葛根卤牛肉

配　方：葛根 12 克，牛腱肉 250 克，老抽 60 克。

做　法：

1. 牛腱肉焯水。

2. 加葱、姜、葛根、老抽、鸡汤、盐煮至软烂，冷却即可食用。

功　效：生津止渴。

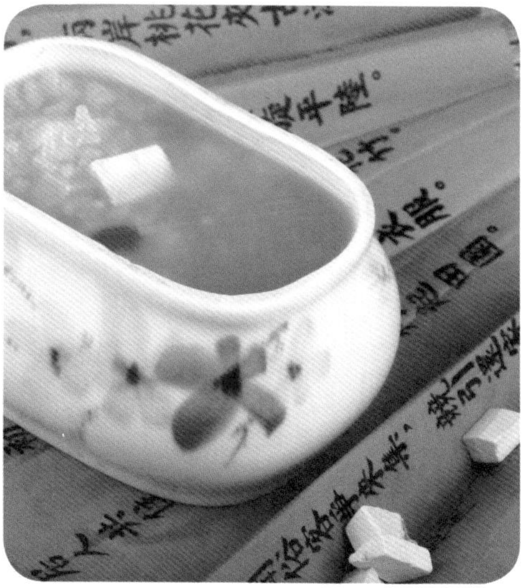

第二节　治疗高血糖的中医妙方

中医将糖尿病称为消渴病，显然此名字是根据糖尿病的典型症状命名的。本病的基本病机是阴虚为本，燥热为标，故清热润燥、养阴生津为本病的治疗大法。

《医学心悟·三消》说："治上消者，宜润其肺，兼清其胃"；"治中消者，宜清其胃，兼滋其肾"；"治下消者，宜滋其肾，兼补其肺"，可谓深得治疗消渴之要旨。

由于本病常发生血脉瘀滞及阴损及阳的病变，以及易并发痈疽、眼疾、劳嗽等症，故还应针对具体病情，及时合理地选用活血化瘀、清热解毒、健脾益气、滋补肾阴、温补肾阳等治法。

肺热津伤（上消）

症状：烦渴多饮，口干舌燥，尿频量多，舌边尖红，苔薄黄，脉洪数。

治法：清热润肺，生津止渴。

消渴方

——（朱震亨　《丹溪心法》）

【组成】黄连末2克，天花粉末10克，人乳（或牛乳）80毫升，藕汁50毫升，生地黄汁30毫升，蜂蜜10毫升，生姜汁3滴。

【用法】上药搅拌成膏，开水送服。

【功用】清热生津，滋阴润燥。

【按语】方中重用天花粉以生津清热，佐黄连清热降火，生地黄、藕汁等养阴增液，尚可酌加葛根、麦冬以加强生津止渴的作用。

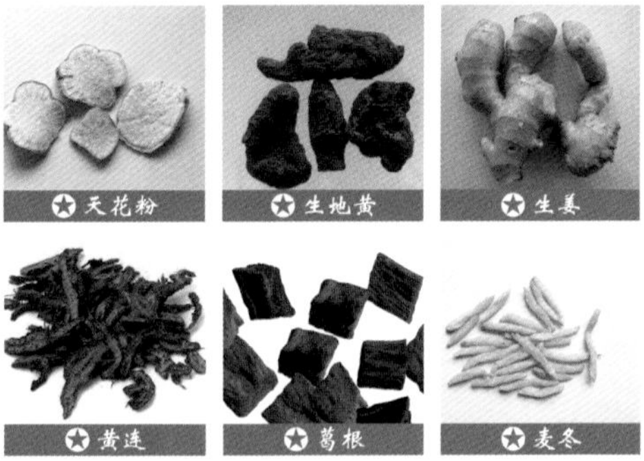

玉泉丸

——（《仁斋直指方论》）

【组成】麦冬（去心，晒）、人参、茯苓、黄芪（半生，半蜜炙）、乌梅肉（焙）、甘草各30克，瓜蒌根、干葛各45克。

【用法】上为末，炼蜜为丸，如弹子大。每服1丸，温汤嚼下。

【功用】益气养阴，生津止渴。

【主治】消渴口干。用于治疗因胰岛功能减退而引起的物质代谢、碳水化合物代谢紊乱，血糖升高之糖尿病（亦称消渴症），肺胃肾阴亏损，热病后期。

【按语】方中以人参、黄芪、茯苓益气，天花粉、葛根、麦冬、乌梅、甘草等清热生津止渴。本方益气作用较强，可根据临床需要加以选用。

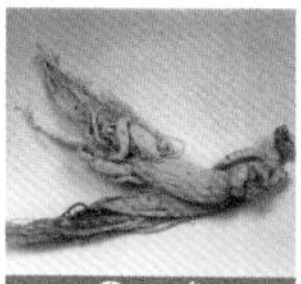
人参

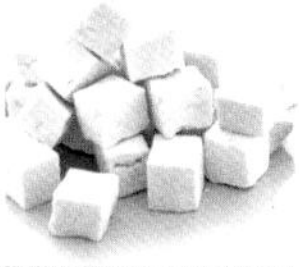
茯苓

乌梅肉

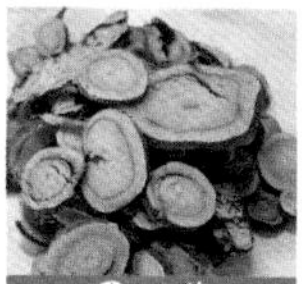
甘草

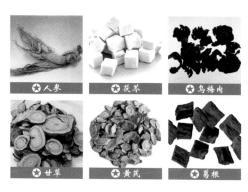

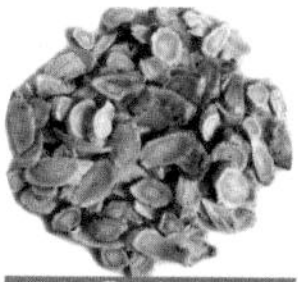

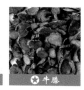
黄芪

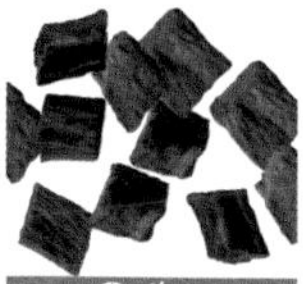
葛根

二冬汤

——（《医学心悟》）

【组成】天冬（去心）6克，麦冬（去心）9克，天花粉3克，黄芩3克，知母3克，甘草1.5克，人参1.5克。

【用法】加荷叶3克，水煎服。

【功用】养阴润肺，生津止渴。

【主治】主上消，口渴多饮。

【按语】方中重用人参益气生津，天冬、麦冬、天花粉、黄芩、知母清热生津止渴。本方清热作用较强，可根据临床需要加以选用。

天冬

天花粉

麦冬

黄芩

人参

甘草

胃热炽盛（中消）

症状：多食易饥，口渴，尿多，形体消瘦，大便干燥，苔黄，脉滑实有力。

治法：清胃泻火，养阴增液。

玉女煎

——（《景岳全书》）

【组成】石膏15～30克，熟地黄9～30克，麦冬6克，知母、牛膝各5克。

【用法】水煎服。

【功用】清胃滋阴。

【主治】气分热盛，津气两伤，大热烦渴。

【按语】方中以生石膏、知母清肺胃之热，熟地黄、麦冬滋肺胃之阴，川牛膝活血化瘀，引热下行。可加黄连、栀子清热泻火。大便秘结不行，可用增液承气汤润燥通腑、“增水行舟”，待大便通后，再转上方治疗。

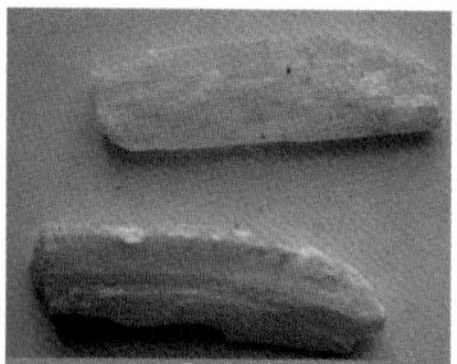

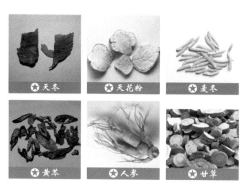
石膏

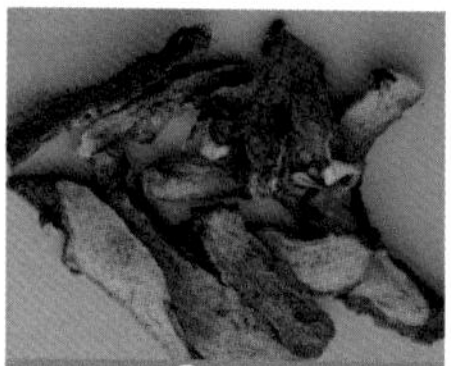
知母

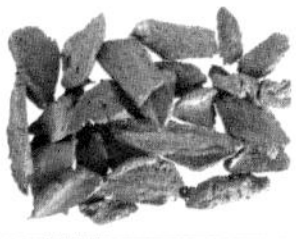
熟地黄

麦冬

牛膝

白虎加人参汤

——（《伤寒论》）

【组成】石膏 30 克，知母、粳米、人参各 9 克，炙甘草 6 克。水煎服。

【用法】水煎服。

【功用】清热泻火，益气生津。

【主治】气分热盛，津气两伤，大热烦渴，汗多气短，脉大无力。

【按语】方中以生石膏、知母清肺胃、除烦热，人参益气扶正，甘草、粳米益胃护津，共奏益气养胃、清热生津之效。

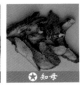

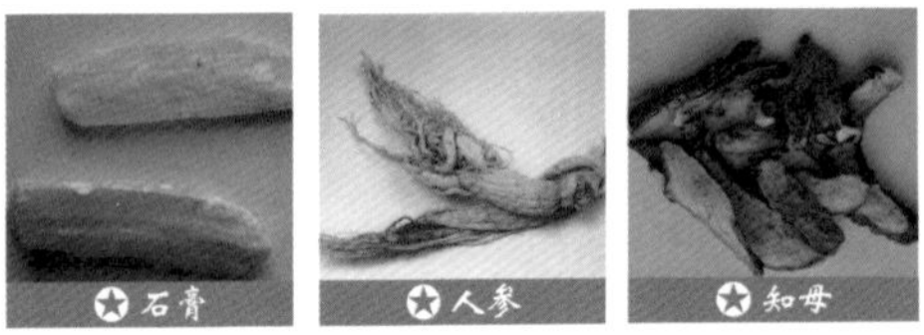

七味白术散

——（《小儿药证直诀》）

【组成】人参 7 克，茯苓、炒白术、藿香叶各 15 克，甘草 3 克，木香 6 克，葛根 15 克。

【用法】为粗末，每服 9 克，水煎服。

【功用】健脾益气，和胃生津。

【主治】脾胃虚弱，津虚内热证。呕吐泄泻，肌热烦渴。

【按语】葛根升清生津止渴。《医宗金鉴》等书将本方列为治消渴病的常用方之一。

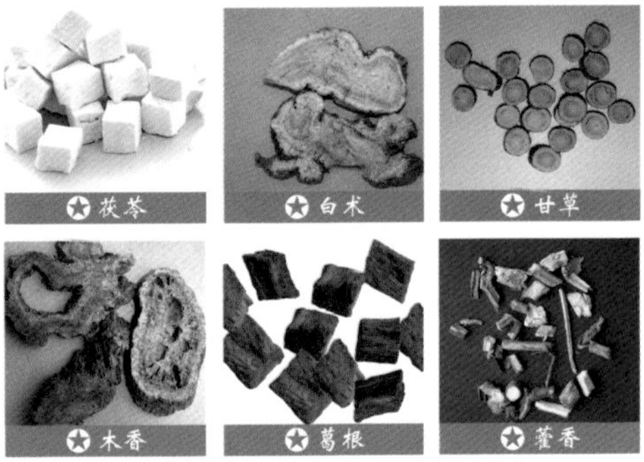

肾阴亏虚（下消）

症状：尿频量多，混浊如脂膏，或尿甜，腰膝酸软，乏力，头晕耳鸣，口干唇燥，皮肤干燥、瘙痒，舌红、少苔，脉细数。

治法：滋阴补肾，润燥止渴。

六味地黄丸

——（《小儿药证直诀》）

【组成】熟地黄 24 克，山萸肉、干山药各 12 克，泽泻、牡丹皮、茯苓（去皮）各 9 克。

【用法】上为末，炼蜜为丸，如梧桐子大。空心温水化下三丸。现代用法：亦可水煎服。

【功用】滋补肝肾。

【按语】方中以熟地黄滋肾填精为主药；山萸肉固肾益精，山药滋补脾阴、固摄精微，该二药在治疗时用量可稍大；茯苓健脾渗湿，泽泻、牡丹皮清泄肝肾火热，共奏滋阴补肾、补而不腻之效。

阴虚火旺而烦躁，五心烦热，盗

汗，失眠者，可加知母、黄柏滋阴泻火。尿量多而混浊者，加益智仁、桑螵蛸、五味子等益肾缩泉。气阴两虚而伴困倦，气短乏力，舌质淡红者，可加党参、黄芪、黄精补益正气。

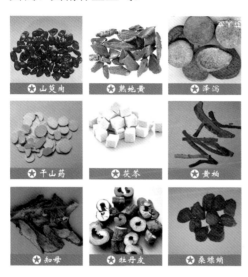

山萸肉 熟地黄 泽泻
干山药 茯苓 黄柏
知母 牡丹皮 桑螵蛸

阴阳两虚

症状：小便频数，混浊如膏，甚至饮一溲一，面容憔悴，耳轮干枯，腰膝酸软，四肢欠温，畏寒肢冷，阳痿或月经不调，舌苔淡白而干，脉沉细无力。

治法：温阳滋阴，补肾固摄。

金匮肾气丸

——（张仲景 《金匮要略》）

【组成】干地黄 240 克，山茱萸、山药各 120 克，泽泻、茯苓、牡丹皮各 90 克，桂枝、附子各 30 克。

【用法】上药研末，炼蜜为丸，每次服 6 ～ 9 克，每日 1 ～ 2 次，开水或淡盐汤送下；或作汤剂，用量按原方比例酌定。

【功用】补肾助阳。

【按语】方中以六味地黄丸滋阴补肾，并用附子、肉桂以温补肾阳。本方以温阳药和滋阴药并用，正如《景岳全书 • 新方八略》所说："善补阳者，必于阴中求阳，则阳得阴助，而生化无穷；善补阴者，必于阳中求阴，则阴得阳长，而泉源不竭。"而《医贯 • 消渴论》更对本方在消渴病中的应用做了较详细的阐述："盖因命门火衰，不能蒸腐水谷，水谷之气，不能熏蒸上润乎肺，如釜底无薪，锅盖干燥，故渴。至于肺亦无所禀，不能四布水津，并行五经，其所饮之水，未经火化，直入膀胱，正谓饮一升溲一升，饮一斗溲一斗，试尝其味，甘而不咸可知矣。故用附子、肉桂之辛热，壮其少火，灶底加薪，枯笼蒸溽，槁禾得雨，生意维新。"

对糖尿病而症见阳虚畏寒的患者，可酌加鹿茸粉 0.5 克，以启动元阳，助全身阳气之气化。本证见阴阳气血俱虚者，则可选用鹿茸丸以温肾滋阴，补益气血。上述方可酌加覆盆子、桑螵蛸、金樱子等以补肾固摄。

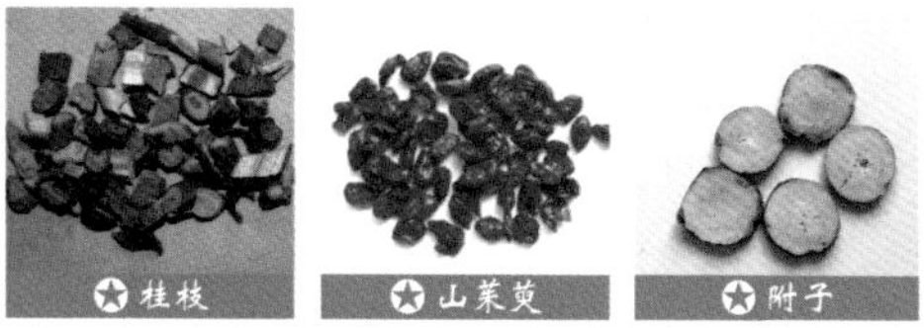

桂枝 山茱萸 附子

第四章

穴位理疗——小动作，降糖快

第一节 找准穴位的方法技巧

正确取穴对艾灸、拔罐、按摩、刮痧疗效的关系很大。因此，准确的选取腧穴，也就是腧穴的定位，一直为历代医家所重视。

骨度分寸法

骨度分寸法，始见于《灵枢·骨度》篇。是以骨节为主要标志测量周身各部的大小、长短，并依其比例折算尺寸作为定穴标准的方法。不论男女、老少、高矮、肥瘦都是一样。如腕横纹至肘横纹作 12 寸，也就是将这段距离划成 12 等分，取穴就以它作为折算的标准。常用的骨度分寸见下表。

分部	起止点	常用骨度	度量法	说明
头部	前发际至后发际	12 寸	直寸	如前后发际不明，从眉心量至大椎穴作 18 寸，眉心至前发际 3 寸，大椎穴至后发际 3 寸
	耳后两完骨（乳突）之间	9 寸	横寸	用于量头部的横寸
胸腹部	天突至歧骨（胸剑联合）	9 寸	直寸	胸部与肋部取穴直寸，一般根据肋骨计算，每一肋骨折作 1 寸 6 分（天突至璇玑可作 1 寸，璇玑至中庭，各穴间可作 1 寸 6 分计算）
	歧骨至脐中	8 寸		
	脐中至横骨上廉（耻骨联合上缘）	5 寸		
	两乳头之间	8 寸	横寸	胸腹部取穴的横寸，可根据两乳头之间的距离折量。女性可用左右缺盆穴之间的宽度来代替两乳头之间的横寸
背腰部	大椎以下至尾骶	21 椎	直寸	背部腧穴根据脊椎定穴。一般临床取穴，肩胛骨下角相当第 7（胸）椎，髂嵴相当第 16 椎（第 4 腰椎棘突）
	两肩胛骨脊柱缘之间	6 寸	横寸	
上肢部	腋前纹头（腋前皱襞）至肘横纹	9 寸	直寸	用于手三阴、手三阳经的骨度分寸
	肘横纹至腕横纹	12 寸		
侧胸部	腋以下至季胁	12 寸	直寸	“季胁”指第 11 肋端下方
侧腹部	季胁以下至髀枢	9 寸	直寸	“髀枢”指股骨大转子高点
下肢部	横骨上廉至内辅骨上廉（股骨内髁上缘）	18 寸	直寸	用于足三阴经的骨度分寸
	内辅骨下廉（胫骨内髁下缘）至内踝高点	13 寸		
	髀枢至膝中	19 寸	直寸	用于足三阳经的骨度分寸；前面相当犊鼻穴，后面相当委中穴；臀横纹至膝中，作 14 寸折量
	臀横纹至膝中	14 寸		
	膝中至外踝高点	16 寸		
	外踝高点至足底	3 寸		

手指比量法

以患者手指为标准来定取穴位的方法。由于生长相关律的缘故，人类机体的各个局部间是相互关联的。由于选取的手指不同，节段亦不同，手指比量法可分作以下几种。

中指同身寸法：是以患者的中指中节屈曲时内侧两端纹头之间作为1寸，可用于四肢部取穴的直寸和背部取穴的横寸。

拇指同身寸法：是以患者拇指指关节的横度作为1寸，亦适用于四肢部的直寸取穴。

横指同身寸法：亦名“一夫法”，是令患者将食指、中指、无名指和小指并拢，以中指中节横纹处为准，四指横量作为3寸。

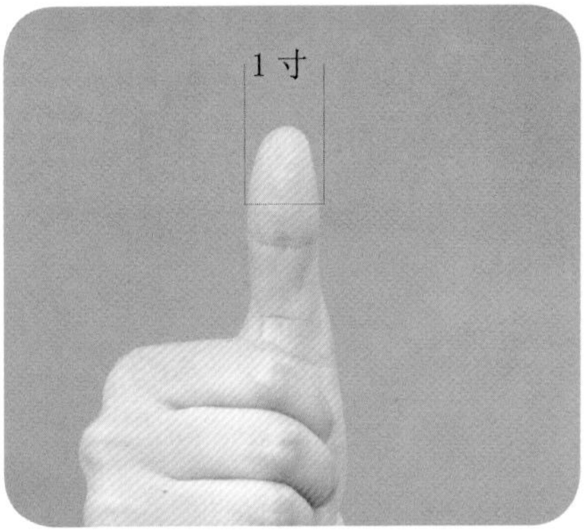

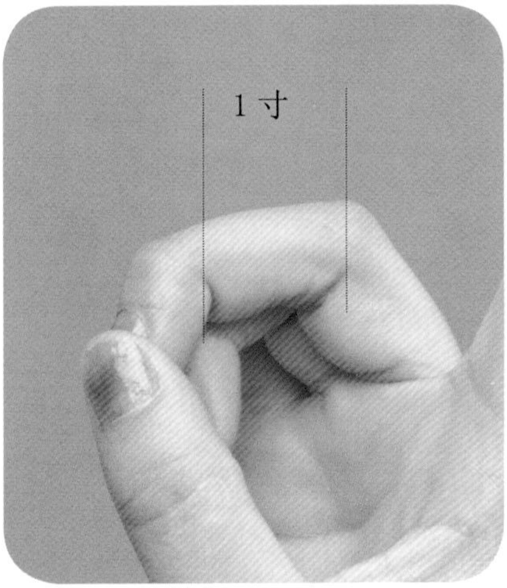

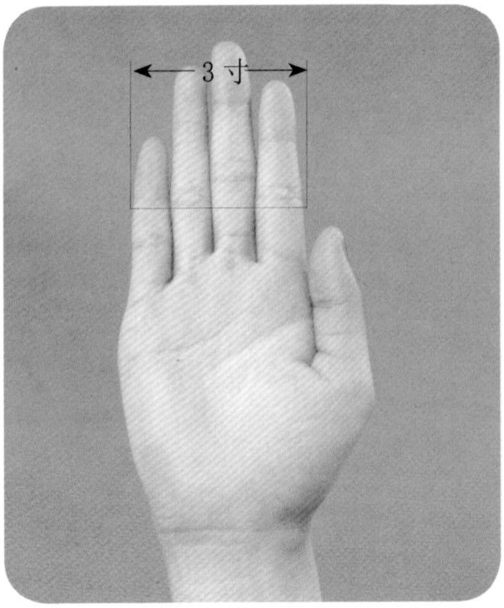

自然标志取穴法

根据人体表面所具特征的部位作为标志，而定取穴位的方法称为自然标志定位法。人体的自然标志有两种：

固定标志法：即是以人体表面固定不移，又有明显特征的部位作为取穴标志的方法。如人的五官、爪甲、乳头、肚脐等作为取穴的标志。

活动标志法：是依据人体某局部活动后出现的隆起、凹陷、孔隙、皱纹等作为取穴标志的方法。如曲池屈肘取之。

第二节 平衡血糖特效穴位

手三里穴

养生强健之穴

手，指穴所在部位为手部；三里，指穴内气血物质所覆盖的范围。手三里名意指大肠经冷降的浊气在此覆盖较大的范围，为手阳明大肠经上的重要穴位之一，是个养生强健穴，可以增强免疫力。糖尿病并发症所致神经系统损害，可出现腹痛、腹泻、便秘等消化系统病症，刺激手三里穴可润化脾燥，治疗消化系统疾病，对改善腹痛、腹泻的效果尤为明显。

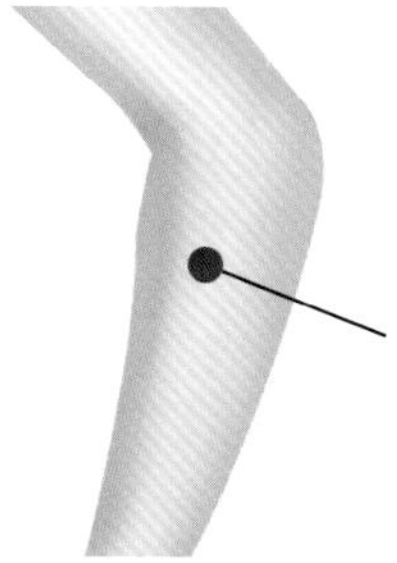

【定位】

在前臂背面桡侧，当阳溪与曲池连线上，肘横纹下 2 寸处。

【主治】

齿痛颊肿、上肢不遂、腹痛、腹泻。

【功效】

通经活络，清热明目，调理肠胃。

【日常保健】

» 按摩

用拇指指腹按揉手三里穴 100 ～ 200 次，力度由轻至重再至轻，按摩至局部有酸胀感为宜，手法连贯。每天坚持，能够治疗糖尿病并发症所致神经系统损害。

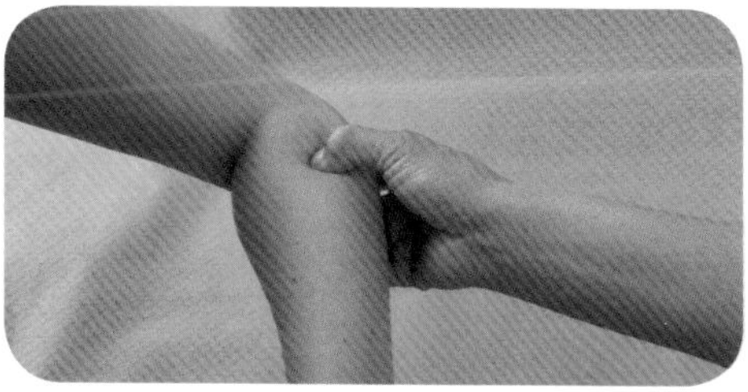

» 艾灸

宜采用温和灸灸手三里穴。每日灸 1 次，每次 10 ～ 20 分钟，灸至皮肤产生红晕为止。具有通经活络、清热明目的功效。

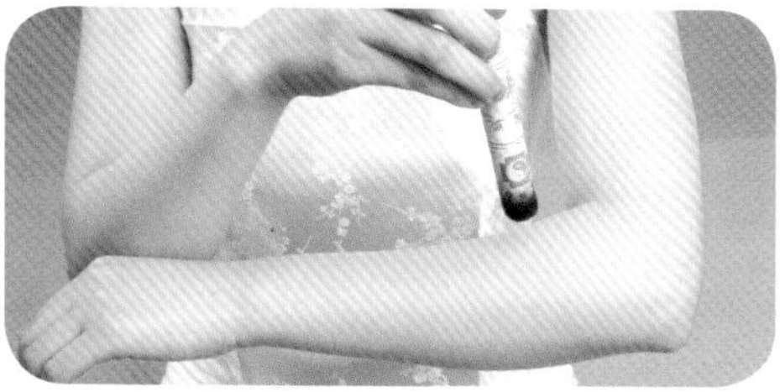

【配伍】

» 手三里+肩髎+合谷+丰隆

四穴配伍有调理肠腑作用，主治糖尿病所致的内分泌紊乱及腹胀、吐泻等消化系统病症。

曲池穴

疏风清热降糖降压

曲，隐秘，不太察觉之意；池，水的围合之处、汇合之所。为大肠经之合穴，名意指本穴的气血物质为地部之上的湿浊之气。曲池穴对人体的消化系统、血液循环系统、内分泌系统等均有明显的调整作用。经常刺激本穴对血管舒缩功能有调节作用，轻刺激可引起血管收缩，重刺激多引起血管扩张。曲池穴是降糖降压的好穴位。

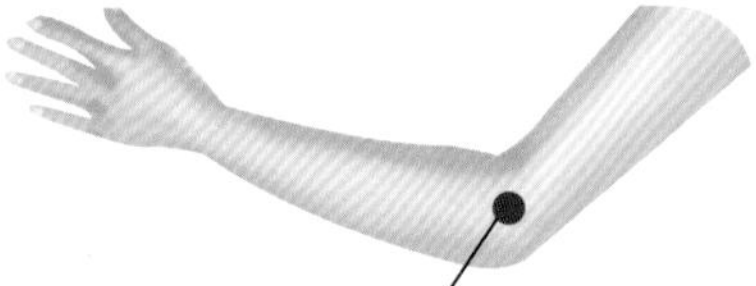

【定位】

在肘横纹外侧端，屈肘，当尺泽与肱骨外上髁连线中点。

【主治】

脑血管病后遗症、肺炎、扁桃体炎、咽喉炎、牙痛、睑腺炎、乳腺炎、甲状腺肿大、过敏性疾病等。

【功效】

解表热，清热毒。

【日常保健】

» 按摩

用拇指掐按曲池穴30～50下，力度适中，以皮肤有酸胀感为佳。可防治高血糖、高血压、肩臂肘疼痛。

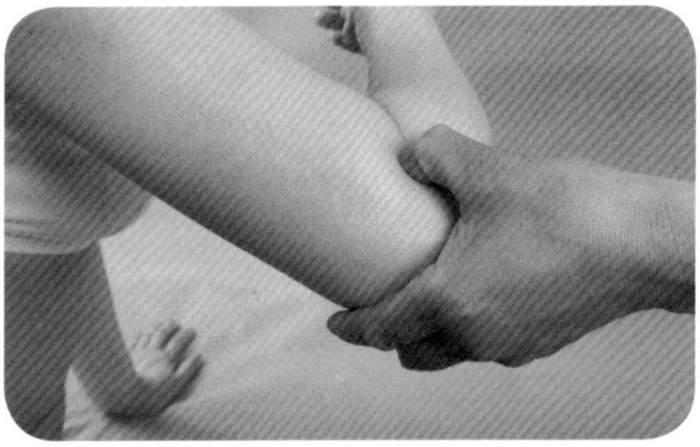

» 艾灸

宜采用温和灸。每日灸1次，每次灸3～7分钟，灸至皮肤产生红晕为止。可有效缓解肩周炎、肘关节炎、糖尿病、高血压病、皮肤病、流行性感冒等病症。

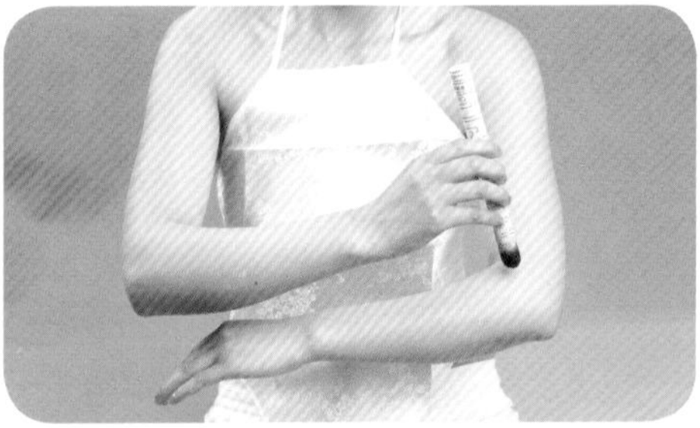

【配伍】

» 曲池+合谷+外关

合谷通经活络，外关祛火通络。三穴配伍有通经祛火、清热毒的功效，主治糖尿病所致感冒发热、咽喉炎、扁桃体炎、目赤等病症。

支正穴

解上肢之疾患

支，树之分支；正，气血运行的道路正。该穴名意指小肠经气血大部分循小肠经本经流行。隶属手太阳小肠经，为手小肠经络穴。糖尿病并发症所致微血管病变，可出现上肢麻木、痉挛等气血不通症状，刺激支正穴可促进局部微循环，减轻局部症状，对头颈部也有良性作用。

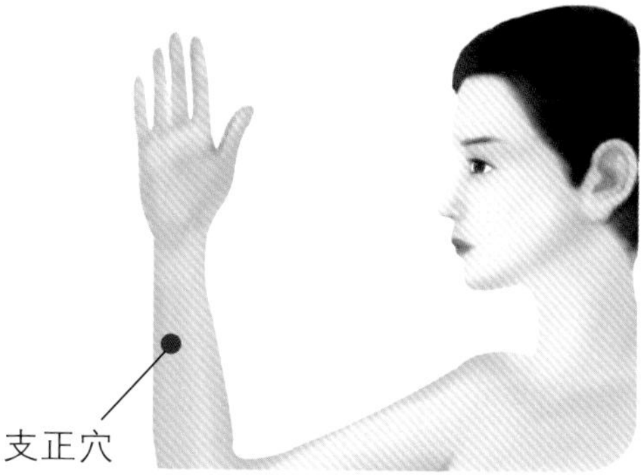

【定位】

在前臂背面尺侧，当阳谷与小海的连线上，腕背横纹上5寸。

【主治】

头痛、目眩、热病、癫狂、项强、肘臂酸痛。

【功效】

安神定志，清热解表，通经活络。

【日常保健】

» 按摩

用拇指指腹按揉支正穴5分钟，注意按压时力度要适中，每天按摩2次，可改善糖尿病并发症所致微血管病变。

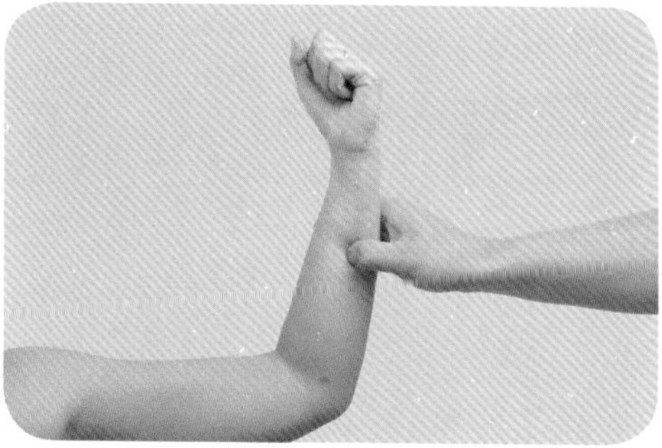

» 艾灸

用艾条温和灸灸治支正穴10～20分钟，每天1次，可活血化瘀，改善糖尿病并发症所致微血管病变。

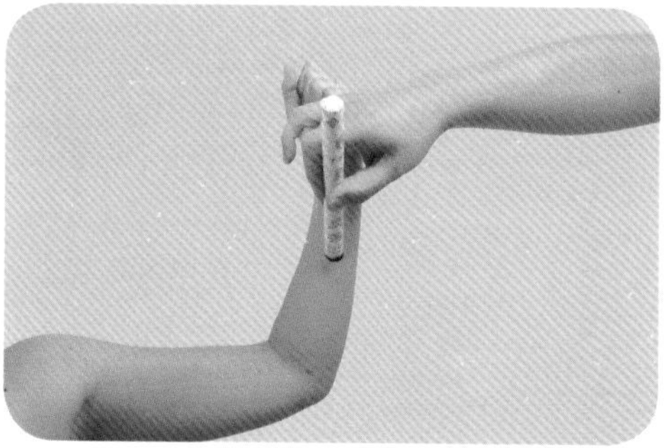

【配伍】

» 支正+肩髎+合谷+神门穴

四穴配伍有舒筋通络、安神定志的作用，主治糖尿病并发症所致头痛、失眠等神经系统病症。

阳池穴

清热通络温煦全身

阳池穴是手少阳三焦经的常用腧穴之一，该穴名意指三焦经气血在此吸热后化为阳热之气。刺激该穴可以通畅血液循环，平衡身体激素分泌，能够使身体暖和起来，消除因糖尿病引起的手脚发冷、怕冷的症状。

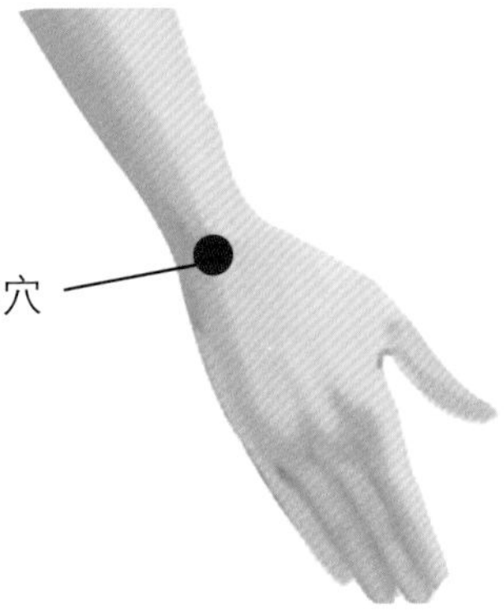

【定位】

位于腕背横纹中，当指伸肌腱的尺侧缘凹陷处。在关节背面，由第4掌骨向上到腕关节横纹处有一凹陷处取穴。

【主治】

糖尿病、前臂疼痛麻木、腕关节炎。

【功效】

生发阳气，沟通表里。

【日常保健】

» 按摩

用拇指点按阳池穴30秒，随即按顺时针方向按揉约1分钟，然后按逆时针方向按揉约1分钟，以局部出现酸、麻、胀感觉为佳。长期坚持，可缓解糖尿病兼手腕痛。

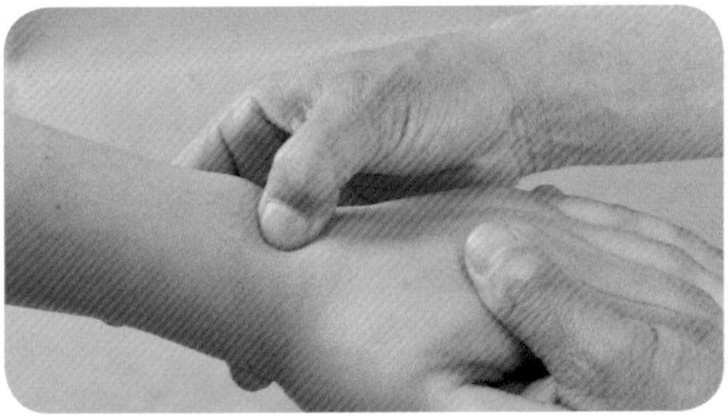

» 艾灸

手执艾条以点燃的一端对准阳池穴，距离皮肤1.5～3厘米施灸，以感到施灸处温热、舒适为度。每日灸1～2次，每次灸30分钟左右，灸至皮肤产生红晕为止。可以有效治疗糖尿病兼肩背痛、手腕痛。

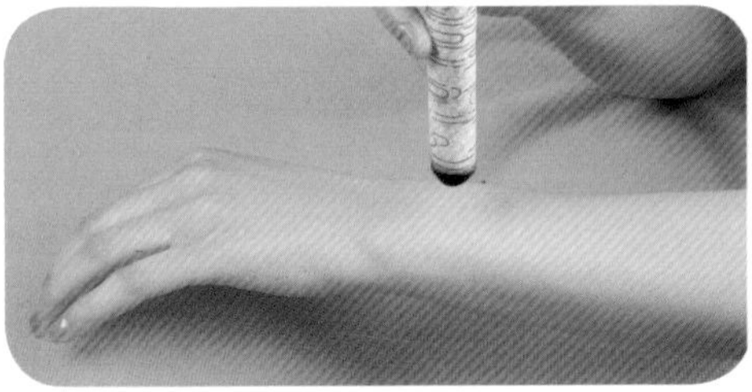

【配伍】

» 阳池+脾俞+太溪

脾俞健脾和胃、利湿升清，太溪补益肾气。三穴配伍，有调理脏腑的作用，主治糖尿病。

劳宫穴

强健心脏常用穴

劳，劳作；宫，宫殿。该穴名意指心包经的高热之气在此带动脾土中的水湿气化为气。劳宫穴有内外之分，属手厥阴心包经穴，为心包经之“荥穴”。刺激劳宫穴可清心热，泻肝火。故由肝阳上亢、化生风和上挠心所造成的中风，糖尿病、高血压病或心神志病症均可治疗。

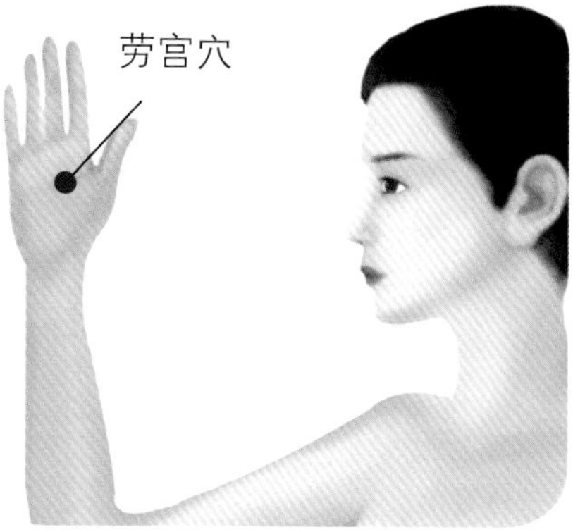

【定位】

在手掌心，当第 2、3 掌骨之间偏于第 3 掌骨，握拳屈指的中指尖处。

【主治】

中风昏迷、中暑、心痛、癫狂、痫证、口疮、口臭、鹅掌风。

【功效】

提神醒脑，清心安神。

【日常保健】

» 按摩

采用按压、揉擦等方法，左右手交叉进行，每穴各操作 10 分钟，每天 2 ～ 3 次，不受时间、地点限制。也可借助小木棒、笔套等钝性的物体进行按摩。按压后可降血压、降血糖。

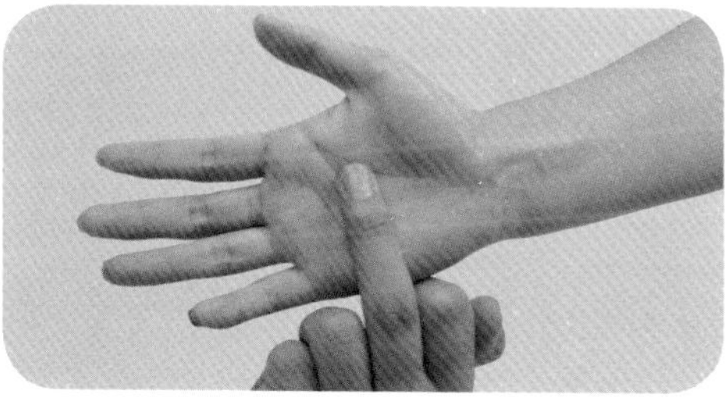

» 艾灸

手执艾条以点燃的一端对准劳宫穴，距离皮肤 1.5 ～ 3 厘米，以感到施灸处温热、舒适为度。每日灸 1 次，每次灸 3 ～ 15 分钟。可有效缓解高血压病、糖尿病、心痛等病症。

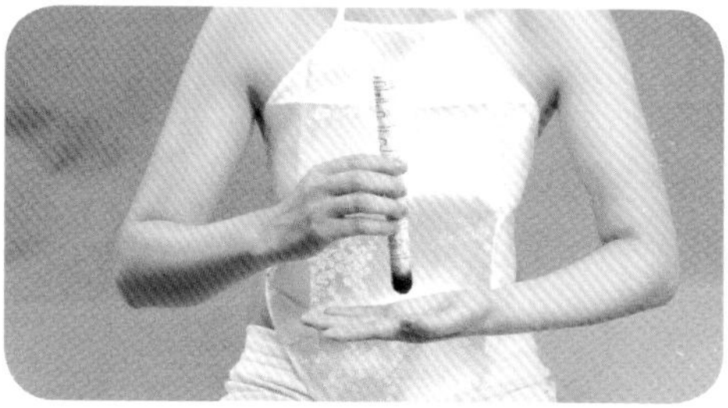

【配伍】

» 劳宫+金津+玉液+内庭

配金津、玉液、内庭，具有清心热、泻肝火、生津的作用，主治糖尿病所致的口疮、口臭等病症。

少府穴

调心养神之穴

少，阴；府，府宅。少府穴是手少阴心经的穴位之一，为心经荥穴，该穴名意指本心经气血在此聚集。糖尿病并发神经系统损害，可导致神经抑制与兴奋平衡失调，出现失眠、烦躁等症状，刺激少府穴可宁神志、调心气，从整体调节体内阴阳平衡。

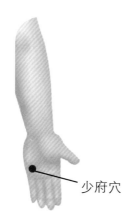

【定位】

在手掌面，第4、5掌骨之间，握拳时，当小指尖处。

【主治】

心悸、胸痛、小便不利、遗尿、阴痒痛、小指挛痛。

【功效】

发散心火，行气活血。

【日常保健】

» 按摩

用拇指弹拨少府穴片刻，然后松开，每天坚持按摩此穴3～5分钟，能改善糖尿病并发神经系统损害。

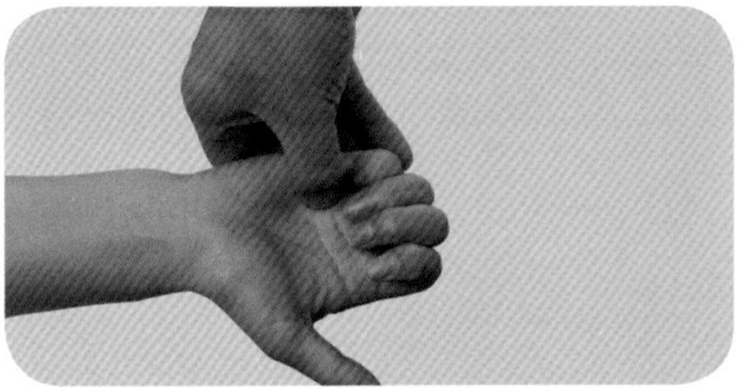

» 艾灸

取坐位，点燃艾条对准少府穴，距离皮肤1.5～3厘米，以感到施灸处温热、舒适为度。每日灸1次，每次灸15～20分钟，灸至皮肤产生红晕为止，10次为1个疗程。可治疗糖尿病并发神经系统损害。

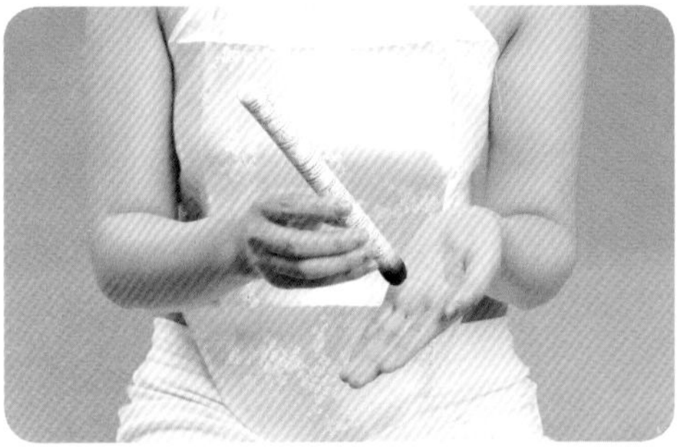

【配伍】

» 少府+曲泽+间使+心俞

四穴配伍有活血化瘀、通络止痛的作用，主治糖尿病神经系统病变所致心绞痛、胁肋痛等病症。

前谷穴

明目聪耳治耳鸣

前，与后相对，指本穴气血作用于人体的前面；谷，两山的中空部位。前谷穴是小肠经荥穴，名意指小肠经经气在此散热冷降。糖尿病可导致机体免疫调节紊乱，出现发热及炎症反应，严重者可出现神昏、癫狂等神志症状，刺激前谷穴，可宁心退热、醒脑开窍。

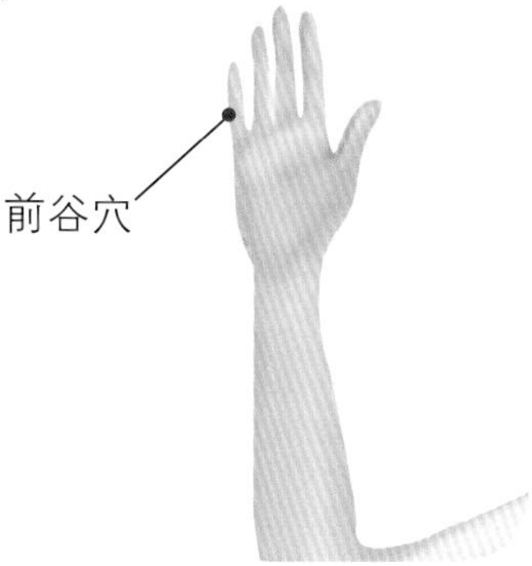

【定位】

在手掌尺侧，微握拳，当小指本节（第5指掌关节）前的掌指横纹头赤白肉际。

【主治】

头痛、目痛、耳鸣、咽喉肿痛、乳少、热病。

【功效】

疏风清热，活络通乳。

【日常保健】

» 按摩

用拇指指尖按揉前谷穴5分钟，注意按压时力度要适中，每天按摩2次。长期坚持，能够治疗糖尿病引起的癫狂、热病。

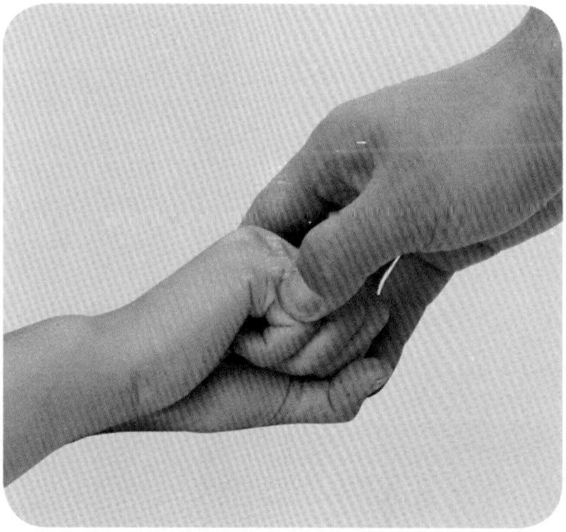

【配伍】

» 前谷+风池+大椎+太阳

四穴配伍有清热宁心、安神定志的作用，主治糖尿病危象出现的神昏、癫狂等神智异常病症。

» 前谷+听宫+听会+翳风

四穴配伍有行气通络、醒脑开窍的作用，主治肾虚型糖尿病导致的耳鸣耳聋、头晕目眩等病症。

腕骨穴

血糖血压皆可调

腕，手腕部；骨，骨头。腕骨穴属于手太阳小肠经原穴，名意指小肠经经气行在此冷降为地部水液。糖尿病可导致机体免疫调节紊乱，出现不同的炎症反应，如头项强痛、目赤肿痛等，刺激腕骨穴可活血止痛，还有一定的消炎作用。

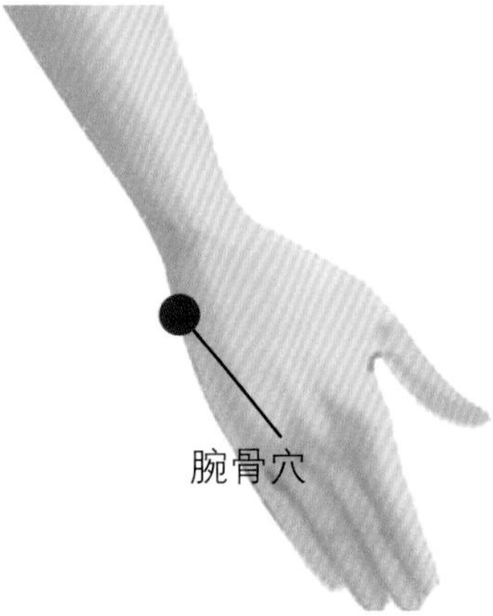

【定位】

在手掌尺侧，当第 5 掌骨基底与钩骨之间的凹陷处，赤白肉际。

【主治】

头项强痛、耳鸣、目翳、黄疸、热病、疟疾、指挛腕痛。

【功效】

舒筋活络，泌别清浊。

【日常保健】

» 按摩

用拇指指腹按揉腕骨穴穴位，注意按压时力度要适中，每次按摩 5 分钟，每天按摩 2 次。长期坚持，能够治疗糖尿病导致的免疫调节紊乱。

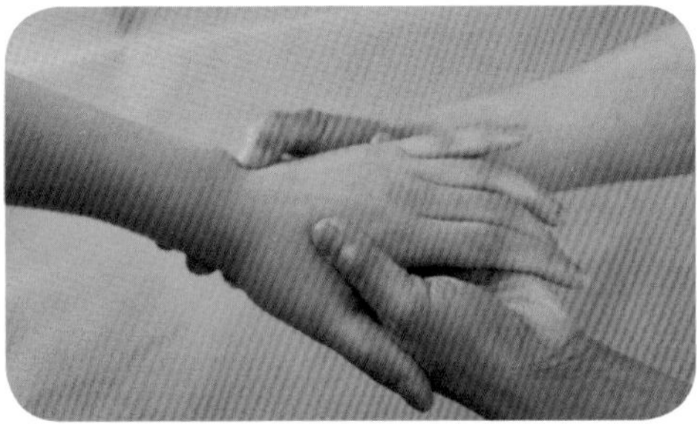

» 艾灸

宜采用温和灸。施灸时，手执艾条以点燃的一端对准腕骨穴，距离皮肤 1.5 ～ 3 厘米，以感到施灸处温热、舒适为度。每日灸 1 次，每次灸 10 ～ 20 分钟。具有舒筋活络的功效。

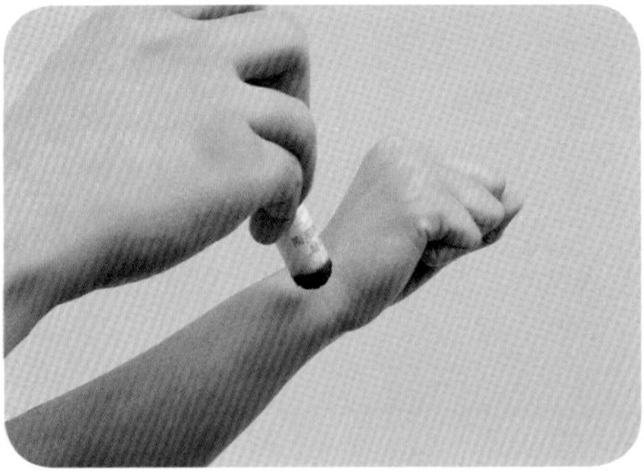

【配伍】

» 腕骨+足三里+三阴交

腕骨配足三里、三阴交，三穴配伍具有健脾增液的作用，主治消渴。

合谷穴

疏解面齿之风邪

合，汇聚；谷，两山之间的空隙。合谷名意指大肠经气血会聚于此并形成强盛的水湿风气场。合谷为全身反应的最大刺激点，可以降低血压、镇静神经，调整机能，开关节而利痹疏风，行气血，通经络。糖尿病所致免疫及内分泌调节紊乱，可出现各种感染及炎性症状，刺激合谷穴可调节内分泌、平衡免疫系统，还能改善脾胃功能。

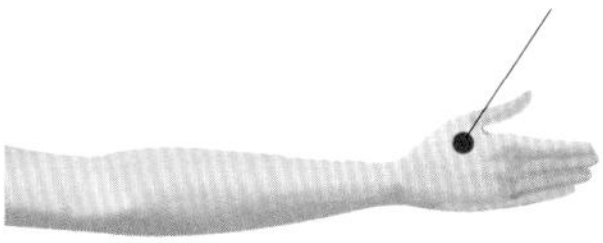

【定位】

在手背，第 1、2 掌骨间，当第 2 掌骨桡侧的中点处。

【主治】

头痛、高血压病、目赤肿痛、鼻衄、齿痛、牙关紧闭、口眼㖞斜、耳聋、痄腮、咽喉肿痛、热病无汗、多汗、腹痛、便秘、经闭、滞产。

【功效】

镇静止痛，通经活经，清热解表。

【日常保健】

» 按摩

常用拇指指腹垂直按压此穴，每次 1 ～ 3 分钟，每天坚持，不仅有健脾胃的作用，还可治疗糖尿病所致免疫及内分泌调节紊乱。

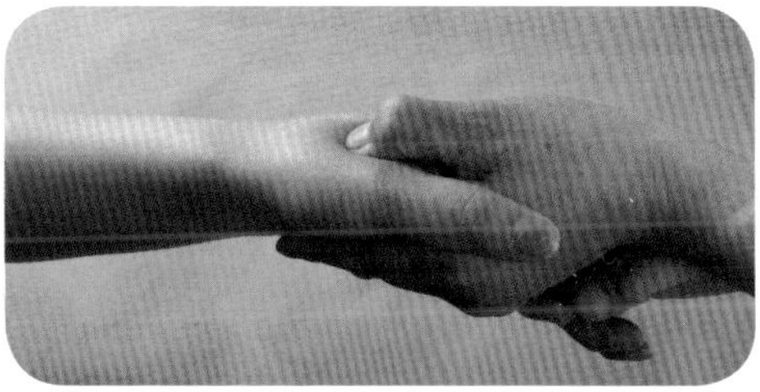

» 艾灸

宜采用温和灸。将点燃的艾条对准合谷穴，距离皮肤 1.5 ～ 3 厘米，以感到施灸处温热、舒适为度。每日灸 1 次，每次灸 5 ～ 10 分钟，灸至皮肤产生红晕为止，可治疗糖尿病所致的机体免疫及内分泌调节紊乱。

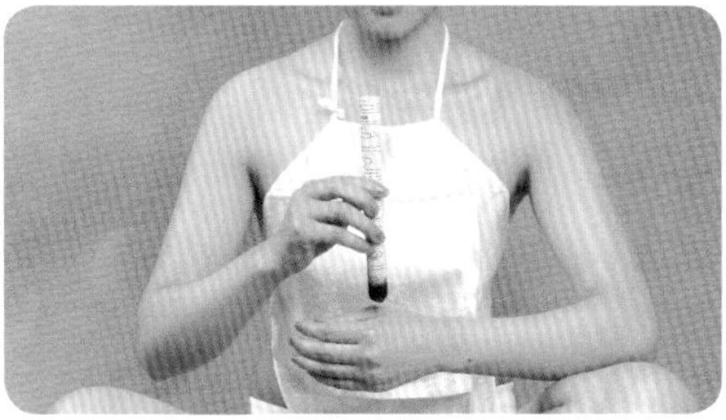

【配伍】

» 合谷+太冲+三阴交+涌泉

四穴配伍有镇静安神、平肝息风作用，主治糖尿病内分泌紊乱所致眩晕、高血压等病症。

承浆穴

生津止渴的要穴

承，承受；浆，水与土的混合物。是任脉与足阳明胃经的交会穴，该穴名意指任脉的冷降水湿及胃经的地部经水在此聚集。阴虚为本，火旺为标，阴虚就会导致持续长时间的过度口渴，表现为经常要喝水的症状，刺激承浆穴，可以扑灭体内过剩的火，防止津液耗损，还能促进上池之水——唾液的分泌，起到滋阴降火的作用。

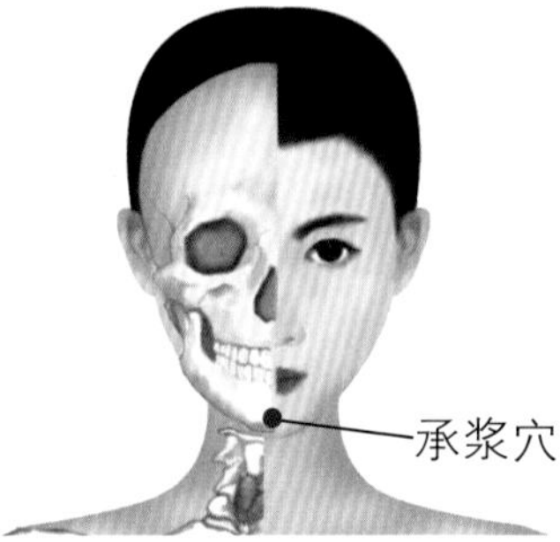

【定位】

在面部，当颏唇沟的正中凹陷处。

【主治】

口眼㖞斜、唇紧、面肿、齿痛、齿衄、龈肿、流涎、口舌生疮、暴喑不言、消渴嗜饮、小便不禁、癫痫。

【功效】

祛风通络，通调任督。

【日常保健】

» 按摩

用食指或中指指腹揉按承浆穴3～5分钟，1天1次，可治疗口眼㖞斜、牙痛、口舌生疮等病症，还能缓解糖尿病引起的不适症状。

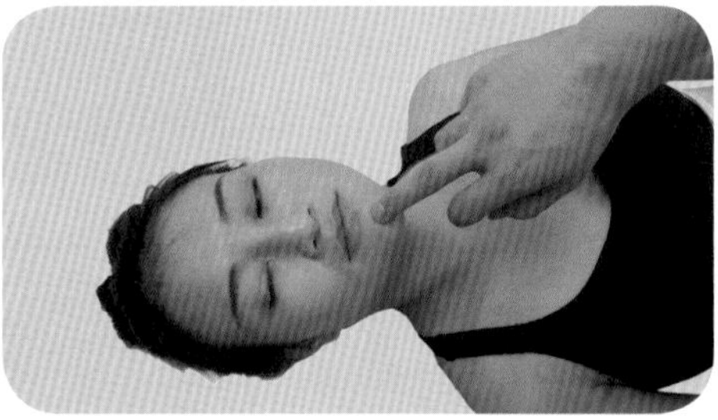

» 刮痧

用刮痧板角部刮拭承浆穴，力度轻柔，刮拭30～50次，隔天1次，可治疗面肿、小便不禁等，还能缓解糖尿病引起的不适症状。

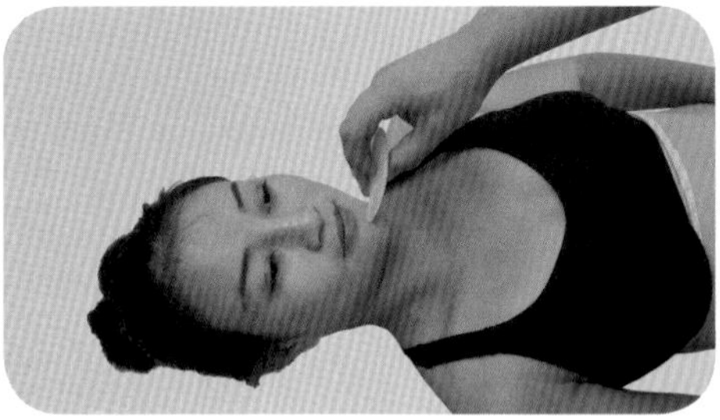

【配伍】

» 承浆+风府+下关+合谷

四穴配伍有清热、祛风止痛的作用，主治糖尿病虚火上炎导致的头项强痛、牙痛、三叉神经痛等头面部疼痛。

中脘穴

和胃健脾降血糖

中，指本穴相对于上脘穴、下脘穴二穴而为中；脘，空腔。中脘穴属奇经八脉之任脉，八会穴之腑会，为胃之募穴。阳气虚则导致小便频数、神疲乏力、身体畏寒、四肢冰凉，刺激中脘穴可以强壮人体阳气，调节脏腑功能，促进气血运行，起到温阳补气的作用。

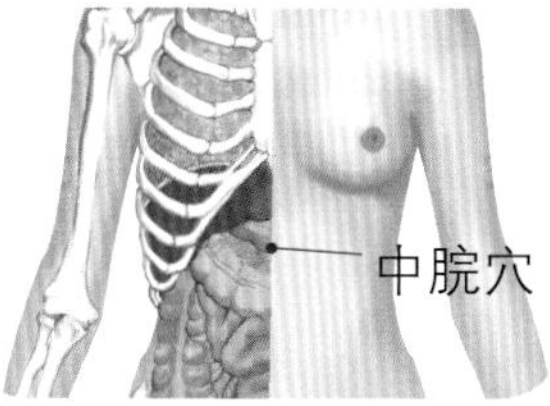

【定位】

在上腹部，前正中线上，当脐中上 4 寸。取穴时，可采用仰卧位，脐中与胸剑联合部（心窝上边）的中点为取穴部位。

【主治】

胃痛、腹痛、腹胀、呕逆、反胃、食不化、肠鸣、泄泻、便秘、便血、胁下坚痛、喘息不止、失眠、脏燥、癫痫、尸厥。

【功效】

和胃健脾，降逆利水。

【日常保健】

» 按摩

用拇指或中指指腹按压中脘穴约 30 秒，然后按顺时针方向按揉约 2 分钟，以局部出现酸、麻、胀感觉为佳。长期坚持，可改善便秘、头痛等病症，还能缓解糖尿病引起的不适症状。

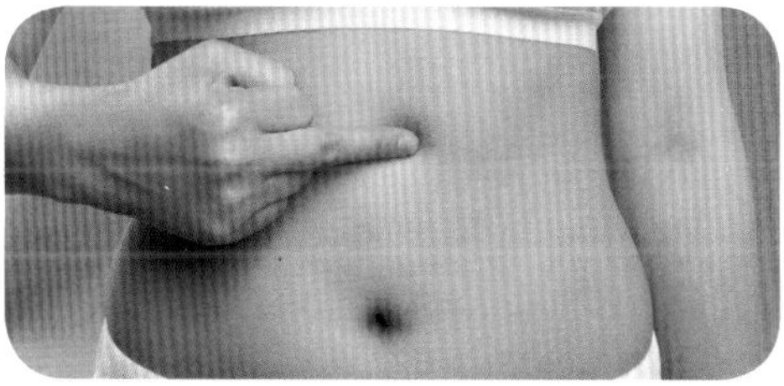

» 艾灸

用艾条温和灸灸中脘穴 5 ～ 10 分钟，每天 1 次。常灸中脘穴，可以治疗糖尿病引起的头痛、失眠等症状。

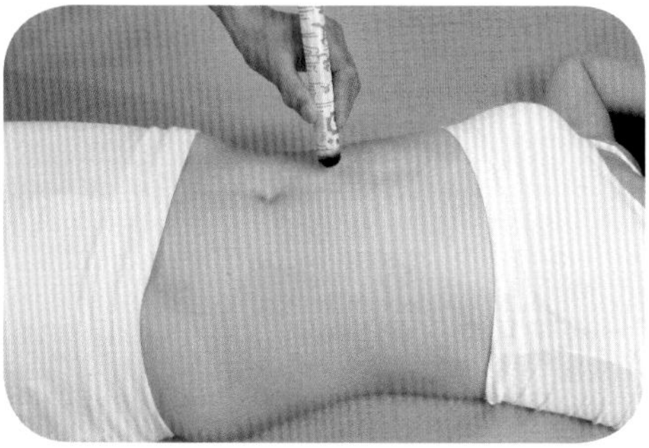

【配伍】

» 中脘+百会+足三里+神门

百会提神醒脑，足三里燥化脾湿，神门宁心安神。四穴配伍有补益心脾、安神定志的作用，主治糖尿病心脾两虚证，心神失于濡养导致的失眠、烦躁等病症。

关元穴

补虚温阳特效穴

关，关卡；元，元首。是小肠的募穴，关元名意指任脉气血中的滞重水湿在此关卡不得上行。糖尿病并发中枢神经系统或周围神经系统损害，会出现尿急、尿频、夜尿多、尿失禁等泌尿系统失调症状，刺激关元穴，可调节肾与膀胱的功能，起到培补元气的作用。

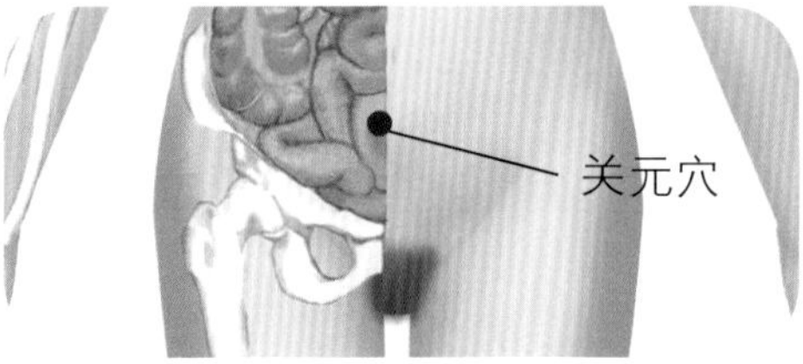

【定位】

在下腹部，前正中线上，当脐中下 3 寸。

【主治】

中风脱证、虚劳冷惫、羸瘦无力、少腹疼痛、霍乱吐泻、痢疾、脱肛、疝气、便血、溺血、小便不利、尿频、尿闭、遗精、白浊、阳痿、早泄、月经不调、经闭、经痛、赤白带下、阴挺、崩漏、阴门瘙痒、恶露不止、胞衣不下、消渴、眩晕。

【功效】

培元固本，补益下焦。

【日常保健】

» 按摩

用拇指指腹按揉关元穴 3 ～ 5 分钟，注意不可以过度用力，按揉时只要局部有酸胀感即可。长期按摩，可改善糖尿病引起的失眠。

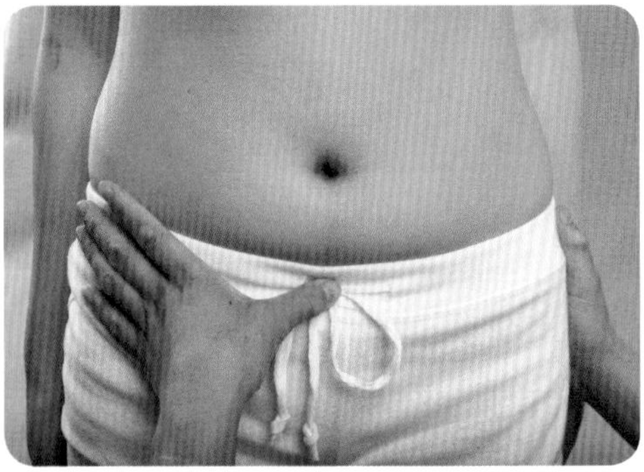

» 艾灸

用艾条温和灸灸关元穴 3 ～ 5 分钟，1 天 1 次，可缓解糖尿病引起的不适症状。

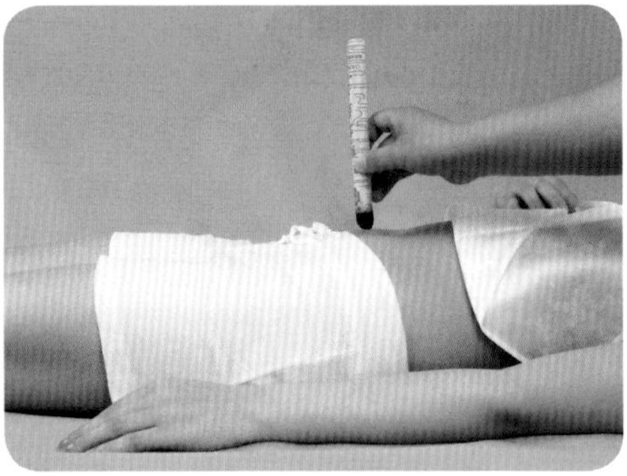

【配伍】

» 关元+三阴交+血海+中极

四穴配伍有活血调经的作用，主治糖尿病并发神经系统损害导致的尿道感染、痛经、月经不调等病症。

期门穴

养肝排毒功效佳

期，期望、约会之意；门，出入的门户。期门穴为肝经的最上一穴，为肝经之募穴，尽管其穴内气血空虚，但却募集不到气血物质，唯有期望等待，故名期门。肝功能异常是糖尿病的高发因素之一，糖尿病也会对肝脏造成一定程度的损害，刺激期门穴可以疏肝利胆，保护肝脏。

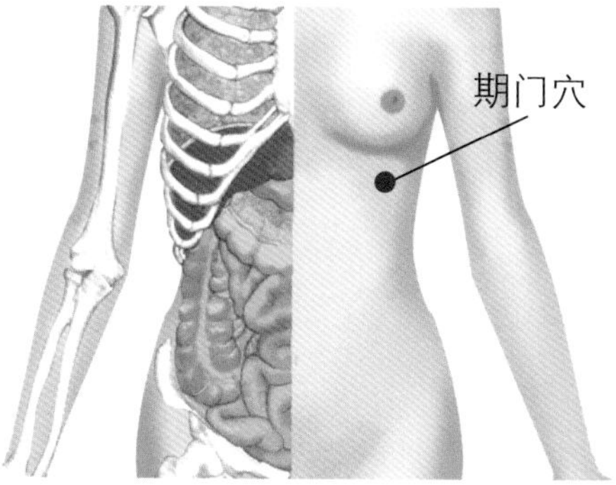

【定位】

在胸部，当乳头直下，第 6 肋间隙，前正中线旁开 4 寸。

【主治】

胸胁胀满疼痛、呕吐、呃逆、吞酸、腹胀、泄泻、饥不欲食、胸中热、喘咳、奔豚、疟疾、伤寒热入血室。

【功效】

健脾疏肝，理气活血。

【日常保健】

» 按摩

用双手拇指指腹按揉期门穴 100 ～ 200 次，长期坚持，能够治疗糖尿病引起的胸胁痛、吞酸等症状。

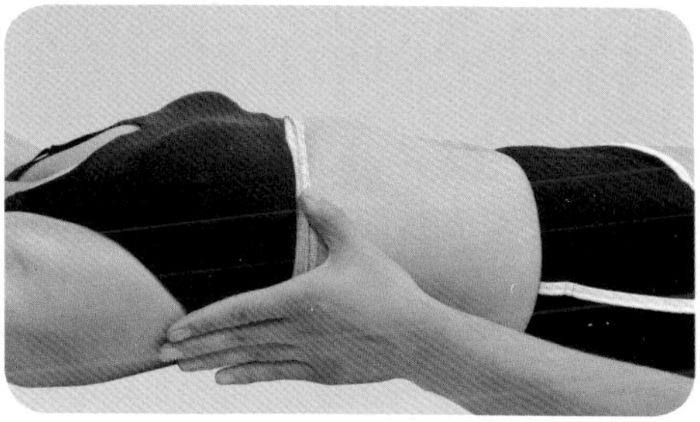

» 艾灸

手执艾条以点燃的一端对准期门穴，距离皮肤 1.5 ～ 3 厘米施灸，以感到施灸处温热、舒适为度。每日灸 1 ～ 2 次，每次灸 30 分钟左右，灸至皮肤产生红晕为止。具有健脾和胃、化痰消积的功效。

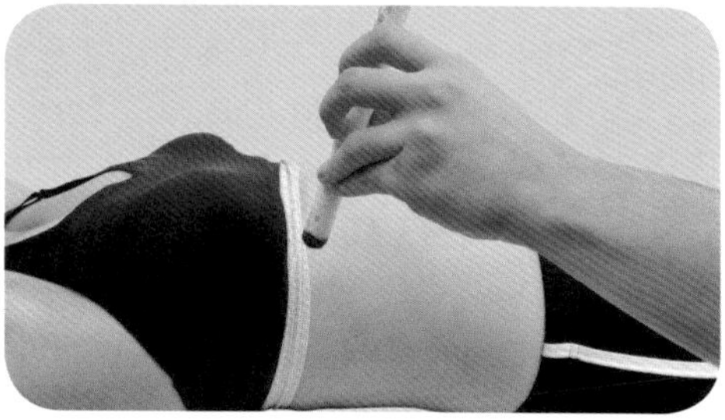

【配伍】

» 期门+内关+足三里

内关宁心安神，足三里燥化脾湿。三穴配伍，有生发胃气、理气活血的功效，主治呃逆、恶心、呕吐等脾胃不和的症状。

肺俞穴

减轻糖尿病的并发症

肺，肺脏；俞，输注。本穴为肺之背俞穴，属足太阳膀胱经，是治疗肺脏疾病的要穴。糖尿病并发症所致微小血管病变及神经病变对心肺造成很大的伤害，刺激肺俞穴可调节心肺功能，预防及减轻糖尿病的并发症。

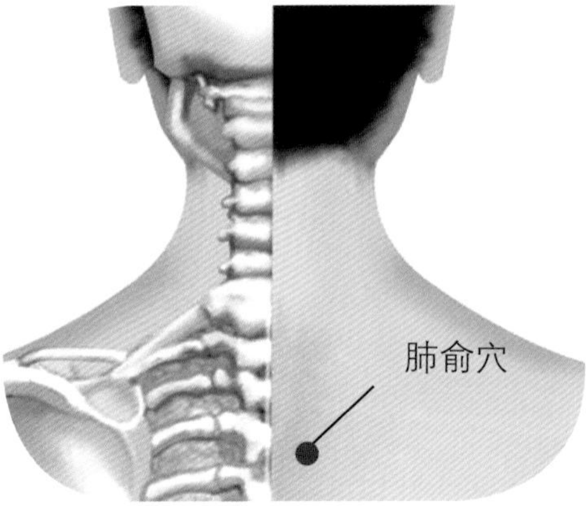

【定位】

在背部，当第 3 胸椎棘突下，旁开 1.5 寸。

【主治】

咳嗽、气喘、吐血、骨蒸、潮热、盗汗、鼻塞。

【功效】

解表宣肺，肃降肺气。

【日常保健】

» 按摩

将两手拇指指腹放置在肺俞穴上，逐渐用力下压，按而揉之，使患处产生酸、麻、胀、重的感觉。反复操作 5 ～ 10 分钟，每日或隔日 1 次，能够改善心肺功能，缓解糖尿病并发症所致的不适症状。

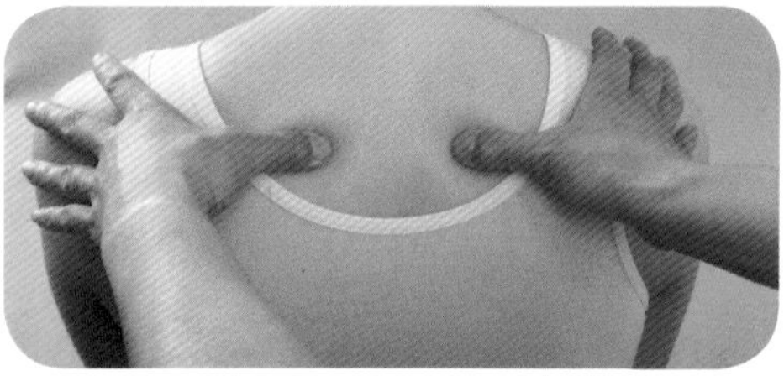

» 艾灸

艾条点燃后放于穴位上方，距离皮肤 2 ～ 3 厘米左右进行熏灸，使局部有舒适温热感而无灼痛为宜，一般每次灸 10 ～ 15 分钟，以局部微红为度。每日或隔日 1 次，可改善胸闷、咳嗽、气喘等，缓解糖尿病并发症所致的不适症状。

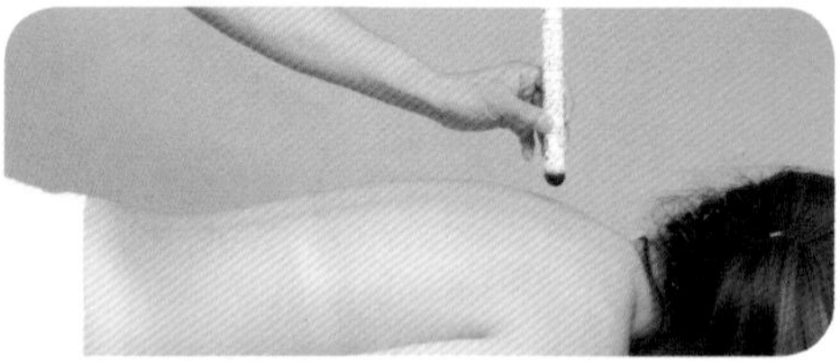

【配伍】

» 肺俞+膏肓+三阴交+涌泉

四穴配伍有补虚损、清热的作用，主治阴虚型糖尿病所致的骨蒸潮热、盗汗等病症。

膈俞穴

活血通脉能止痛

膈俞穴是足太阳膀胱经的常用腧穴之一，又是八会穴之血会。经常刺激本穴，不仅具有活血化瘀的作用，还兼能养血生血、健脾补心。糖尿病并发症所致小血管堵塞，会引起头痛发热、心悸胸痛、下肢溃疡等病症，刺激膈俞穴能加速血液流通，改善机体功能。

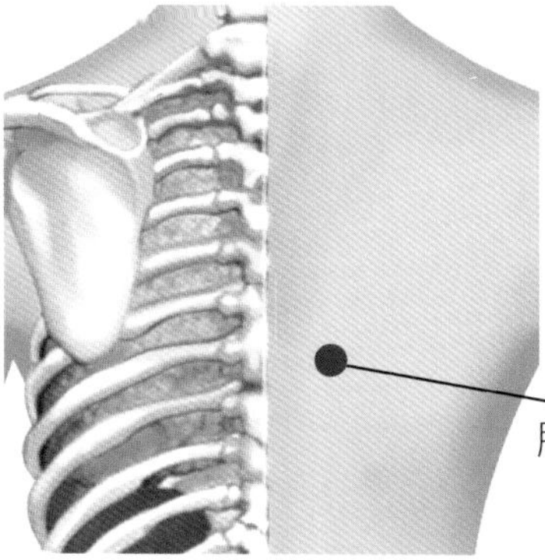

【定位】

在背部，当第 7 胸椎棘突下，旁开 1.5 寸。

【主治】

呕吐、呃逆、气喘、咳嗽、吐血、潮热、盗汗。

【功效】

理气宽胸，活血通脉。

【日常保健】

» 按摩

用双手拇指指腹分别按揉两侧的膈俞穴。按揉的手法要均匀、柔和，以局部有酸痛感为佳。早晚各 1 次，每次按揉 2 ～ 3 分钟。长期坚持，能够治疗糖尿病各种并发症及血症。

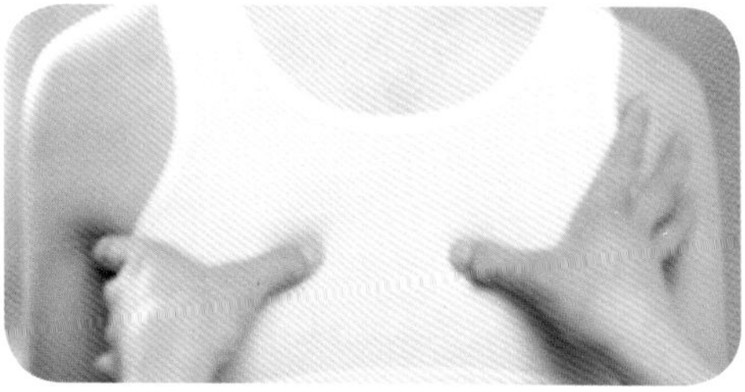

» 艾灸

手执艾条以点燃的一端对准膈俞穴，距离皮肤 1.5 ～ 3 厘米，于左右方向平行往复或反复旋转施灸，以感到施灸处温热、舒适为度。每日灸 1 ～ 2 次，每次灸 15 ～ 20 分钟左右，灸至皮肤产生红晕为止。能够治疗糖尿病各种并发症及血症。

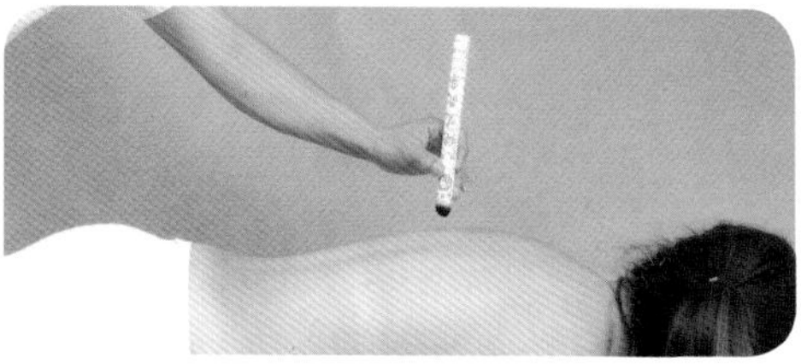

【配伍】

» 膈俞+曲池+血海+三阴交

四穴配伍有祛风清热、活血止痒的作用，主治糖尿病并发症所致的荨麻疹、皮肤瘙痒等皮肤不适。

胰俞穴

治疗糖尿病的经验效穴

胰俞穴又名胃脘下俞穴，在足太阳膀胱经循行路线上，是经外奇穴，临床发现刺激此穴对控制糖尿病所致的血糖异常有显著的效果，以拔罐疗法为最佳。

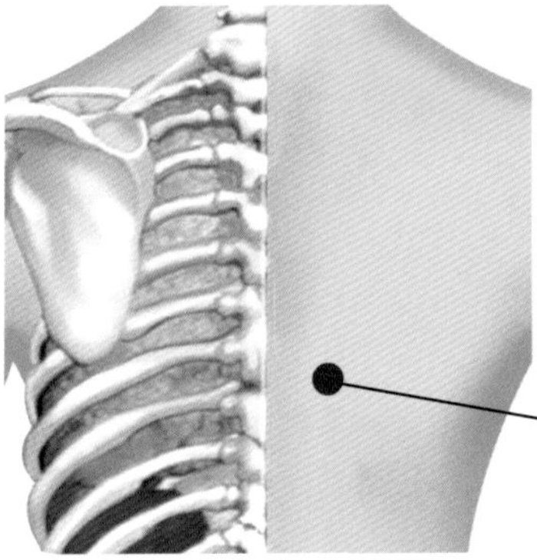

【定位】

在腰部，当第 8 胸椎棘突下旁开 1.5 寸，膈俞穴与肝俞穴之间。

【主治】

胃脘痛、呃逆、口苦咽干、大便不调、多饮多尿、消食、盗汗遗精、肢体无力、肌肉酸楚。

【功效】

疏肝利胆，活血化瘀，养胰健脾，调和肠胃。

【日常保健】

» 按摩

用拇指指腹按顺时针方向按揉胰俞穴约 2 分钟，然后按逆时针方向按揉约 2 分钟，以局部出现酸、麻、胀感觉为佳。长期按摩，可治疗糖尿病、胃痛等病症。

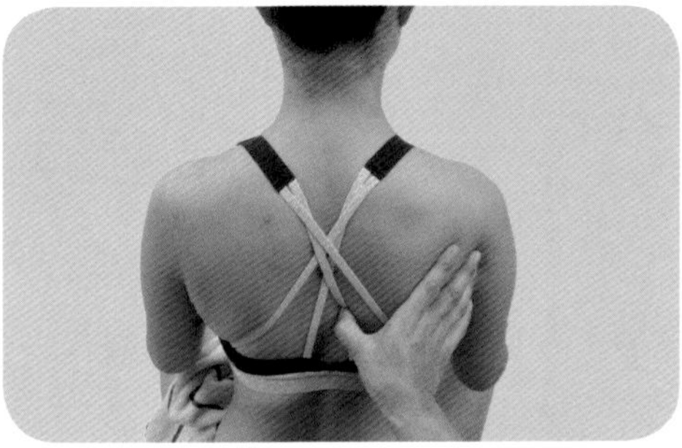

» 拔罐

用单纯拔罐法将罐吸拔在胰俞穴上，留罐 10 ～ 15 分钟，隔天 1 次，可治疗糖尿病、胸膜炎等病症。

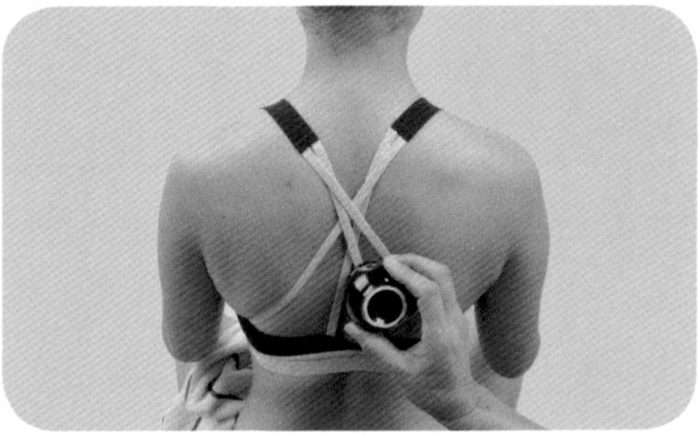

【配伍】

» 胰俞+风市+血海+三阴交

四穴配伍有疏风润燥的作用，主治糖尿病所致的内分泌紊乱及皮肤瘙痒、荨麻疹等皮肤病症。

肝俞穴

肝脏的保健穴

肝，肝脏；俞，输注。肝俞穴名意指肝脏的水湿风气由此外输膀胱经，肝之背俞穴，是治疗肝胆疾患的要穴。糖尿病患者深受病症和治疗的煎熬，难免存在情绪问题，出现失眠多梦、心烦气躁的症状，刺激肝俞穴可起到调肝护肝、疏肝解郁的作用。

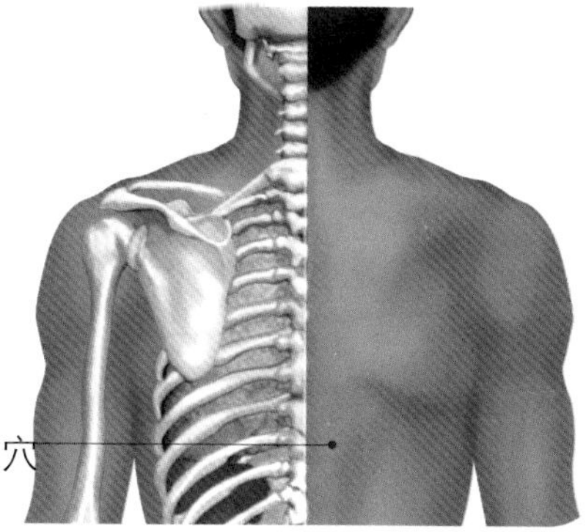

【定位】

在背部，当第 9 胸椎棘突下，旁开 1.5 寸。

【主治】

黄疸、胁痛、吐血、目赤、目眩、雀目、癫狂痫、脊背痛。

【功效】

疏肝利胆，理气明目。

【日常保健】

» 按摩

用双手拇指指腹按揉肝俞穴 100～200 次，每天坚持，能够治疗糖尿病引起的失眠多梦。

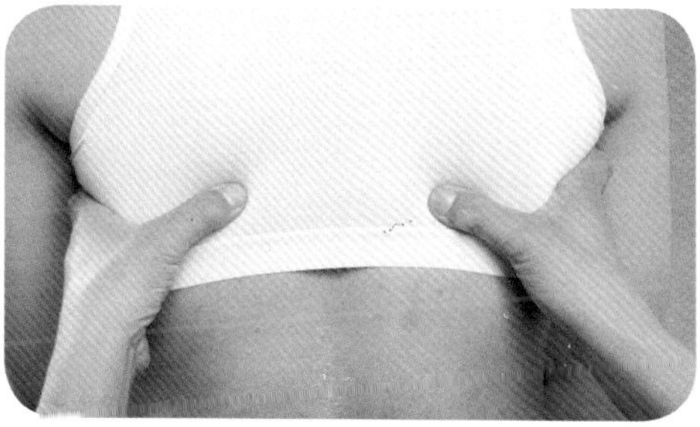

» 艾灸

手执艾条以点燃的一端对准肝俞穴，距离皮肤 1.5 ～ 3 厘米，以感到施灸处温热、舒适为度。每日灸 1 次，每次灸 3 ～ 5 分钟。可清肝明目，治疗糖尿病引起的失眠多梦、眼疾等病症。

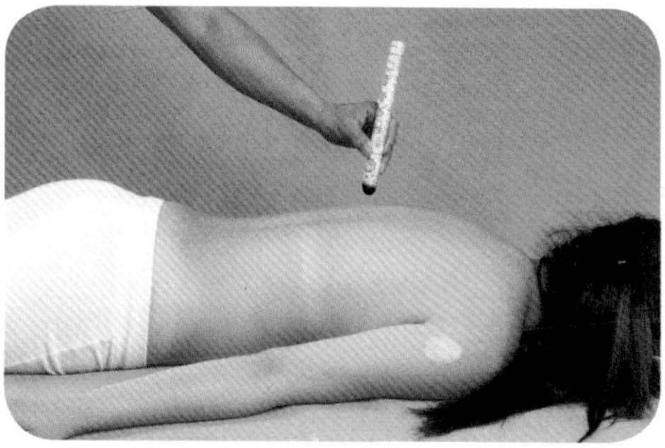

【配伍】

» 肝俞+百会+太冲+涌泉

四穴配伍有平肝潜阳、清热明目的作用，主治肝阳上亢型糖尿病所致的头昏头痛、眩晕等病症。

脾俞穴

益气健脾消化好

脾，脾脏；俞，输注。属足太阳膀胱经，为脾之背俞穴，内应脾脏，为脾经经气转输之处，善利脾脏水湿。刺激该穴可增强脾脏的运化功能，促进消化吸收，减少血液中的血糖数值。该穴主治脾的病症，尤其是因消化功能减弱而致的身体虚弱。

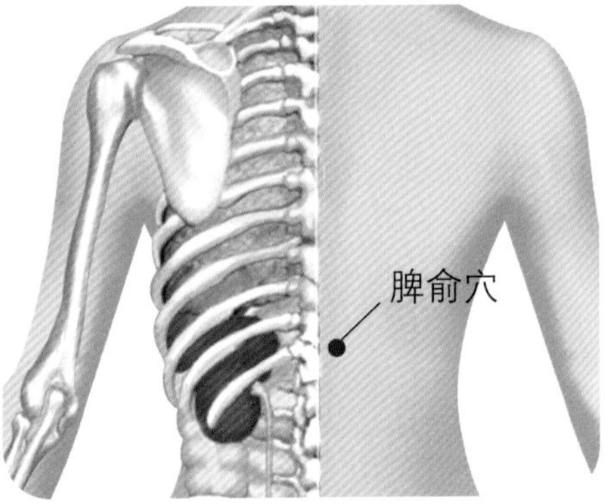

【定位】

在背部，当第 11 胸椎棘突下，旁开 1.5 寸。

【主治】

胃溃疡、胃炎、胃痉挛、神经性呕吐、肠炎。

【功效】

健脾和胃，利湿升清。

【日常保健】

» 按摩

用双手拇指指腹按揉脾俞穴 100 ～ 200 次，力度适中，每天坚持，能够治疗脾肾阳虚型糖尿病引起的不适症状。

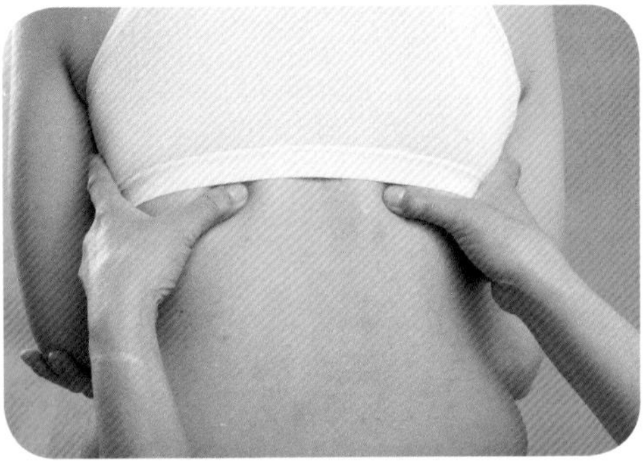

» 艾灸

手执艾条以点燃的一端对准脾俞穴，距离皮肤 1.5 ～ 3 厘米施灸，以感到施灸处温热、舒适为度。每日灸 1 ～ 2 次，每次灸 10 分钟左右。可治疗脾肾阳虚型糖尿病引起的不适症状。

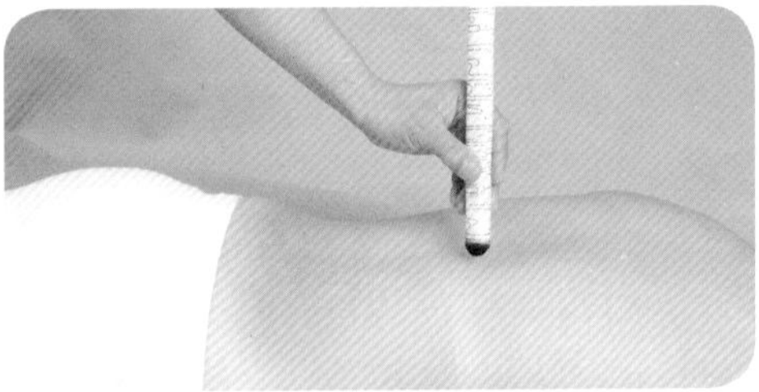

【配伍】

» 脾俞+膈俞+大椎+血海

四穴配伍有行气活血的作用，主治瘀血内阻型糖尿病所致的胸闷胸痛、肢体麻木、下肢溃疡等病症。

三焦俞穴

调节内分泌要穴

三焦俞穴是足太阳膀胱经的常用俞穴之一，为三焦背俞穴，善于外散三焦之热。人体水液代谢是一个复杂的生理过程，其升降出入，周身环流，必须以三焦为通道才能实现。中医的消渴症包括上中下三消，刺激三焦俞穴可以升阳益气、利水消肿，其内应周身脏腑，调节糖尿病所致的内分泌紊乱。

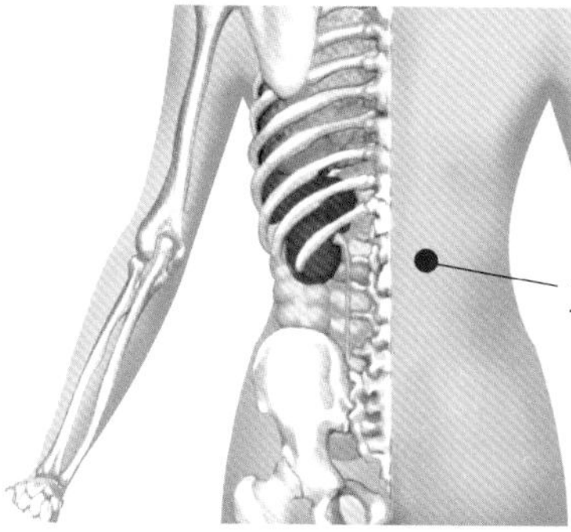

【定位】

在腰部，当第1腰椎棘突下，左右旁开2指宽处。

【主治】

记忆力减退、发烧、失眠、肾炎、腹胀、青春痘、糖尿病、遗精。

【功效】

通利三焦，温阳化湿。

【日常保健】

» 按摩

被按摩者俯卧，按摩者用双手拇指按顺时针方向按揉三焦俞穴约2分钟，然后按逆时针方向按揉约2分钟，以局部出现酸、麻、胀感觉为佳。每天1次，可调节糖尿病所致的内分泌紊乱。

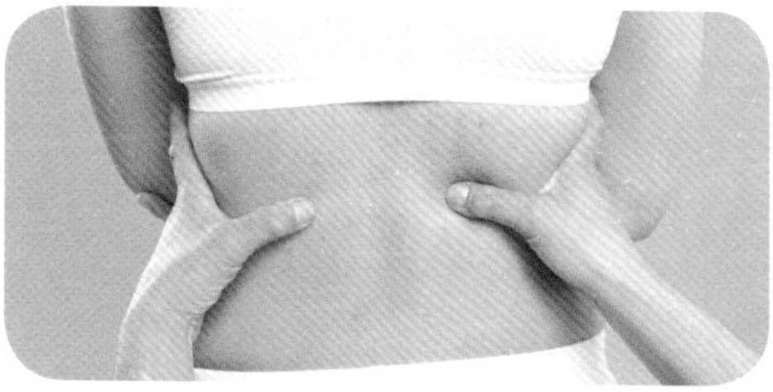

» 艾灸

手执艾条以点燃的一端对准三焦俞穴，距离皮肤1.5～3厘米施灸，以感到施灸处温热、舒适为度。每日灸1次，每次灸10分钟左右，灸至皮肤产生红晕为止。可治疗糖尿病引起的腰痛、排尿不利等病症。

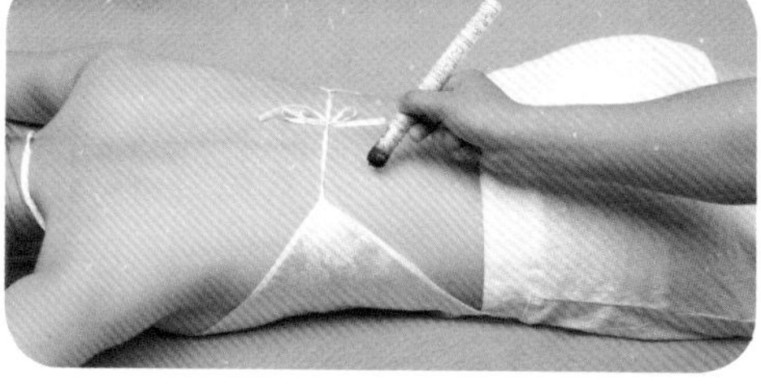

【配伍】

» 三焦俞+身柱+命门+腰阳关

四穴配伍有温补肾阳、强壮腰膝的作用，主治肾阳虚型糖尿病所致的腰膝酸软、尿频等症状。

肾俞穴

强壮肾气的要穴

肾，肾脏；俞，输注。肾俞穴属足太阳膀胱经，为肾之背俞穴，善于外散肾脏之热，培补肾元。肾阴虚是糖尿病的前期病机之一，后期可发展为阴阳俱虚，刺激肾俞穴可促进肝脏的血流量，改善肝脏的血液循环，达到强肾护肾的目的。

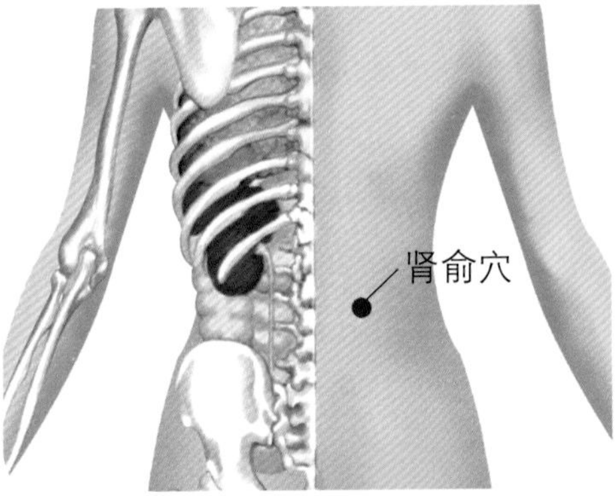

【定位】

在腰部，当第 2 腰椎棘突下，旁开 1.5 寸。

【主治】

遗尿、遗精、阳痿、月经不调、白带、水肿、耳鸣、耳聋、腰痛。

【功效】

益肾助阳，强腰利水。

【日常保健】

» 按摩

用拇指按揉肾俞穴 100 ～ 200 次，力度适中，手法连贯，按至局部有酸胀感为宜。每天坚持，能够缓解肾气不足型糖尿病腰膝酸软、下肢无力、疼痛不适的症状。

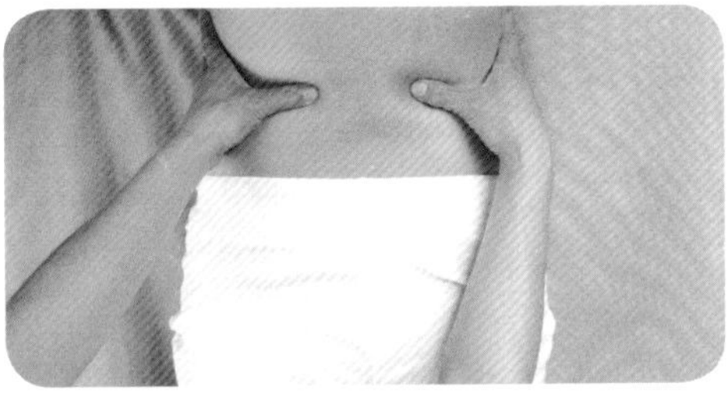

» 艾灸

手执艾条以点燃的一端对准肾俞穴，距离皮肤 1.5 ～ 3 厘米，左右方向平行往复或反复旋转施灸，以感到施灸处温热、舒适为度，灸至皮肤产生红晕为止。具有滋阴补肾的功能，可改善肾气不足型糖尿病。

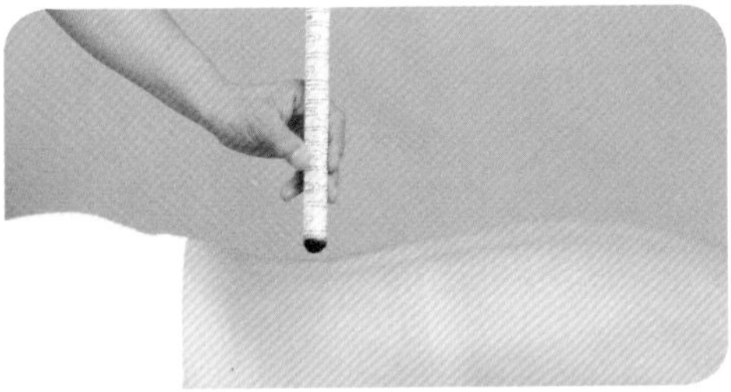

【配伍】

» 肾俞+关元+三阴交+太溪

肾俞配关元、三阴交、太溪，具有温补元阳、健运利湿的作用，主治肾炎、腰痛、小便不利、水肿等病症。

至阴穴

头病的奇效穴

至，到达；阴，寒湿水气。至阴名意指体内膀胱经的寒湿水气由此外输体表。糖尿病并发微血管病变，导致微小脉络堵塞，气血不通于头面，则出现头项强痛、目涩、鼻塞等病症，刺激至阴穴，可疏通经脉、清利头目，减轻局部症状。

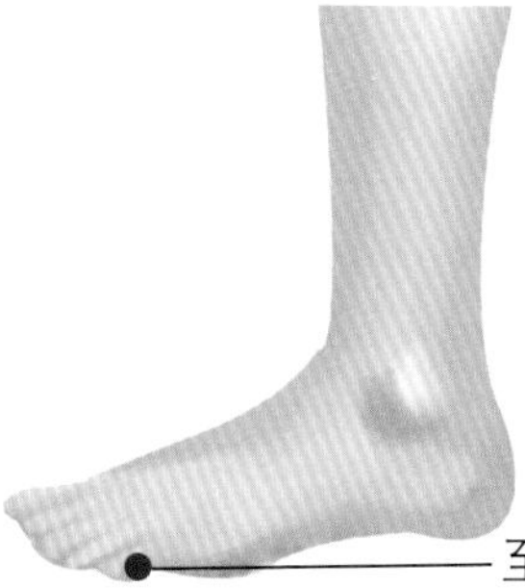

【定位】

在足小趾末节外侧，距趾甲角 0.1 寸。

【主治】

头痛、目痛、鼻塞、鼻衄、胎位不正、难产。

【功效】

正胎催产，理气活血，清头明目。

【日常保健】

» 按摩

用拇指指腹按揉至阴穴 50 ～ 100 次，每天坚持，能够治疗糖尿病并发微血管病变，如头痛。

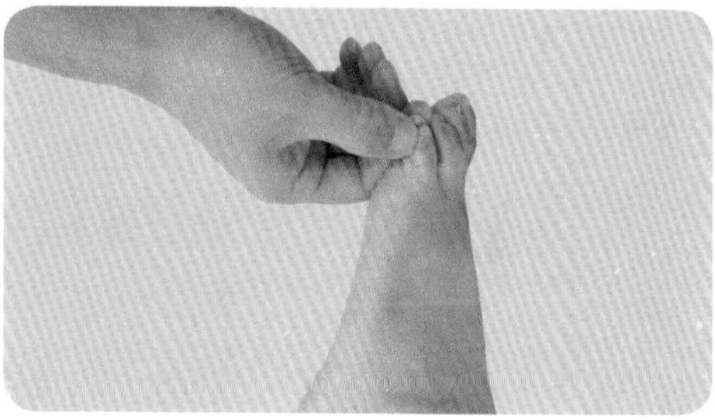

» 艾灸

用艾条温和灸灸至阴穴 5 ～ 10 分钟，每天 1 次，可治疗糖尿病并发微血管病变。

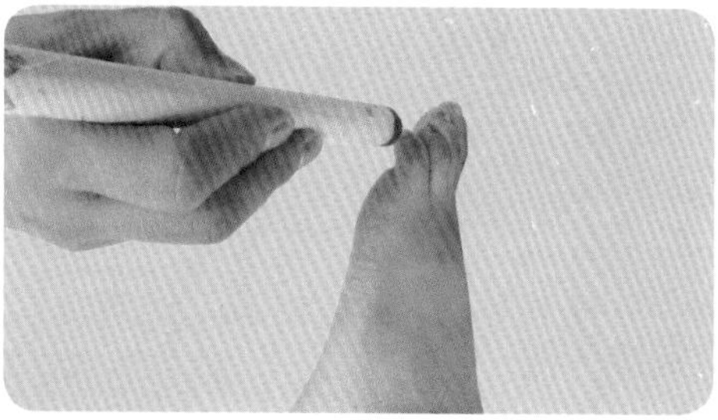

【配伍】

» 至阴+三阴交+血海+足三里

四穴配伍有调冲任的作用，主治糖尿病内分泌紊乱所致月经不调、痛经等妇科病症。

» 至阴+风池+攒竹+印堂

四穴配伍有祛风邪、清头目的作用，主治气血瘀阻型糖尿病所致头痛、目痛等病症。

然谷穴

调摄肾阴的“大功臣”

然，然骨；谷，两山所夹空隙。然谷穴是足少阴肾经荥穴，名意指肾经外涌的地部经水在此大量气化。肾阴虚，津液灌注不足，脏腑器官失于濡养，则出现口干舌燥、烦躁失眠等消渴症状，刺激然谷穴可补益肾阴，改善糖尿病根本病机。

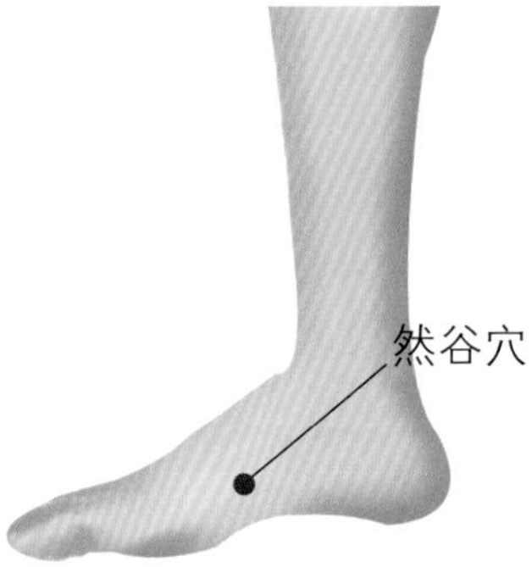

【定位】

在足内侧缘，足舟骨粗隆下方，赤白肉际。

【主治】

月经不调、阴挺、阴痒、白浊、遗精、阳痿、小便不利、泄泻、胸胁胀痛、咳血、小儿脐风、口噤不开、消渴、黄疸、下肢痿痹、足跗痛。

【功效】

泻热，消胀，宁神。

【日常保健】

» 按摩

用拇指用力按揉然谷穴 50 ～ 100 次，每天坚持，能够治疗肾阴虚型糖尿病。

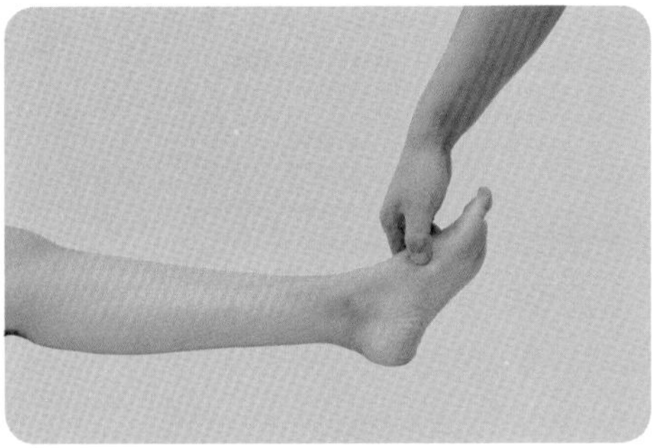

» 艾灸

宜采用温和灸。每日灸 1 次，每次灸 3 ～ 7 分钟左右，灸至皮肤产生红晕为止。可改善肾阴虚型糖尿病、阳痿等症。

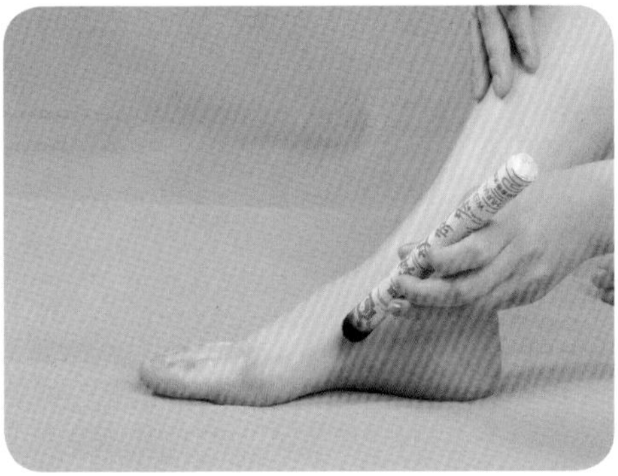

【配伍】

» 然谷+伏兔+足三里+委中

四穴配伍有通络舒筋的作用，主治肾阴虚型糖尿病所致的下肢痿痹等虚证。

大钟穴

强腰壮骨的要穴

大，巨大；钟，古指编钟，为一种乐器，其声浑厚洪亮。大钟穴属足少阴肾经，为足少阴之络穴，该穴名意指肾经经水在此如瀑布从高处落下。肾气亏虚，摄纳无权，则出现久病咳喘，小便频数清长，肾阳不足以鼓动气机，则可出现便秘。刺激大钟穴，可以兴奋藏聚在此处的肾气。

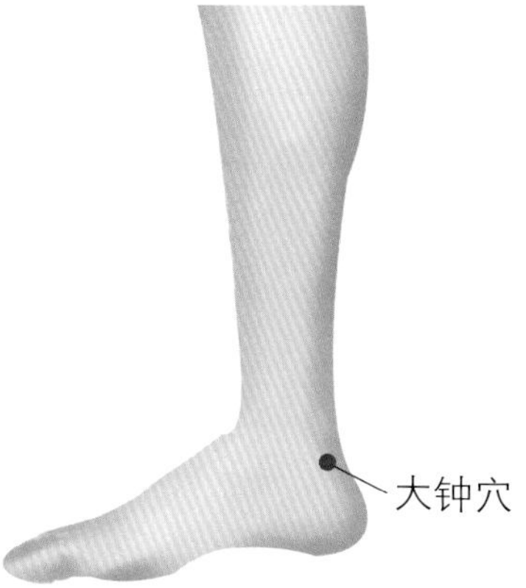

【定位】

在足内侧，内踝下方，当跟腱附着部的内侧前方凹陷处。

【主治】

咯血、气喘、腰脊强痛、痴呆、嗜卧、足跟痛、二便不利、月经不调。

【功效】

益肾平喘，调理二便。

【日常保健】

» 按摩

用拇指指腹按揉大钟穴 30 ～ 50 次，也可用指腹按住此处 6 秒钟，然后慢慢松开，如此反复按压，可醒神健脑、大脑保健。尤其对精力不足、昏昏沉沉患者及中老年人最适用。

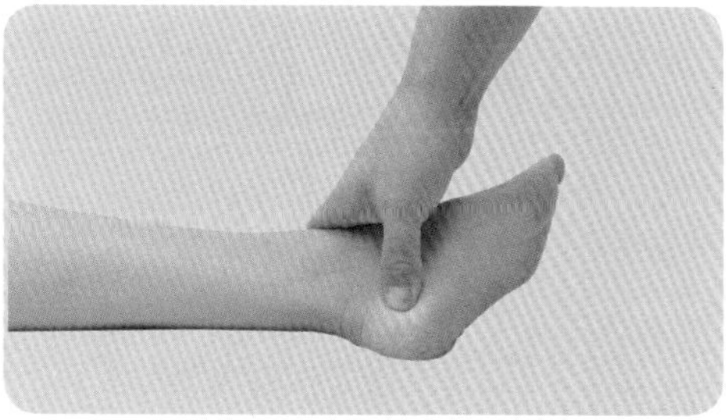

» 艾灸

艾炷灸或温针灸 3 ～ 5 壮；艾条温灸 5 ～ 10 分钟。每天 1 次，可缓解阴虚型糖尿病、肾虚气喘。

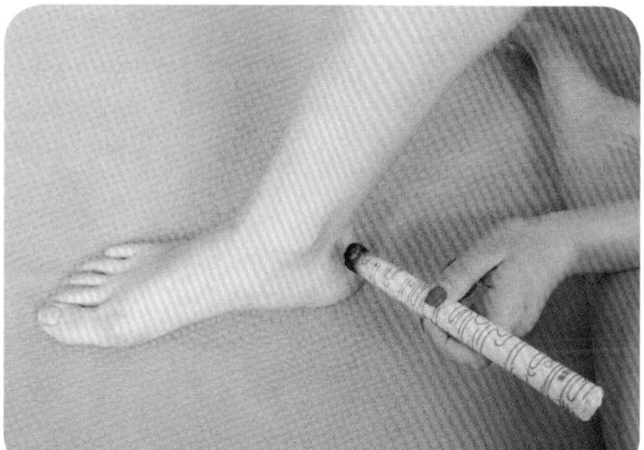

【配伍】

» 大钟+神门+太溪+内关

四穴配伍有滋阴补血、安神定志的作用，主治阴虚型糖尿病所致心悸、失眠等病症。

水泉穴

清热益肾的关键穴

水，水液；泉，水潭。该穴名意指肾经水液在此聚集形成水潭，是足少阴肾经的常用腧穴之一。糖尿病的内分泌与代谢紊乱与中医所说的水液代谢相关，刺激水泉穴，能促进代谢的有序进行，改善糖尿病所致的代谢障碍。

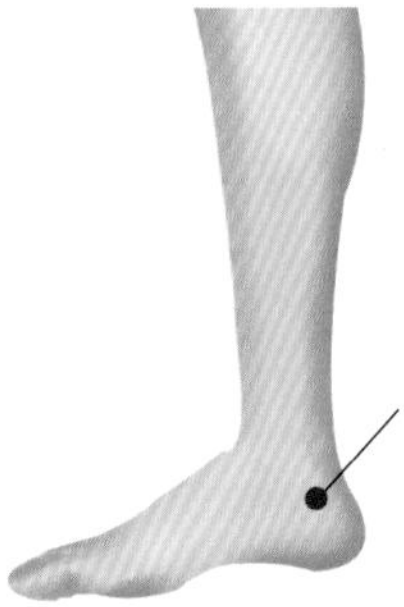

【定位】

在足内侧，内踝后下方，当太溪直下1寸，跟骨结节的内侧凹陷处。

【主治】

月经不调、痛经、阴挺、小便不利、目昏花、腹痛。

【功效】

清热益肾，通经活络。

【日常保健】

» 按摩

用拇指指腹用力按揉水泉穴100～200次，每天坚持，能够治疗糖尿病引起的内分泌失调。

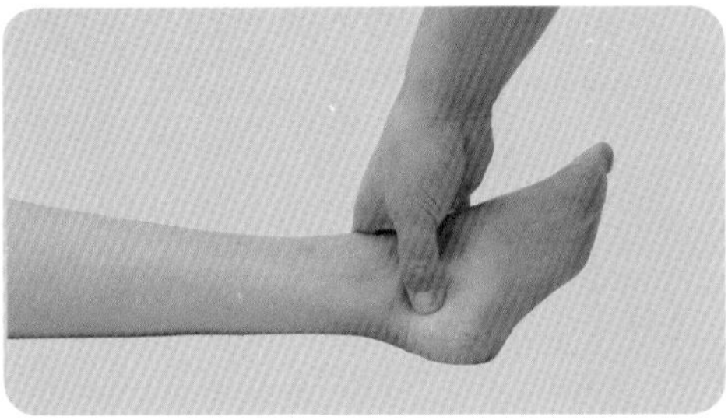

» 艾灸

艾炷灸或温针灸3～5壮，艾条温灸5～10分钟，每天1次，可改善糖尿病引起的内分泌失调。

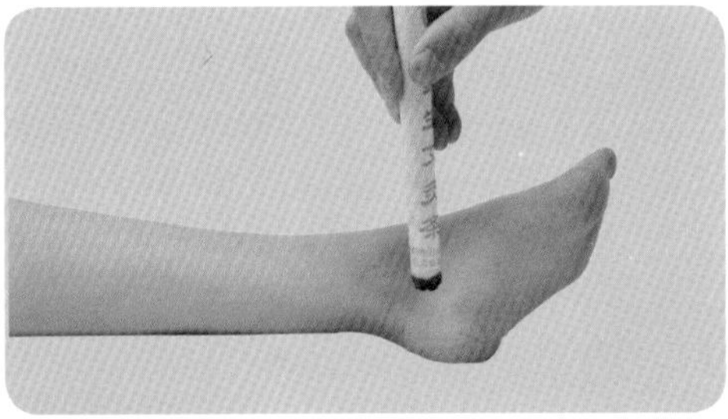

【配伍】

» 水泉+气海+血海+三阴交

四穴配伍有调经血、理下焦的作用，主治糖尿病所致的内分泌失调及月经不调、痛经等病症。

» 水泉+承山+昆仑+太溪

四穴配伍有舒筋活络壮骨的作用，主治肾虚型糖尿病所致腰膝酸软、足跟痛等病症。

照海穴

通调三焦治消渴

照，照射；海，大水。照海穴是八脉交会穴，该穴名意指肾经经水在此大量蒸发。三消型糖尿病可出现肺热津伤、胃燥阴伤，又有肾精虚亏之症状，刺激照海穴能滋肾清热、通调三焦，可缓解咽喉干燥、目赤、失眠等症状。

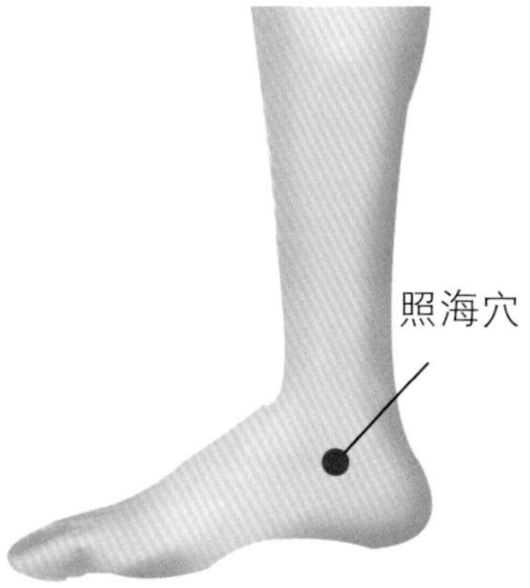

【定位】

在足内侧，内踝尖下方凹陷处。

【主治】

咽喉干燥、痫证、失眠、嗜卧、惊恐不宁、目赤肿痛、月经不调、痛经、赤白带下、阴挺、阴痒、疝气、小便频数、不寐、脚气。

【功效】

滋阴清热，调经止痛。

【日常保健】

» 按摩

用拇指指腹用力按揉照海穴100～200次，每天坚持，能够治疗三消型糖尿病。

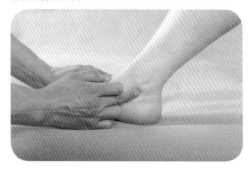

» 艾灸

艾炷灸或温针灸3～5壮；艾条温灸5～10分钟。每天1次，可改善三消型糖尿病引起的不适症状。

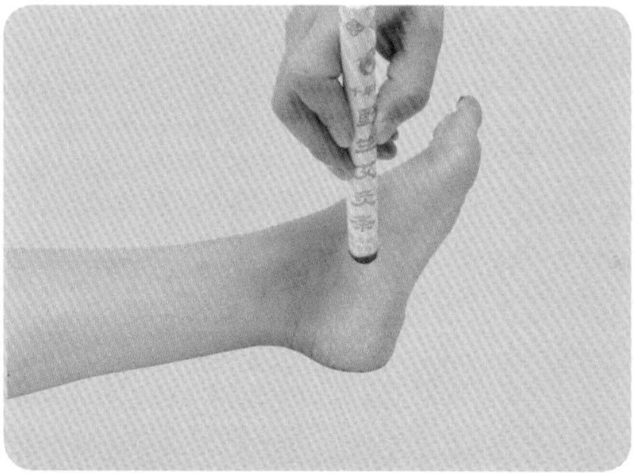

【配伍】

» 照海+中极+血海+三阴交

四穴配伍有调经活血止带的作用，主治糖尿病所致的内分泌不调及月经不调、痛经、赤白带下等病症。

解溪穴

改善脑供血不足

解，分解；溪，地面流行的经水。解溪穴属足阳明胃经，为胃经之经穴，是胃经的母穴，该穴名意指胃经的地部经水由本穴散解，流溢四方。糖尿病并发症会导致微小血管供血不足和微小神经的损害，刺激解溪穴健运脾胃、补益气血，可改善受累器官的营养与修复。

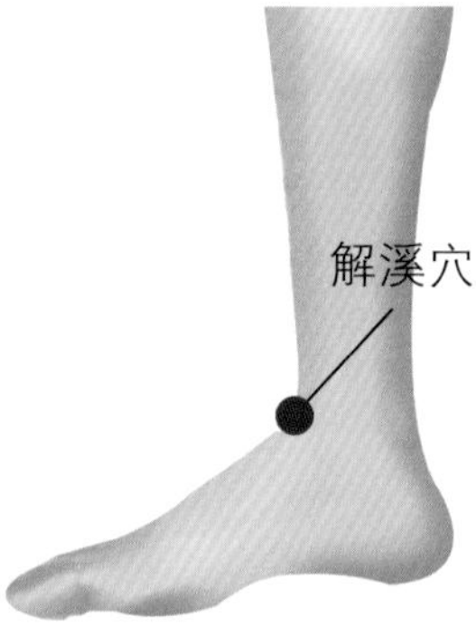

【定位】

在足背与小腿交界处的横纹中央凹陷处，当拇长伸肌腱与趾长伸肌腱之间。

【主治】

头痛、眩晕、癫狂、腹胀、便秘、下肢痿痹。

【功效】

舒筋活络，清胃化痰，镇惊安神。

【日常保健】

» 按摩

用拇指指腹按压在解溪穴上，按而揉之，局部产生酸、胀、痛感，再屈伸踝关节，加强指压的感觉，然后用揉法放松。左右两侧交替进行，10～15分钟。每日1～2次。可缓解前额或眉棱骨疼痛。

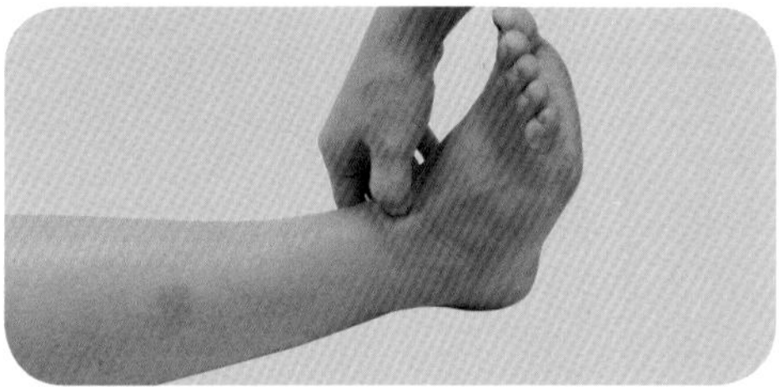

» 艾灸

手执艾条以点燃的一端对准解溪穴，距离皮肤1.5～3厘米施灸，以感到施灸处温热、舒适为度。每日灸1次，每次灸10分钟左右，灸至皮肤产生红晕为止。可治疗糖尿病并发症。

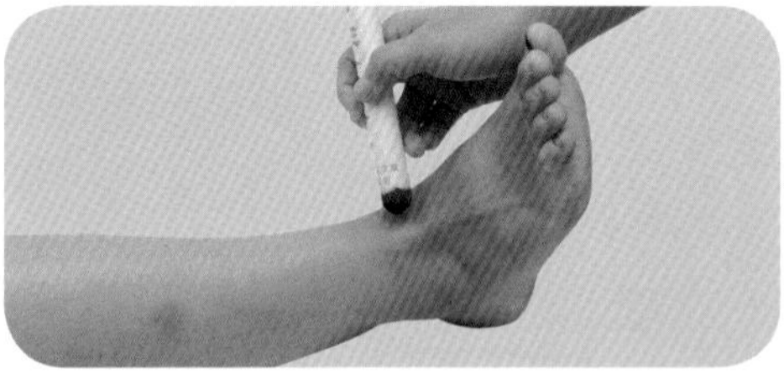

【配伍】

» 解溪+昆仑+商丘+太溪

昆仑舒筋活络，商丘通调肠胃，太溪滋阴益肾。四穴配伍运用舒筋活络的功效，主治肾虚型糖尿病所致的足跟痛等病症。

冲阳穴

主治下肢血管病变

冲，穴内物质运动之状；阳，阳气。冲阳穴是足阳明胃经的原穴，该穴名意指本穴的地部经水气化冲行天部。《黄帝内经》说，阳明属胃，主受纳水谷、化生气血、营养全身、滋润宗筋，刺激冲阳穴，可以调节多个系统疾病。

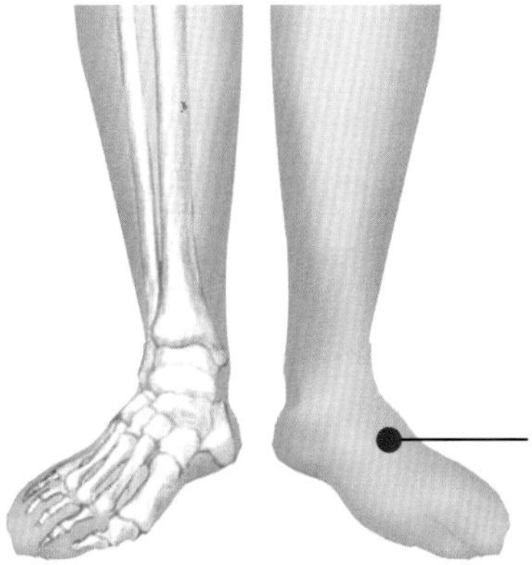

【定位】

在足背最高处，当拇长伸肌腱和趾长伸肌腱之间，足背动脉搏动处。

【主治】

口眼㖞斜、面肿、齿痛、癫狂痫、胃病、足痿无力。

【功效】

和胃化痰，通络宁神。

【日常保健】

» 按摩

用拇指指腹按揉冲阳穴 3 ～ 5 分钟，长期坚持，可改善糖尿病导致的下肢血管病变。

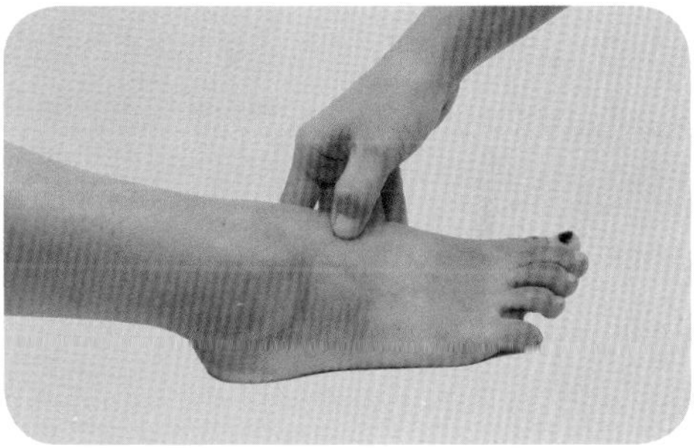

» 艾灸

艾炷灸或温针灸 3 ～ 5 壮；艾条灸 5 ～ 7 分钟。1 天 1 次，可治疗糖尿病导致的下肢血管病变。

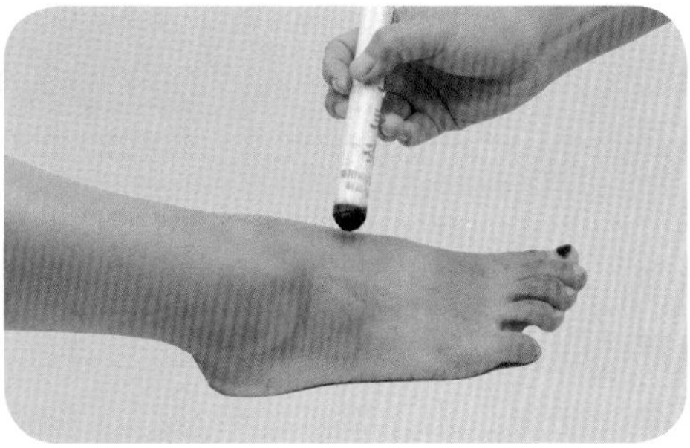

【配伍】

» 冲阳+足三里+仆参+飞扬+复溜+完骨

六穴配伍有补益气血、润养经筋的作用，治糖尿病并发下肢血管病变，如脉管炎、足部溃疡、足痿失履不收等病症。

陷谷穴

利水消肿之枢纽

陷，凹陷之处；谷，山谷。陷谷穴属足阳明胃经，名意指本穴为胃经地部经水的聚集之处。糖尿病并发微小血管病变会造成局部组织瘀血水肿，导致局部麻木或疼痛。刺激陷谷穴，对颜面水肿、下肢水肿、足背肿痛等有很好的疗效。

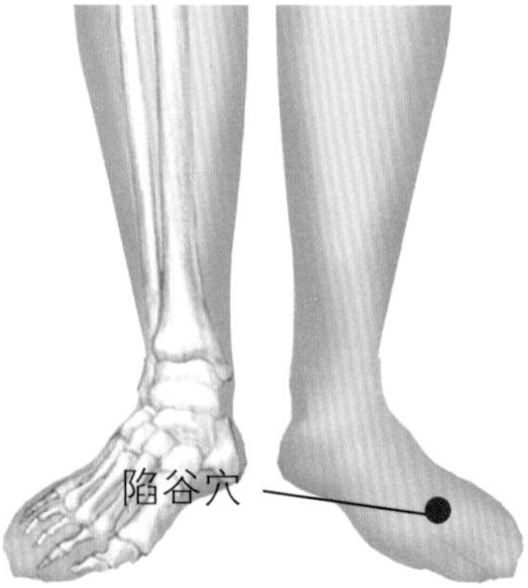

【定位】

在足背，当第 2、第 3 跖骨结合部前方凹陷处。

【主治】

面目浮肿、水肿、肠鸣腹痛、足背肿痛。

【功效】

清热解表，和胃行水，理气止痛。

【日常保健】

» 按摩

用拇指指腹按压此穴，可改善糖尿病并发微小血管病变，如颜面浮肿、水肿、足背肿痛等。

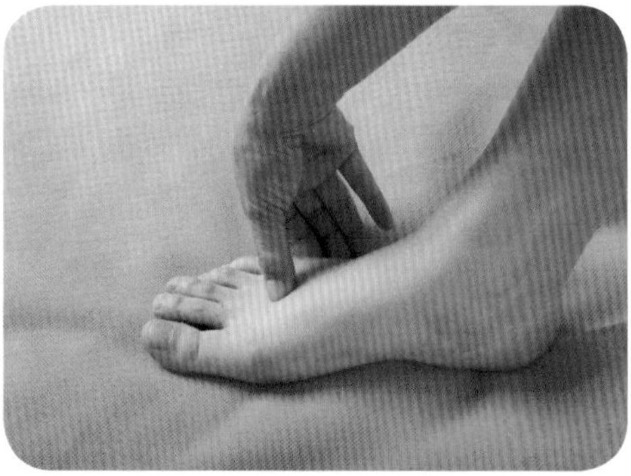

» 艾灸

艾炷灸或温针灸 3 ～ 5 壮；艾条灸 5 ～ 10 分钟。1 天 1 次，可改善糖尿病并发微小血管病变。

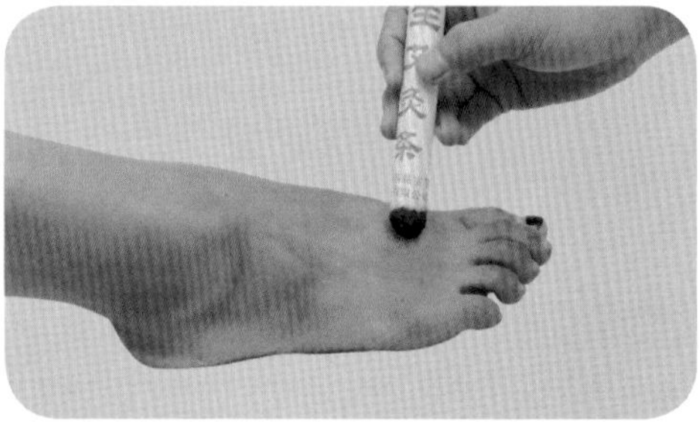

【配伍】

» 陷谷+束骨+太溪+足三里

四穴配伍有行气活血、滋阴助阳的作用，主治肝肾不足型糖尿病所致的肢体酸痛、四肢无力等病症。

厉兑穴

治疗消谷善饥要穴

厉，指胃；兑，口，八卦之中以兑为口。厉兑名意指胃经的地部经水由本穴回流胃经的体内经脉。糖尿病中焦热盛者食物增多，却常感饥饿，体重也反而下降，刺激厉兑穴可以清热化湿、调和胃气，减轻消渴症状。

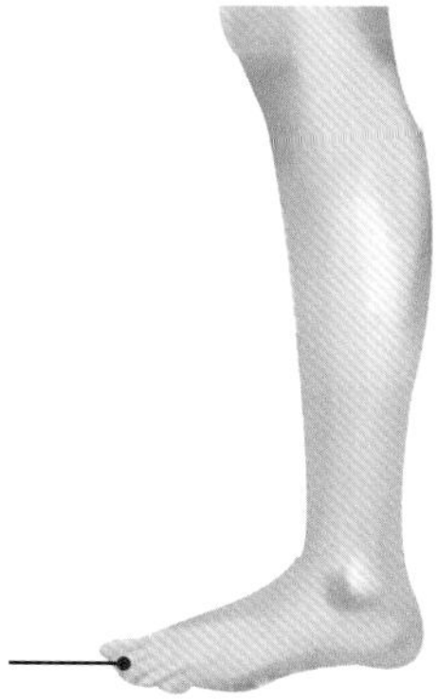

【定位】

在足第 2 趾末节外侧，距趾甲角 0.1 寸。

【主治】

鼻衄、齿痛、咽喉肿痛、腹胀、热病、多梦、癫狂。

【功效】

清热和胃，苏厥醒神，通经活络。

【日常保健】

» 按摩

用拇指和食指指端夹按厉兑穴 2 ～ 3 分钟，长期按摩，可以改善咽喉肿痛、癫狂等。

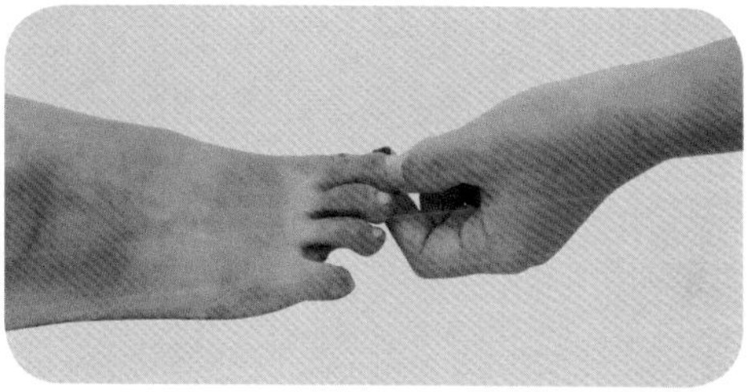

» 艾灸

艾炷灸或温针灸 3 ～ 5 壮；艾条灸温和灸 5 ～ 10 分钟。可以缓解治疗腹胀、腹痛、多梦、热证等。

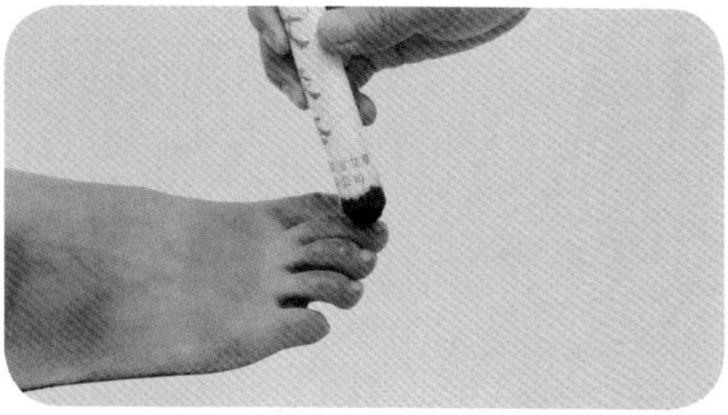

【配伍】

» 厉兑+条口+三阴交

厉兑配条口、三阴交，有温经散寒、活络止痛的作用，主治糖尿病所致胫寒不得卧。

» 厉兑+隐白+中冲+大敦

厉兑配隐白、中冲、大敦，有豁痰醒脑开窍的作用，主治糖尿病并发症所致的微小血管病变、中风昏迷。

阳陵泉穴

活血通络能祛瘀

阳陵泉穴为足少阳胆经的常用穴之一，又名筋会、阳陵、阳之陵泉，是足少阳之脉所入为合的合上穴，为八会穴之筋会。刺激该穴可疏肝利胆、舒筋活络，治疗糖尿病所致的半身不遂、足膝冷痹不仁、脚气筋挛等症。

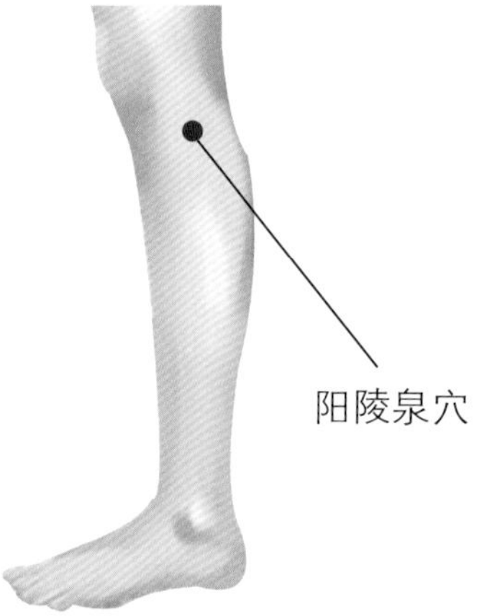

【定位】

在小腿外侧，当腓骨小头前下方凹陷处。

【主治】

半身不遂、下肢痿痹、麻木、膝肿痛、脚气、胁肋痛、口苦、呕吐、黄疸、小儿惊风、破伤风。

【功效】

活血通络，疏调经脉。

【日常保健】

» 按摩

糖尿病所致的腿脚发麻时刺激腿上的阳陵泉穴，可以迅速缓解症状。将单手拇指指尖按在阳陵泉穴上，做前后方向的按压。每一下按压5秒，重复5下。每天可以反复多次按压。

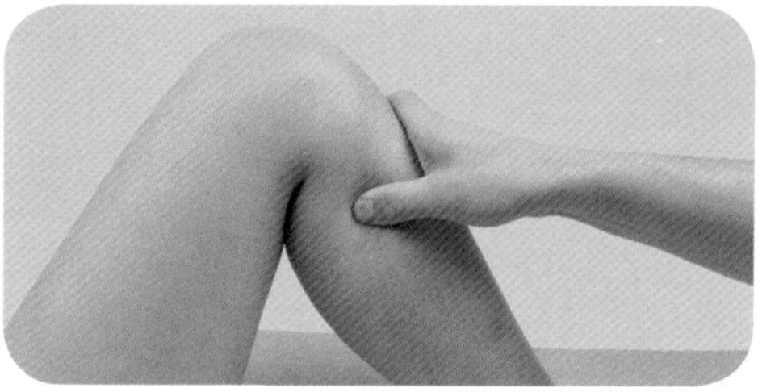

» 艾灸

取坐位，手执艾条以点燃的一端对准阳陵泉穴，距离皮肤1.5～3厘米，以感到施灸处温热、舒适为度。隔日灸1次，每次灸10分钟左右。具有降浊除湿、通筋活络、舒肝利胆、强健腰膝之功效。

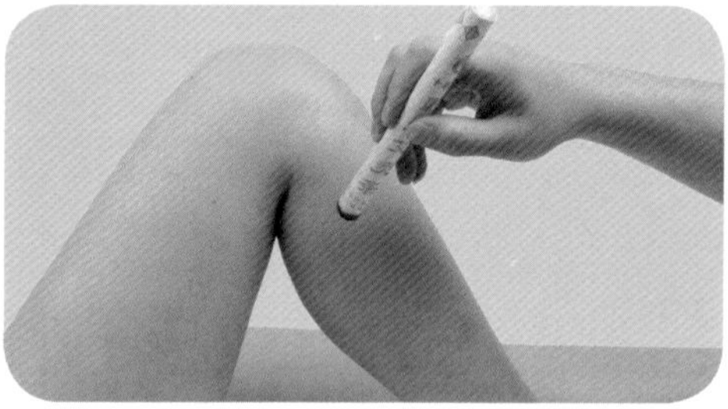

【配伍】

» 阳陵泉+环跳+委中

阳陵泉配环跳、委中，具有活血通络、疏调经脉的作用，可缓解半身不遂、下肢痿痹。

第五章

辨证理疗调理
五大证型糖尿病

气阴两虚型

肾气虚损，肾阴被耗，就会出现口渴多饮的症状；脾气虚，运化无力，所以出现大便溏稀、饮食减少的症状，逐渐导致身体消瘦；水谷精微不足以营养气血，人就会精神不振，四肢乏力。肾阴不足以收敛阳气，就会导致热似乎是从骨缝里蒸发出来一样的感觉；气虚不能固涩津液，人就容易出汗。

主要症状

口渴多饮、多食易饥与大便溏泻并见，或饮食减少、精神不振、四肢乏力、身体消瘦、骨蒸潮热、自汗盗汗、舌质淡、苔白而干、脉象弱。

治疗原则

气阴两虚型糖尿病的病机为气虚阴伤、肺痿失用，或心气不足、阴血亏耗、血行瘀滞。其主要治疗原则为滋阴益气、生津止渴。

对症食材

甲鱼 老鸭 乌鸡 牛奶 牛肚 鲫鱼 燕窝 蛤蜊

以上食材，气阴两虚型糖尿病患者可以经常食用，对治疗疾病有很好的食疗作用。

对症药材

黄精 枸杞子 沙参 麦冬 天冬 玉竹 人参 西洋参 熟地黄 玄参 女贞子 葛根

以上这些中药材，气阴两虚型糖尿病患者经常食用，可以帮助治疗疾病，有很好的食补作用。

枸杞子

女贞子

天冬

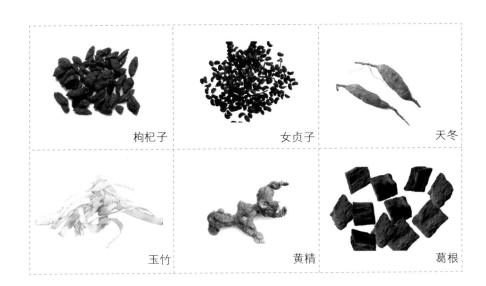
玉竹

黄精

葛根

按摩疗法

揉按胰俞穴

【定位】位于腰部，在第 8 胸椎棘突下旁开 1.5 寸，膈俞穴与肝俞穴之间。

【按摩】用拇指指腹按揉胰俞穴约 2 分钟，以局部出现酸、麻、胀感觉为佳。

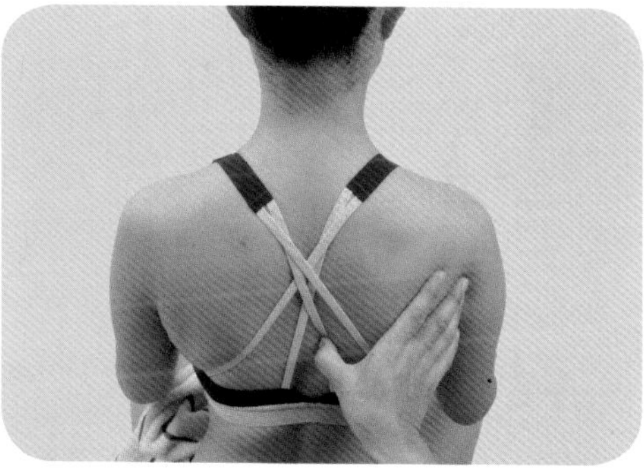

按揉脾俞穴

【定位】位于背部，当第 11 胸椎棘突下，旁开 1.5 寸。

【按摩】用两手拇指按在脾俞穴上，其余四指附着在肋骨上，按揉约 2 分钟；或捏空拳揉擦脾俞穴 30 ～ 50 次，擦至局部有热感为佳。

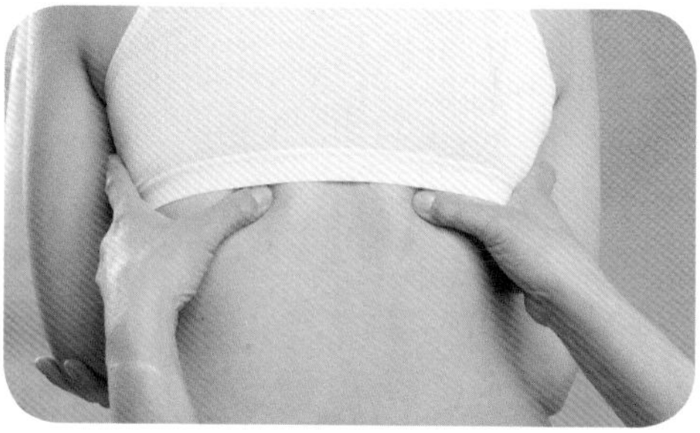

按揉肾俞穴

【定位】位于腰部，当第 2 腰椎棘突下，旁开 1.5 寸。

【按摩】用双手拇指按揉肾俞穴 1 分钟，再按顺时针方向按揉约 1 分钟，然后按逆时针方向按揉约 1 分钟，以局部出现酸、麻、胀感觉为佳。

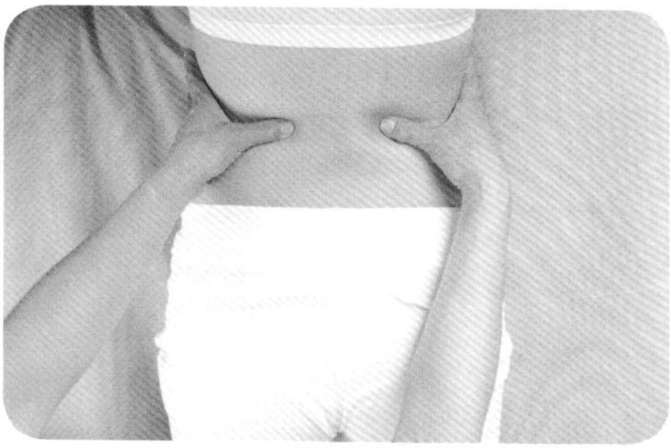

按揉三焦俞穴

【定位】位于腰部，当第 1 腰椎棘突下，左右旁开 2 指宽处。

【按摩】用双手拇指按顺时针方向按揉三焦俞穴约 2 分钟，然后按逆时针方向按揉约 2 分钟，以局部出现酸、麻、胀感觉为佳。

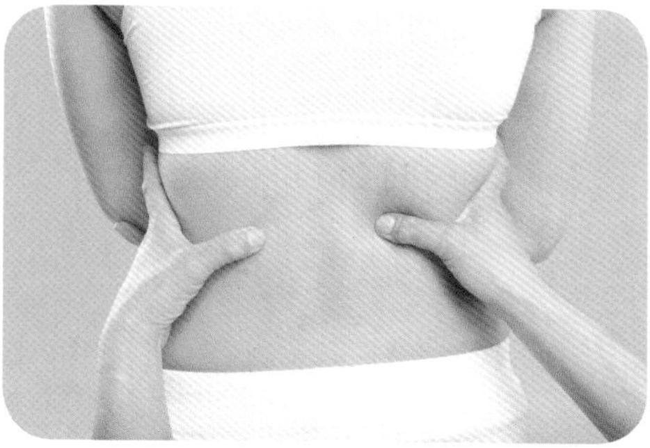

专家解析

胰俞穴健脾和胃，脾俞穴利湿升清，肾俞穴益肾助阳，三焦俞穴调三焦，利水强腰。经常按揉以上穴位，可以滋阴益气，生津止渴。

按揉中脘穴

【定位】位于上腹部，前正中线上，当脐中上 4 寸。

【按摩】用中指指腹按压中脘穴约 30 秒，然后按顺时针方向按揉约 2 分钟，以局部出现酸、麻、胀感觉为佳。

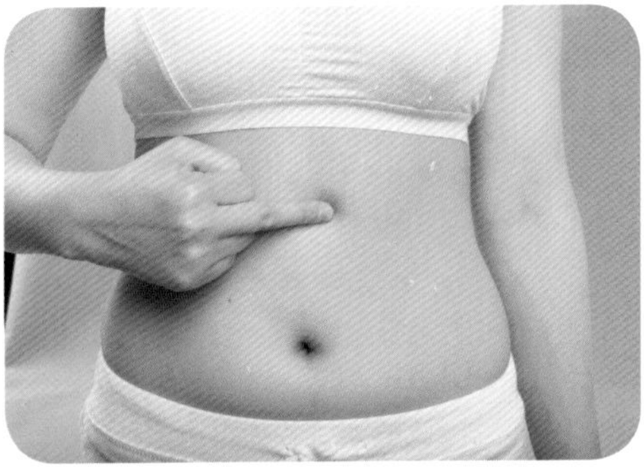

按揉关元穴

【定位】位于脐中下 3 寸，腹中线上，仰卧取穴。

【按摩】用拇指指腹轻轻点按关元穴约 2 分钟，以局部有温热的感觉并持续向腹部渗透为有效。

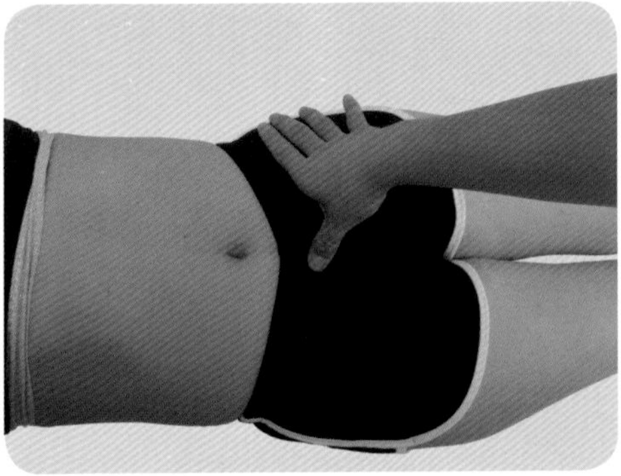

按揉足三里穴

【定位】位于外膝眼下 3 寸，距胫骨前嵴 1 横指，当胫骨前肌上。

【按摩】用拇指按顺时针方向按揉足三里穴约 2 分钟，然后按逆时针方向按揉约 2 分钟，以局部出现酸、麻、胀感觉为佳。

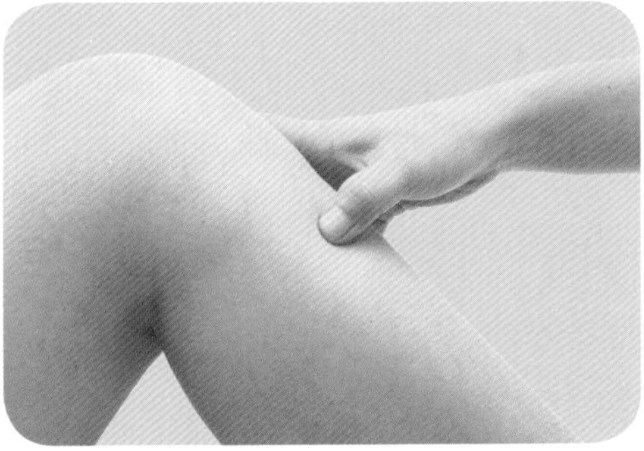

点揉太溪穴

【定位】位于足内侧，内踝后方与脚跟骨筋腱之间的凹陷处。

【按摩】用拇指点压太溪穴 30 秒，随即按顺时针方向按揉约 1 分钟，然后按逆时针方向按揉约 1 分钟，以局部出现酸、麻、胀感觉为佳。

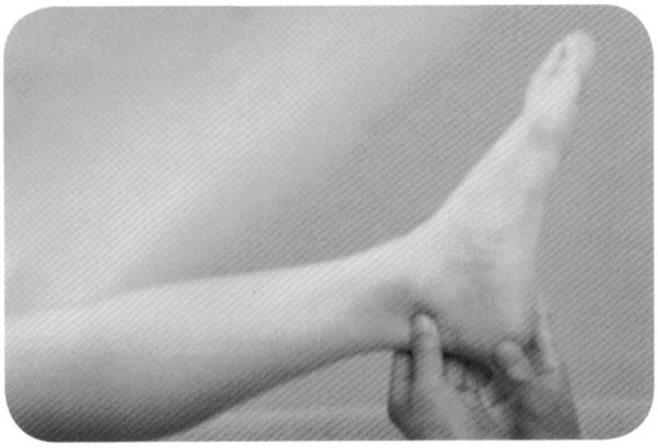

专家解析

中脘穴健脾化湿，关元穴固本培元，足三里穴生发胃气，太溪穴补益肾气。气阴两虚型糖尿病患者应该经常按揉以上穴位。

艾灸疗法

灸脾俞穴

【定位】位于背部，当第11胸椎棘突下，旁开1.5寸。

【艾灸】手执艾条以点燃的一端对准施灸部位，距离皮肤1.5～3厘米，以感到施灸处温热、舒适为度。

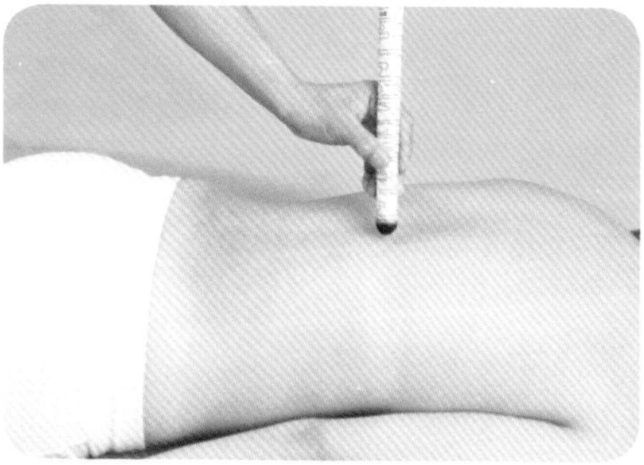

灸神阙穴

【定位】位于腹中部，脐中央。

【艾灸】手执艾条以点燃的一端对准施灸部位，距离皮肤1.5～3厘米，左右方向平行往复或反复旋转施灸。每日灸1～2次，每次灸10～15分钟。

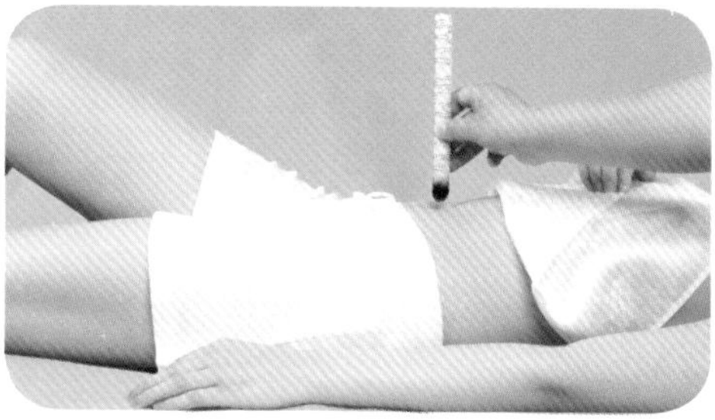

灸气海穴

【定位】位于下腹部，前正中线上，当脐中下1.5寸。

【艾灸】手执艾条以点燃的一端对准施灸部位，距离皮肤1.5～3厘米，以感到施灸处温热、舒适为度。每日灸1次，每次灸3～15分钟，灸至皮肤产生红晕为止。

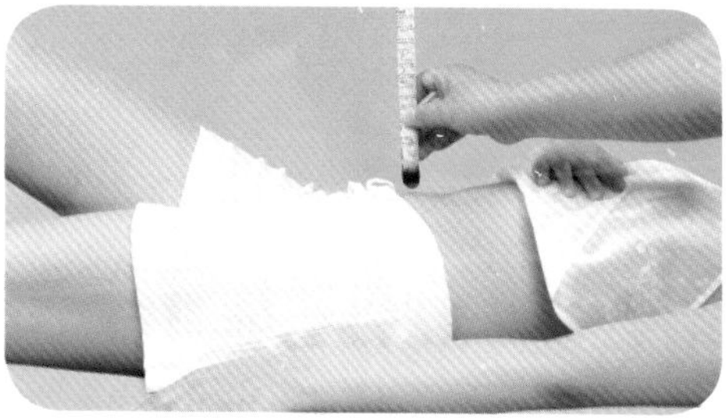

灸足三里穴

【定位】位于外膝眼下3寸，距胫骨前嵴1横指，当胫骨前肌上。

【艾灸】点燃艾条对准施灸部位，距离皮肤1.5～3厘米，以感到施灸处温热、舒适为度。每次灸10～15分钟，灸至皮肤产生红晕为止。

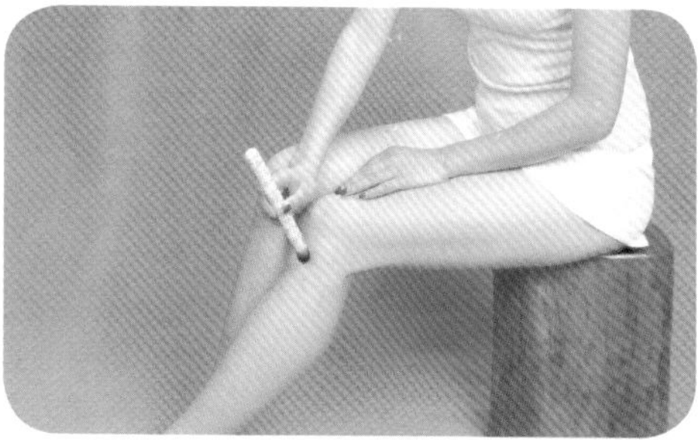

专家解析

脾俞穴利湿升清，神阙穴通经行气，气海穴益气助阳，足三里穴燥化脾湿。配伍灸治以上穴位，可以滋阴益气、生津止渴，对气阴两虚型糖尿病患者有很好的疗效。

刮痧疗法

刮拭脾俞穴

【定位】位于背部，当第 11 胸椎棘突下，旁开 1.5 寸。

【刮拭】以面刮法刮拭脾俞穴，以皮肤出痧为度。

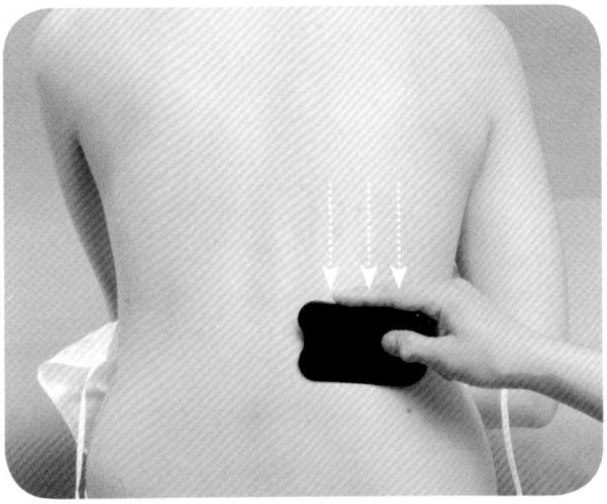

刮拭胃俞穴

【定位】位于背部，当第 12 胸椎棘突下，旁开 1.5 寸。

【刮拭】以面刮法刮拭胃俞穴，以皮肤出痧为度。

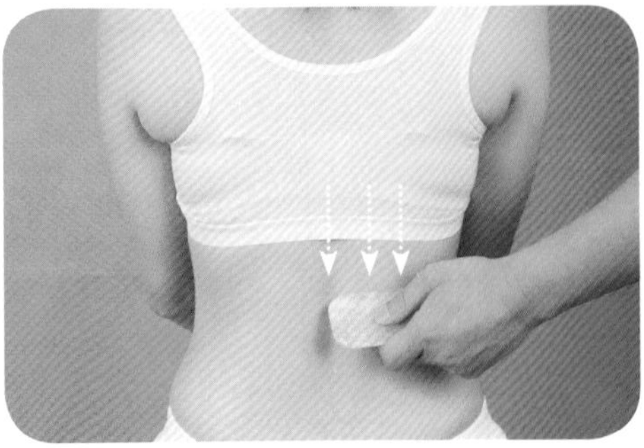

刮拭三阴交穴

【定位】位于小腿内侧，当足内踝尖上 3 寸，胫骨内侧缘后方。

【刮拭】以面刮法从上向下刮拭下肢三阴交穴，以皮肤出痧为度。

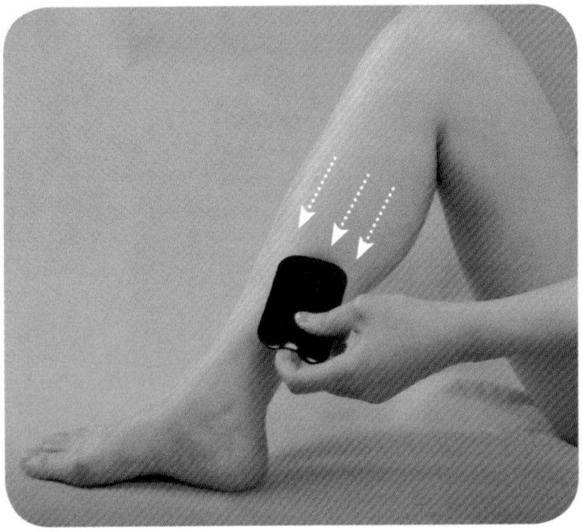

刮拭三焦俞穴

【定位】位于腰部，当第 1 腰椎棘突下，左右旁开 2 指宽处。

【刮拭】以面刮法从上向下刮拭三焦俞穴，以皮肤出痧为度。

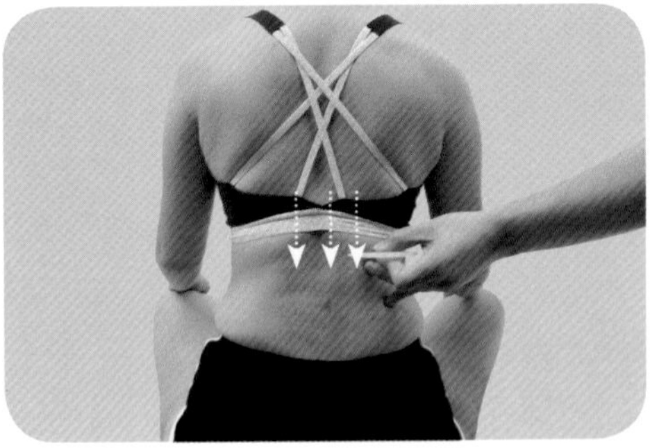

专家解析

脾俞穴利湿升清，胃俞穴健脾助运，三焦俞穴调三焦、利水强腰，三阴交穴补益肝肾。经常刮拭以上穴位可以滋阴益气、生津止渴，对气阴两虚型糖尿病患者有很好的疗效。

刮拭阳池穴

【定位】位于腕背横纹中，当指伸肌腱的尺侧缘凹陷处。

【刮拭】用刮痧板角部刮拭阳池穴，以皮肤出痧为度。

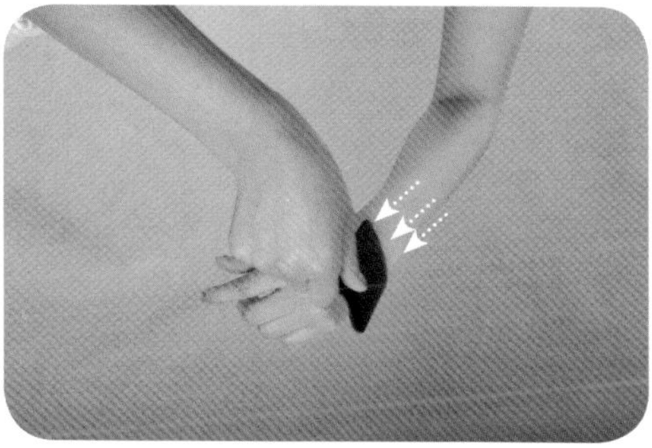

刮拭太白穴

【定位】位于足内侧缘，当第一跖骨小头后下方凹陷处。

【刮拭】用刮痧板角部刮拭太白穴，以皮肤出痧为度。

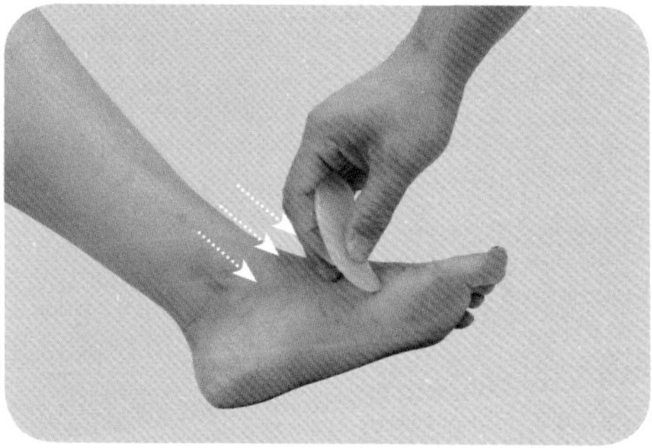

刮拭地机穴

【定位】位于小腿内侧，当内踝尖与阴陵泉的连线上，阴陵泉下 3 寸，胫骨内侧缘。

【刮拭】用面板法从上向下刮拭地机穴，以出痧为度。

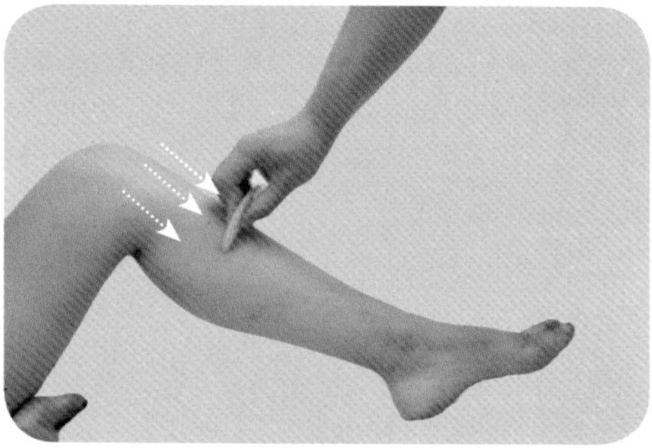

刮拭然谷穴

【定位】位于足内侧缘，足舟骨粗隆下方，赤白肉际。

【刮拭】用刮痧板角部刮拭然谷穴，以皮肤出痧为度。

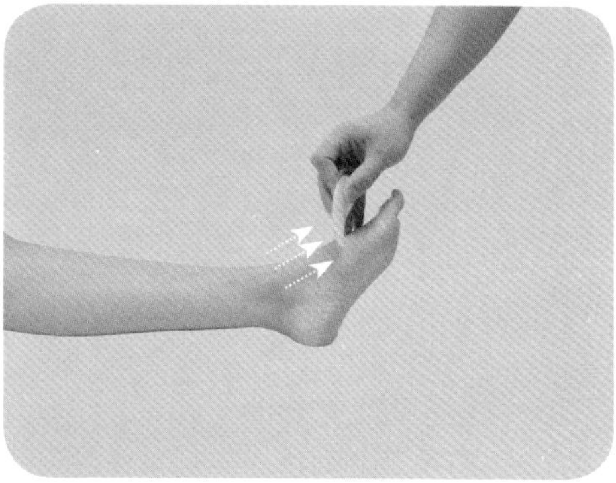

专家解析

阳池穴清热通络，地机穴健脾渗湿，太白穴理气和胃，然谷穴益气固肾。经常刮拭以上穴位，可以滋阴益气、生津止渴，对气阴两虚型糖尿病患者有很好的疗效。

肾阴亏虚型

肾气亏损，摄纳无权，津液不能四散分布而直趋下行，所以出现口渴多饮、多尿;肾精不藏，精血随尿排出，尿液就会浑浊;腰为肾之府，肾失所养，就会腰膝酸软、乏力；肾阴亏虚导致阴阳平衡失常，虚阳上亢就会出现五心烦热、头晕目眩。

主要症状

尿频量多，多饮多尿，甚则饮多少水，小便就排出多少尿液，口干欲饮，形体消瘦，伴有五心烦热，头晕耳鸣，腰膝酸软，失眠盗汗，舌红，少苔或无苔，脉细数。

治疗原则

肾阴亏虚型糖尿病多由久病耗伤，或禀赋不足，或房劳过度，或过服温燥劫阴之品所致。其治疗原则为滋补肾阴。

对症食材

甲鱼 牡蛎 乌鸡 兔肉 鸭肉 芝麻 牛奶 银耳

肾阴亏虚型糖尿病患者可以经常食用以上食材，对治疗疾病有很好的食疗作用。

对症药材

熟地黄 生地黄 枸杞子 女贞子 山药 茯苓 首乌 黄精 西洋参 玉竹 沙参 黄连

以上中药材是肾阴亏虚型糖尿病患者的最佳选择，用这些中药材调养疾病有很好的食补作用，可以使治疗更为顺利。

枸杞子

女贞子

首乌

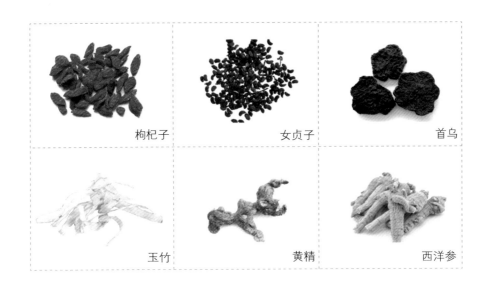

玉竹

黄精

西洋参

按摩疗法

揉按胰俞穴

【定位】位于腰部，在第 8 胸椎棘突下旁开 1.5 寸，膈俞穴与肝俞穴之间。

【按摩】用拇指指腹揉按胰俞穴约 2 分钟，以局部出现酸、麻、胀感觉为佳。

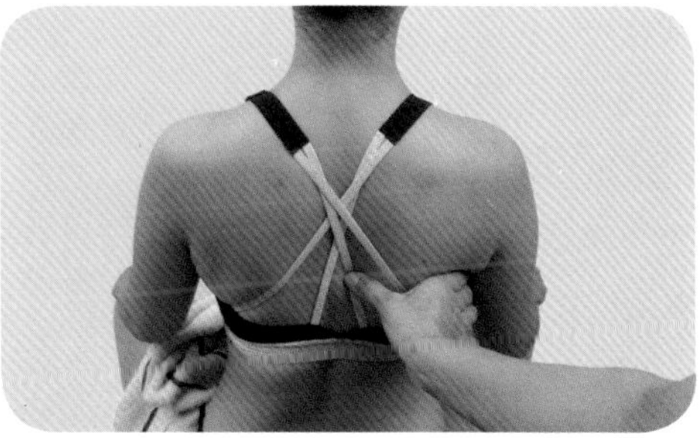

按揉三阴交穴

【定位】位于小腿内侧，当足内踝尖上 3 寸，胫骨内侧缘后方。

【按摩】用拇指指腹按顺时针方向按揉三阴交穴约 2 分钟，然后按逆时针方向按揉约 2 分钟，以局部出现酸、麻、胀感觉为佳。

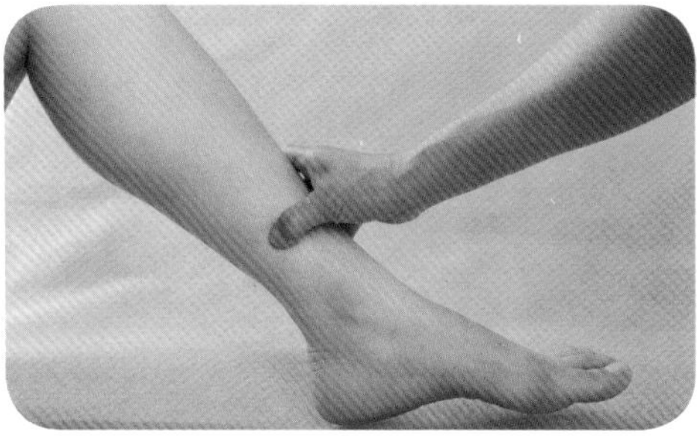

点按太冲穴

【定位】位于足背侧，第 1、第 2 趾跖骨连接部位中。

【按摩】用拇指点按太冲穴大约 30 秒，按顺时针方向按揉约 1 分钟，然后按逆时针方向按揉约 1 分钟，以局部出现酸、麻、胀感为佳。

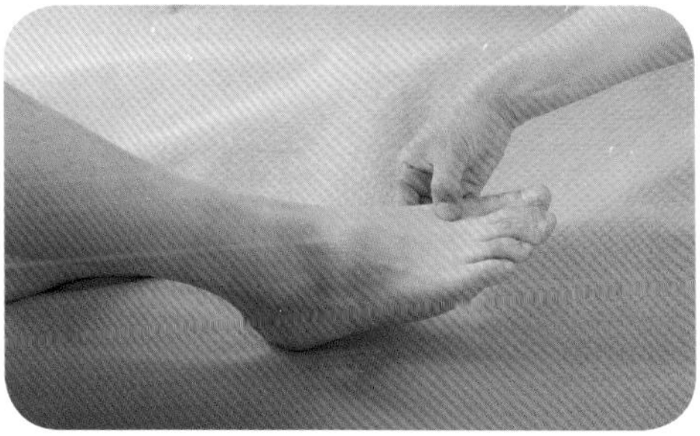

搓揉涌泉穴

【定位】位于足前部凹陷处第 2、第 3 趾趾缝纹头端与足跟连线的前 1/3 处。

【按摩】用拇指从足跟通过涌泉穴搓向足尖约 1 分钟，然后按揉约 1 分钟，左右脚交替进行，以局部出现酸、麻、胀感为佳。

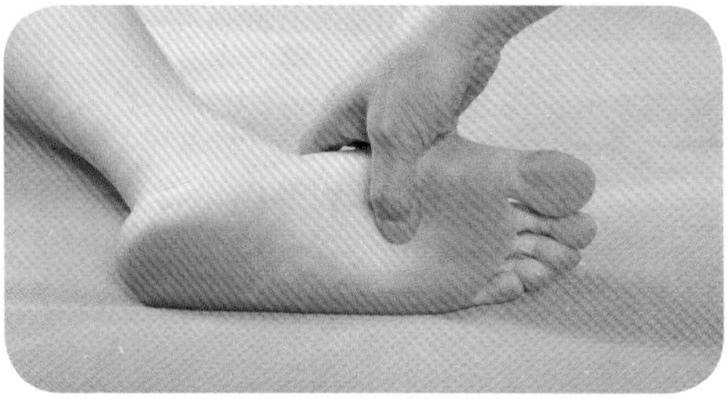

专家解析

胰俞穴健脾和胃，三阴交穴补益肝肾，太冲穴疏肝养血、清理下焦，涌泉穴散热利咽。经常按揉以上穴位可以滋补肾阴，对肾阴亏虚型糖尿病患者有很好的疗效。

点揉复溜穴

【定位】位于小腿内侧，太溪直上2寸，跟腱的前方。

【按摩】以拇指指腹点揉复溜穴，力度要均匀、柔和，使力气深达深层部分肌肉，以有酸痛感为佳。早晚各1次，每次点揉3～5分钟。

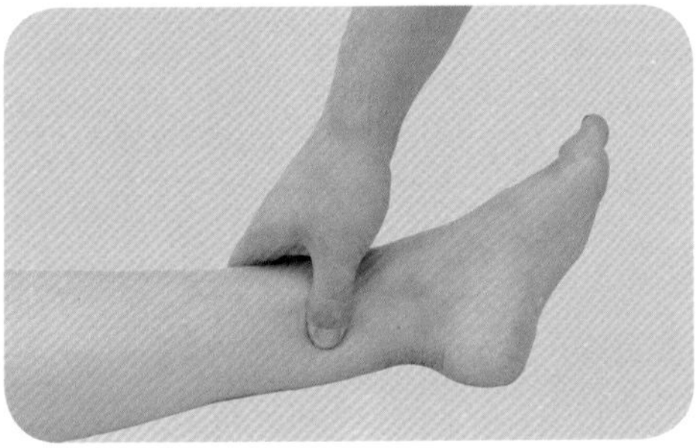

按揉肾俞穴

【定位】位于腰部，当第2腰椎棘突下，旁开1.5寸。

【按摩】用双手拇指按压肾俞穴1分钟，再按顺时针方向按揉约1分钟，然后按逆时针方向按揉约1分钟，以局部出现酸、麻、胀感觉为佳。

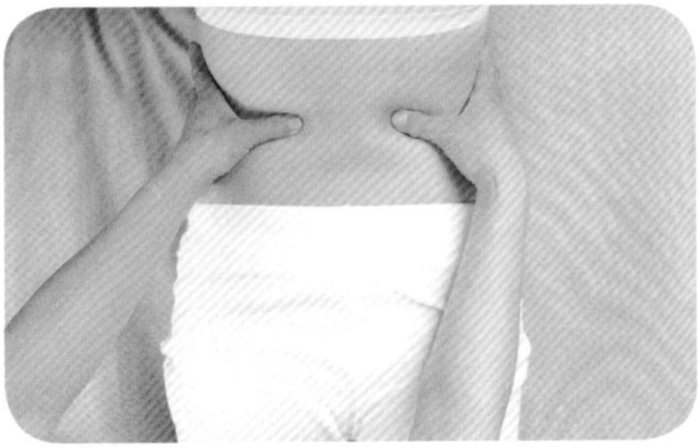

按揉命门穴

【定位】位于腰部，当后正中线上，第2腰椎棘突下凹陷处。

【按摩】用拇指按顺时针方向按揉命门穴约2分钟，然后按逆时针方向按揉约2分钟，以局部出现酸、麻、胀感觉为佳。

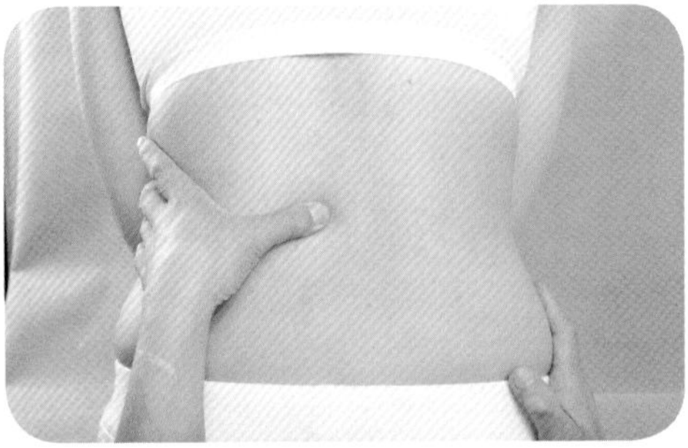

擦白环俞穴

【定位】位于骶正中嵴（第4骶椎棘突下）旁开1.5寸。

【按摩】用手掌根横擦白环俞穴1～3分钟，以局部出现酸、麻、胀感觉为佳。

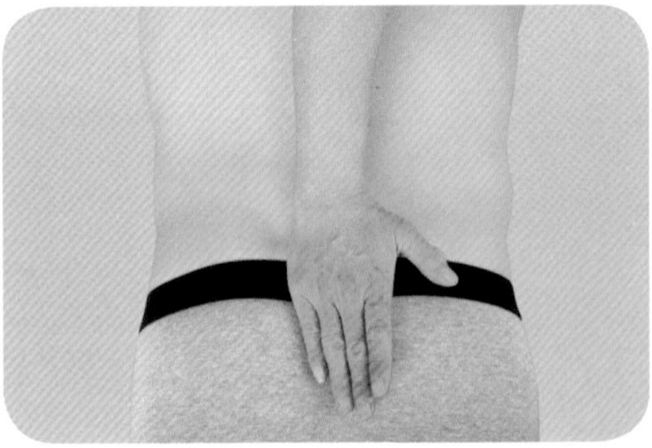

专家解析

复溜穴补肾益气，肾俞穴益肾助阳，命门穴补肾壮阳，白环俞穴益肾固精。肾阴亏虚型糖尿病患者可以经常按摩以上穴位。

艾灸疗法

灸肾俞穴

【定位】位于腰部，当第 2 腰椎棘突下，旁开 1.5 寸。

【艾灸】手执艾条以点燃的一端对准施灸部位，距离皮肤 1.5 ～ 3 厘米，以感到施灸处温热、舒适为度。

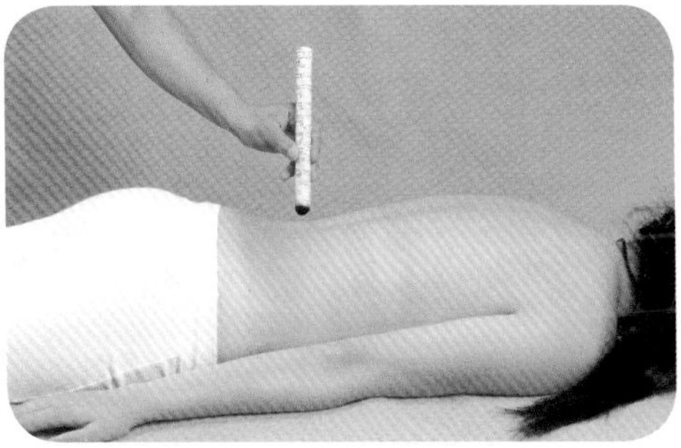

灸命门穴

【定位】位于腰部，当后正中线上，第 2 腰椎棘突下凹陷处。

【艾灸】手执艾条以点燃的一端对准施灸部位，距离皮肤 1.5 ～ 3 厘米，以感到施灸处温热、舒适为度。

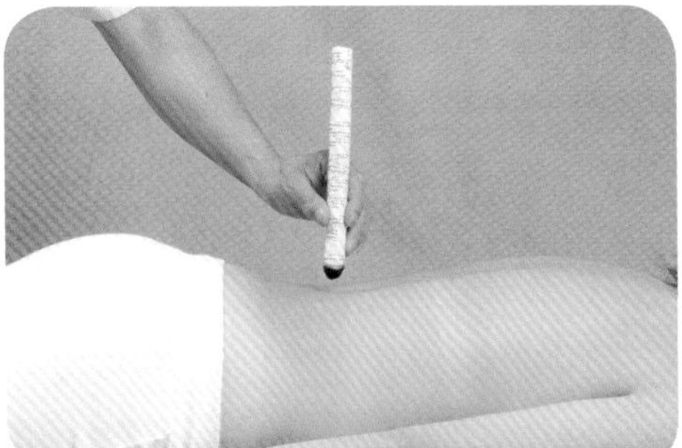

灸足三里穴

【定位】位于外膝眼下 3 寸，距胫骨前嵴 1 横指，当胫骨前肌上。

【艾灸】点燃艾条对准施灸部位，距离皮肤 1.5 ～ 3 厘米，以感到施灸处温热、舒适为度。每次灸 10 ～ 15 分钟，灸至皮肤产生红晕为止。

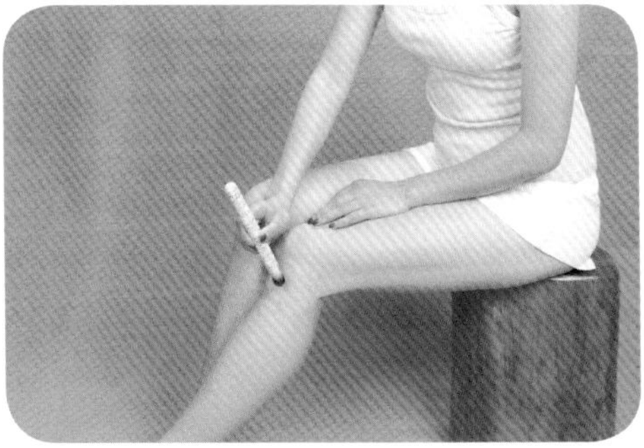

灸阴陵泉穴

【定位】位于小腿内侧，当胫骨内侧髁后下方凹陷处。

【艾灸】手执艾条以点燃的一端对准施灸部位，距离皮肤 1.5 ～ 3 厘米，以感到施灸处温热、舒适为度，每次灸 3 ～ 15 分钟。

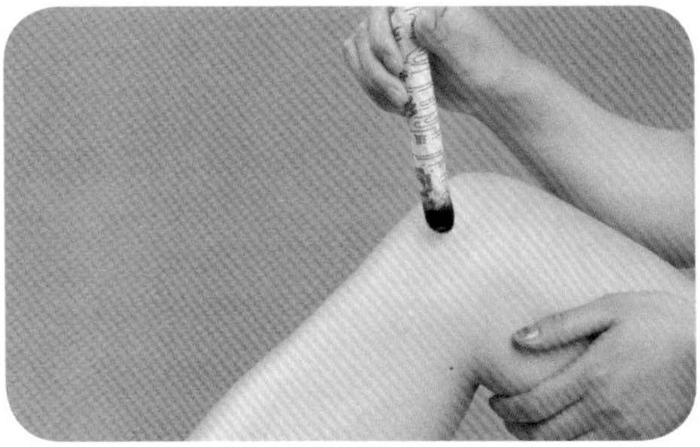

专家解析

肾俞穴益肾助阳，命门穴补肾壮阳，足三里穴燥化脾湿，阴陵泉穴清泻脾热。四穴配伍艾灸，可以缓解肾阴亏虚型糖尿病。

拔罐疗法

拔罐大椎穴

【定位】位于颈部下端，背部正中线上，第7颈椎棘突下凹陷中。

【拔罐】将罐吸拔在大椎穴上，留罐10分钟左右，拔至皮肤潮红为止，每日1次，10次为1疗程。

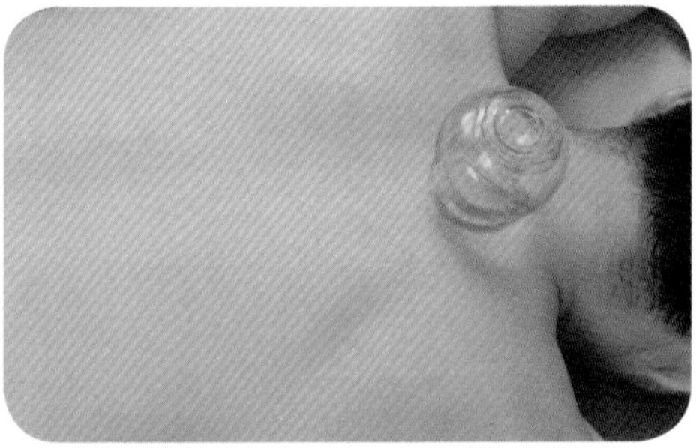

拔罐关元穴

【定位】位于脐下3寸处。

【拔罐】将罐吸拔在关元穴上，留罐10分钟左右，拔至皮肤潮红为止，每日1次，10次为1疗程。

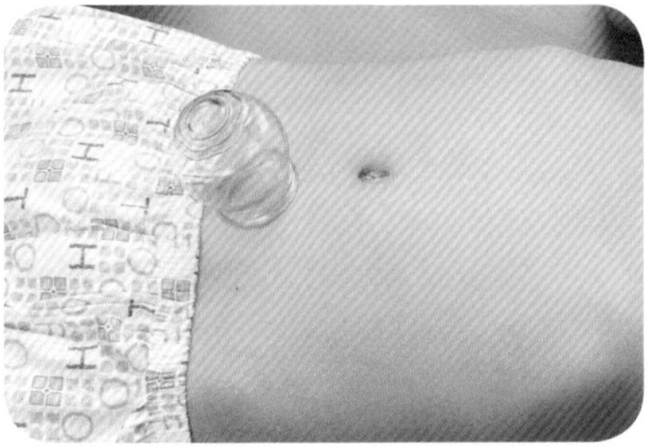

拔罐三阴交穴

【定位】位于小腿内侧，当足内踝尖上3寸，胫骨内侧缘后方。

【拔罐】将罐吸拔在三阴交穴上，留罐10分钟左右，拔至皮肤潮红为止，每日1次，10次为1疗程。

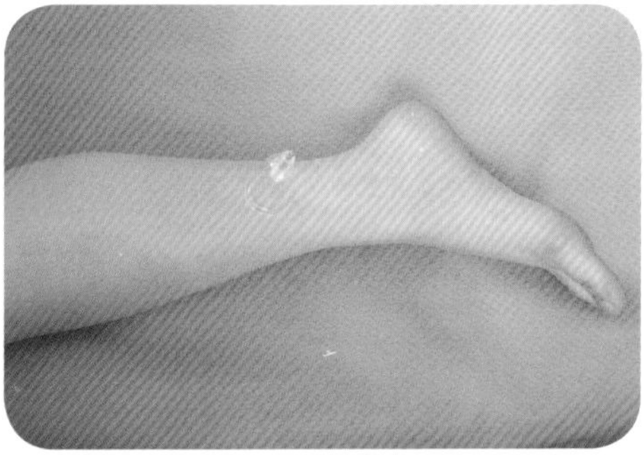

拔罐太冲穴

【定位】位于足背侧，当第1跖骨间隙的后方凹陷处。

【拔罐】太冲穴点刺出血，以微微出血为度，把罐吸拔在太冲穴上，留罐10分钟左右，拔至皮肤潮红为止，每日1次，10次为1疗程。

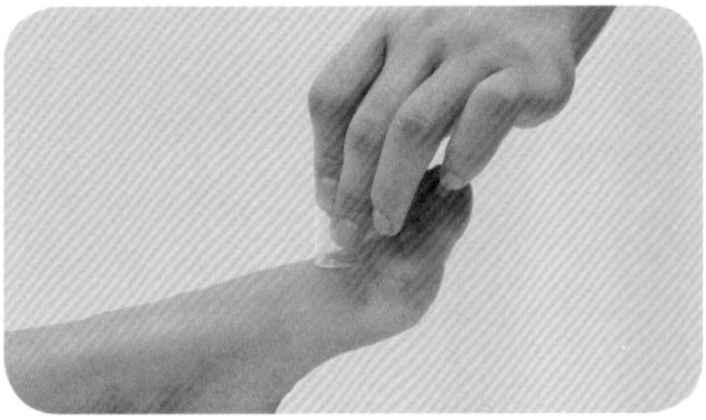

专家解析

大椎穴祛风散寒，关元穴滋养肝肾，三阴交穴健脾利湿，太冲穴燥湿生风。四穴配伍拔罐，对肾阴亏虚型糖尿病有很好的疗效。

拔罐肝俞穴

【定位】位于背部，当第9胸椎棘突下，旁开1.5寸。

【拔罐】先把罐吸拔在肝俞穴上，留罐10分钟，拔至皮肤潮红为止，每日1次，10次为1疗程。

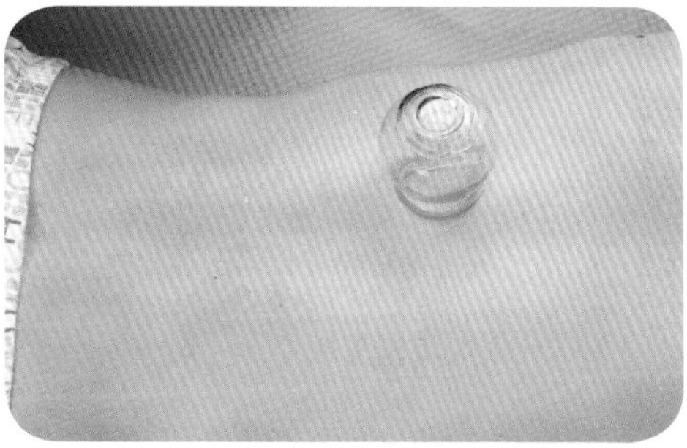

拔罐肾俞穴

【定位】位于腰部，当第2腰椎棘突下，旁开1.5寸。

【拔罐】把罐吸拔在肾俞穴上，留罐10分钟，拔至皮肤潮红为止，每日1次，10次为1疗程。

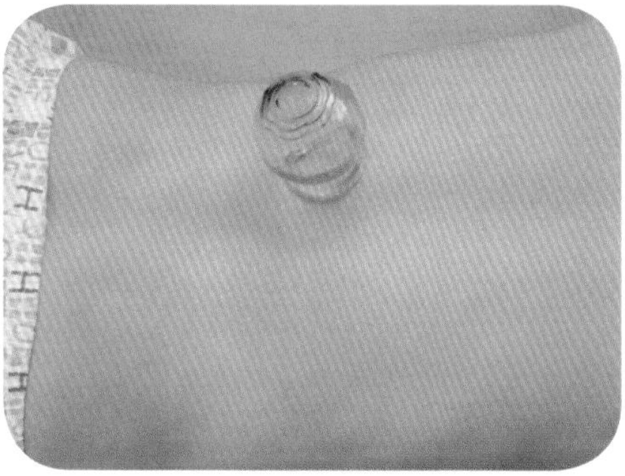

拔罐太溪穴

【定位】位于足内侧内踝后方，当内踝尖与跟腱之间的凹陷处。

【拔罐】把罐吸拔在太溪穴上，留罐10分钟，拔至皮肤潮红为止，每日1次，10次为1疗程。

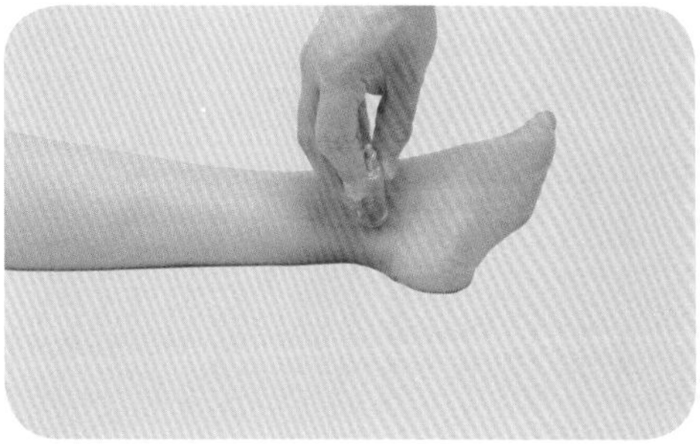

拔罐太冲穴

【定位】位于足背侧，当第1跖骨间隙的后方凹陷处。

【拔罐】太冲穴点刺出血，以微微出血为度，把罐吸拔在太冲穴上，留罐10分钟左右，拔至皮肤潮红为止，每日1次，10次为1疗程。

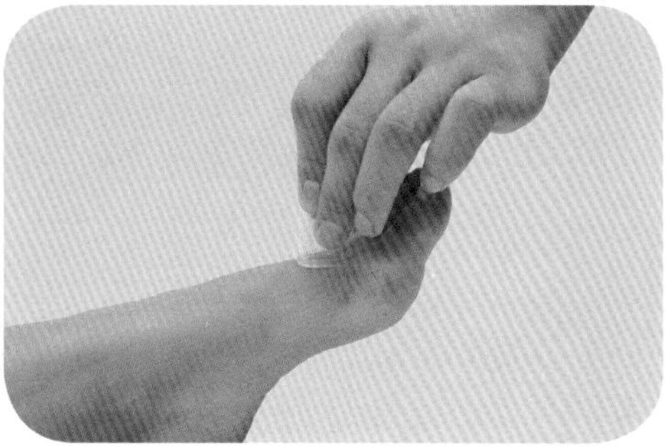

专家解析

肝俞穴疏肝养血，肾俞穴益肾助阳，太溪穴滋阴益肾、壮阳强腰，太冲穴燥湿生风。四穴配伍拔罐，对肾阴亏虚型糖尿病有很好的疗效。

阴阳两虚型

消渴虽以阴虚为本，燥热为标，但由于阴阳相互依存、相互化生的特征，如果病程日久，阴损及阳，则致阴阳俱虚的证候。中医认为阴为体、阳为用，意思是阴是人体的物质保障系统，阳就是人体的动力系统，阴阳两虚就会导致脏腑濡养不足，机体虚弱无力。

主要症状

小便频数（浑浊如淘米水样，甚至饮多少尿多少）、面色黧黑、皮肤焦干、腰膝酸软、形寒肢冷、阳痿不举、神疲乏力、舌淡苔白而干、脉沉细无力。

治疗原则

此型患者病程长，并发症多，病变可累及五脏六腑，其中以心肝脾肾为主。治疗原则滋阴温阳，补肾活血。

对症食材

洋葱 韭菜 生姜 甲鱼 大蒜 乌鸡 牛肉 鸽子肉

阴阳两虚型糖尿病患者应该经常食用以上食材，有滋阴补阳的作用。

对症药材

人参 鹿角霜 山茱萸 淫羊藿 肉苁蓉 菟丝子 黄芪 肉桂 桂枝 熟地黄 黄精 白术 茯苓 枸杞子

阴阳两虚型糖尿病患者在治疗过程中，可以谨遵医嘱食用以上中药材，对治疗疾病有很好的效果。

人参

白术

黄芪

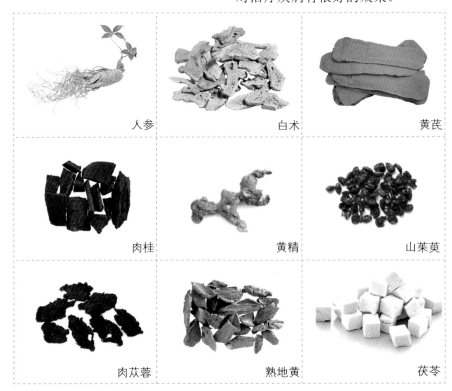

肉桂

黄精

山茱萸

肉苁蓉

熟地黄

茯苓

按摩疗法

按揉关元穴

【定位】位于脐中下3寸，腹中线上，仰卧取穴。

【按摩】用拇指指腹轻轻点按关元穴约2分钟，以局部有温热的感觉并持续向腹部渗透为有效。

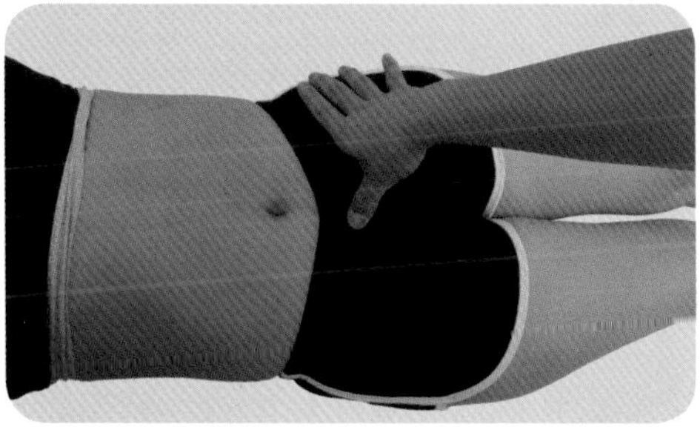

按揉命门穴

【定位】位于腰部，当后正中线上，第2腰椎棘突下凹陷处。

【按摩】用拇指按顺时针方向按揉命门穴约2分钟，然后按逆时针方向按揉约2分钟，以局部出现酸、麻、胀感觉为佳。

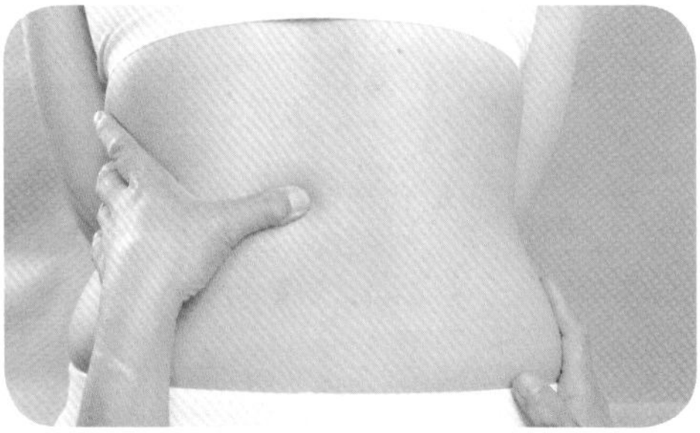

揉按胰俞穴

【定位】位于腰部，在第8胸椎棘突下旁开1.5寸，膈俞穴与肝俞穴之间。

【按摩】用拇指指腹揉按胰俞穴约2分钟，以局部出现酸、麻、胀感觉为佳。

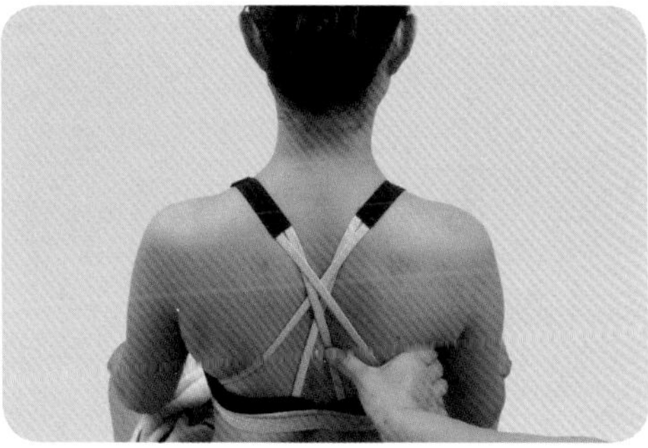

点揉太溪穴

【定位】位于足内侧，内踝后方与脚跟骨筋腱之间的凹陷处。

【按摩】用拇指点按太溪穴约2分钟，以局部出现酸、麻、胀感觉为佳。

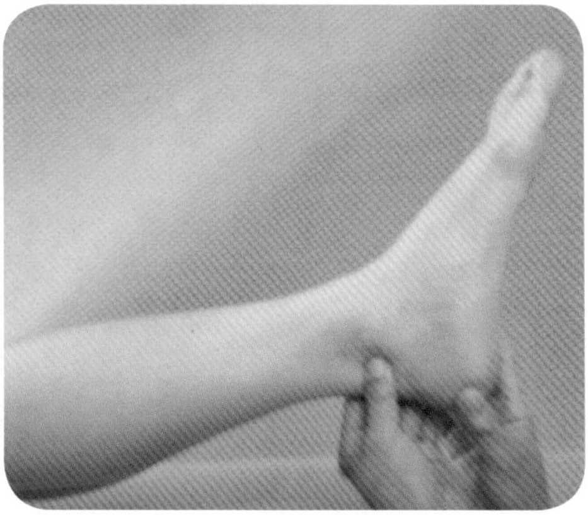

专家解析

关元穴固本培元，命门穴补肾壮阳，胰俞穴健脾和胃，太溪穴补益肾气。经常按揉以上穴位，有滋阴补阳的功效，对阴阳两虚型糖尿病有很好的疗效。

按揉肾俞穴

【定位】位于腰部，当第 2 腰椎棘突下，旁开 1.5 寸。

【按摩】用双手拇指按压肾俞穴 1 分钟，再按顺时针方向按揉约 1 分钟，然后按逆时针方向按揉约 1 分钟，以局部出现酸、麻、胀感觉为佳。

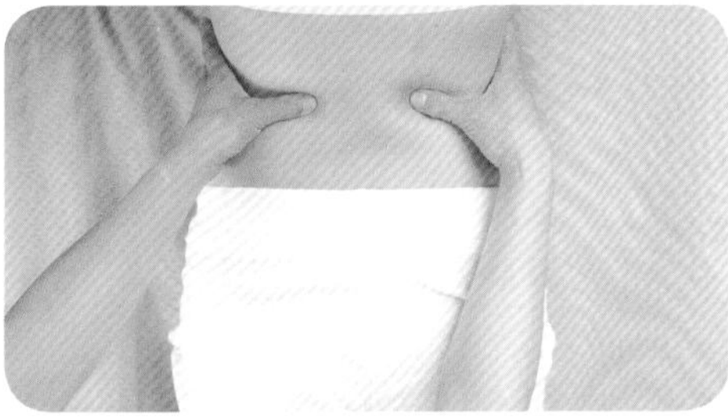

按揉三焦俞穴

【定位】位于腰部，当第 1 腰椎棘突下，左右旁开 2 指宽处。

【按摩】用双手拇指按顺时针方向按揉三焦俞穴约 2 分钟，然后按逆时针方向按揉约 2 分钟，以局部出现酸、麻、胀感觉为佳。

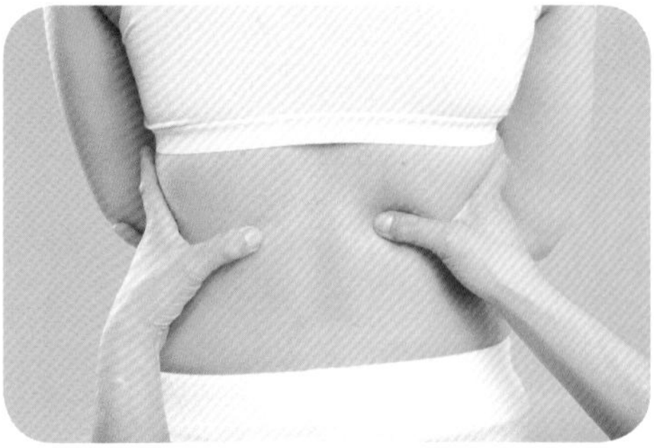

点按中膂俞穴

【定位】位于骶部骶正中嵴（第 3 椎棘突下）旁开 1.5 寸。

【按摩】食指中指并拢点按中膂俞穴 1 ～ 3 分钟，以局部出现酸、麻、胀感觉为佳。

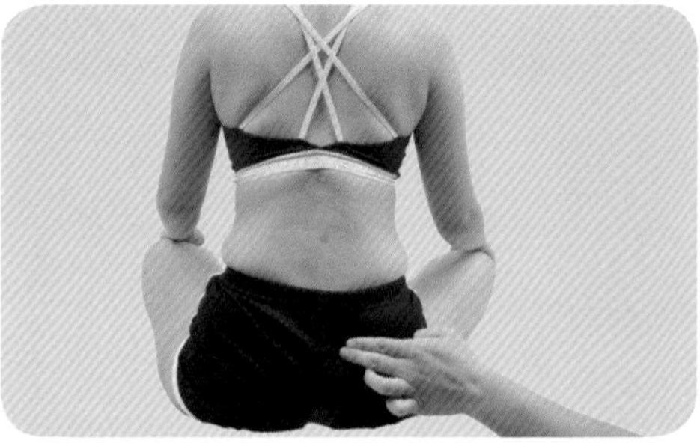

搓揉涌泉穴

【定位】位于足前部凹陷处第 2、第 3 趾趾缝纹头端与足跟连线的前 1/3 处。

【按摩】用拇指从足跟通过涌泉穴搓向足尖约 1 分钟，然后按揉约 1 分钟，左右脚交替进行，以局部出现酸、麻、胀感为佳。

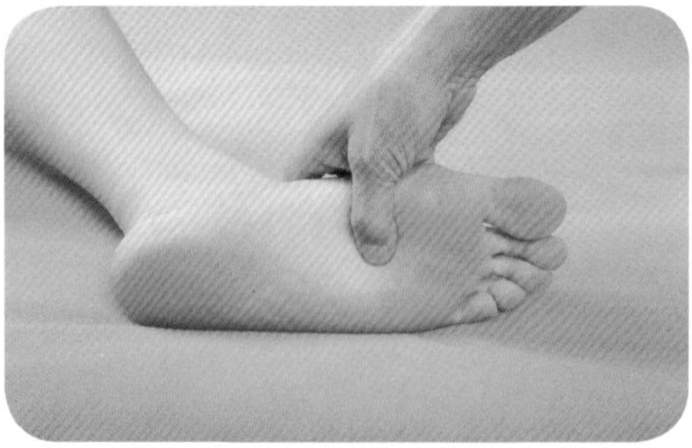

专家解析

肾俞穴益肾助阳，三焦俞穴利水强腰，中膂俞穴理气血、调肠腑，涌泉穴散热利咽。经常按揉以上穴位，有滋阴补阳的功效，对阴阳两虚型糖尿病有很好的疗效。

艾灸疗法

灸气海穴

【定位】位于下腹部，前正中线上，当脐中下 1.5 寸。

【艾灸】手执艾条以点燃的一端对准施灸部位，距离皮肤 1.5 ～ 3 厘米，以感到施灸处温热、舒适为度。每日灸 1 次，每次灸 3 ～ 15 分钟，灸至皮肤产生红晕为止。

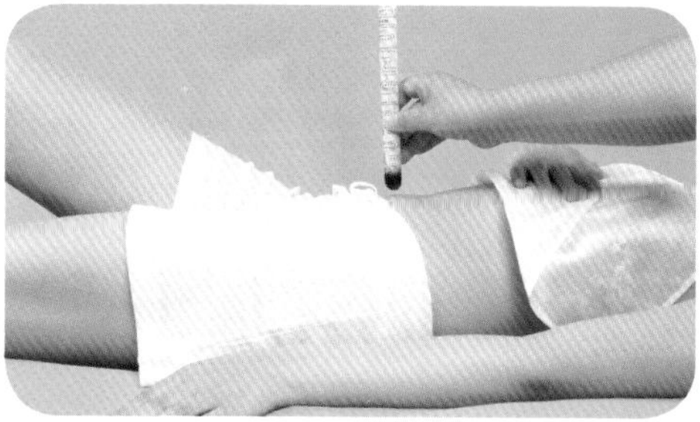

灸关元穴

【定位】位于脐中下 3 寸，腹中线上，仰卧取穴。

【艾灸】手执艾条以点燃的一端对准施灸部位，距离皮肤 1.5 ～ 3 厘米，左右方向平行往复或反复旋转施灸，以感到施灸处温热、舒适为度。

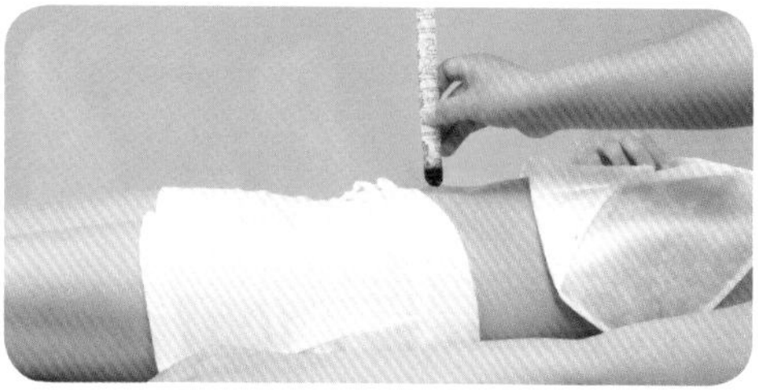

灸足三里穴

【定位】位于外膝眼下 3 寸，距胫骨前嵴 1 横指，当胫骨前肌上。

【艾灸】点燃艾条对准施灸部位，距离皮肤 1.5 ～ 3 厘米，以感到施灸处温热、舒适为度。每次灸 10 ～ 15 分钟，灸至皮肤产生红晕为止。

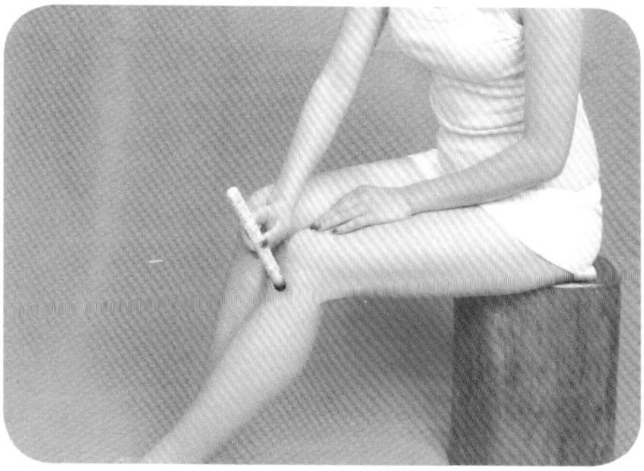

灸三阴交穴

【定位】位于小腿内侧，当足内踝尖上 3 寸，胫骨内侧缘后方。

【艾灸】施灸时，取坐位，手执艾条以点燃的一端对准施灸部位，距离皮肤 1.5 ～ 3 厘米，每次 10 ～ 20 分钟，以感到施灸处温热、舒适为度。

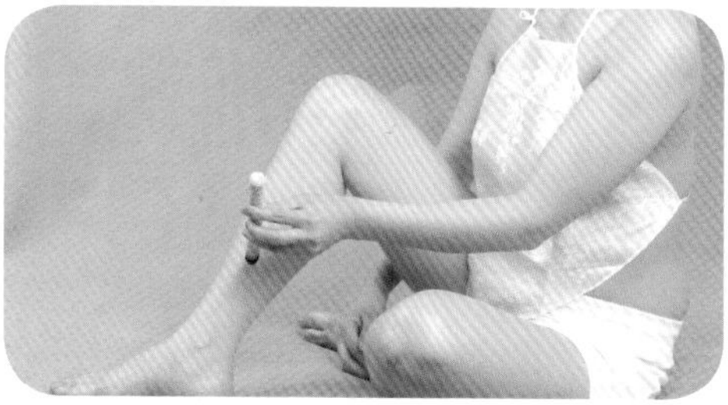

专家解析

气海穴益气助阳，关元穴固本培元，足三里穴生发胃气，三阴交穴补益肝肾。四穴配伍艾灸，可以缓解阴阳两虚型糖尿病。

拔罐疗法

拔罐肾俞穴

【定位】位于腰部，当第 2 腰椎棘突下，旁开 1.5 寸。

【拔罐】把罐吸拔在肾俞穴上，留罐 10 分钟左右。每日 1 次，10 次为 1 疗程。

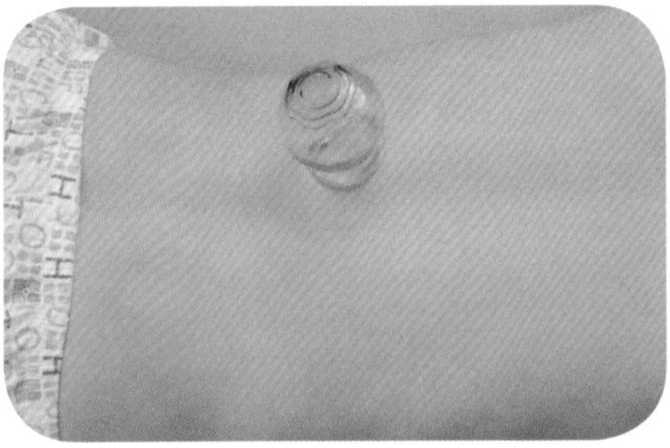

拔罐足三里穴

【定位】位于外膝眼下 3 寸，距胫骨前嵴 1 横指，当胫骨前肌上。

【拔罐】把罐吸拔在足三里穴上，留罐 10 分钟左右。每日 1 次，10 次为 1 疗程。

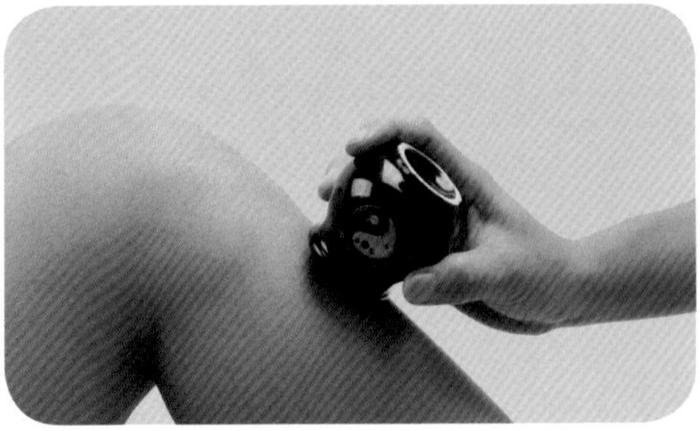

拔罐三阴交穴

【定位】位于小腿内侧，当足内踝尖上 3 寸，胫骨内侧缘后方。

【拔罐】将罐吸拔在三阴交穴上，留罐 10 分钟左右。每日 1 次，10 次为 1 疗程。

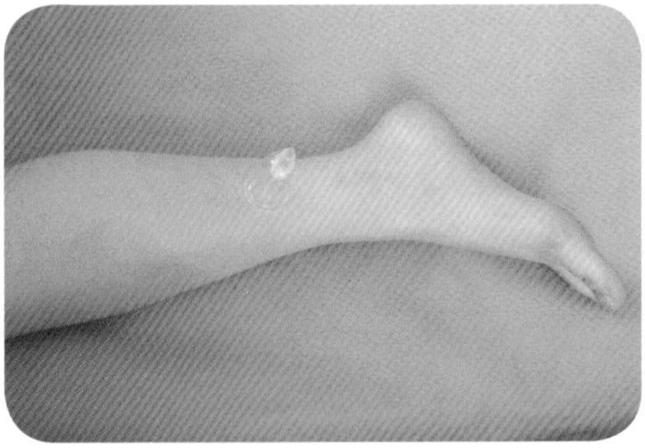

拔罐太冲穴

【定位】位于足背侧，当第 1 跖骨间隙的后方凹陷处。

【拔罐】太冲穴点刺出血，以微微出血为度，把罐吸拔在太冲穴上，留罐 10 分钟左右，拔至皮肤潮红为止，每日 1 次，10 次为 1 疗程。

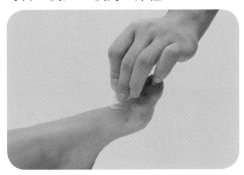

专家解析

肾俞穴益肾助阳，足三里穴生发胃气，三阴交穴健脾利湿，太冲穴燥湿生风。经常拔罐以上穴位，对阴阳两虚型糖尿病有很好的疗效。

肺热伤津型

肺主气，为水之上源，有通调水道的功能，如果肺受燥热所伤，津液不能四散分布而日趋下行，就会出现小便频数、量多。肺主皮毛，脾主肌肉，肝主筋，肾主骨，心主血脉，若肺热叶焦，津伤失布，不能润泽五脏，五体失养，故见肢体软弱无力。

主要症状

烦渴，喜爱饮水，饮水量多且频繁，饮后仍觉口干舌燥，排尿次数增多，能吃但身体渐瘦，兼有面色不华，大便秘结，四肢乏力，皮肤干燥，舌尖红，苔薄黄而干，脉洪数等。

治疗原则

肺热伤津型糖尿病的病因多为饮食不当，或热邪入侵，或情志不畅。其治疗原则为清热润肺，生津止渴。

对症食材

冬瓜 苦瓜 薏米 南瓜 海带 豆腐 菠菜 兔肉

以上这些食材有清热润肺、生津止渴的功效，对本型糖尿病作用很大。

对症药材

天花粉 生地 黄连 黄芩 麦冬 葛根 石斛 白芍 桑叶 枇杷叶 人参

以上这些药材配伍有清热润肺、生津止渴的功效，非常适合肺热伤津型的糖尿病患者食用，有很好的疗效。

葛根

白芍

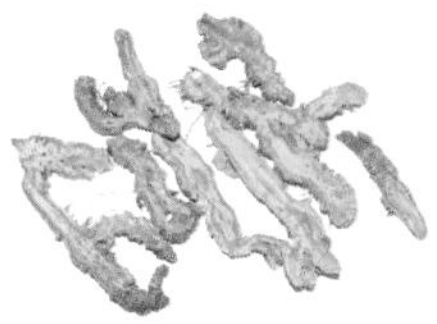
黄连

石斛

人参

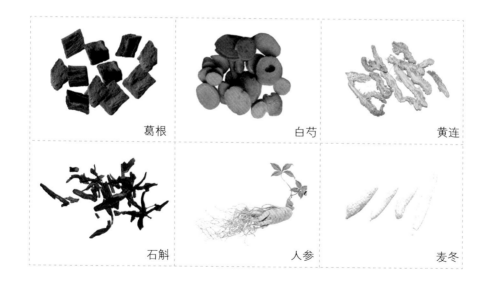
麦冬

按摩疗法

按揉肺俞穴

【定位】位于背部，当第 5 胸椎棘突下，旁开 1.5 寸。

【按摩】两手拇指同时用力，按顺时针方向按揉肺俞穴约 2 分钟，然后按逆时针方向按揉约 2 分钟，以局部出现酸、麻、胀感觉为佳。

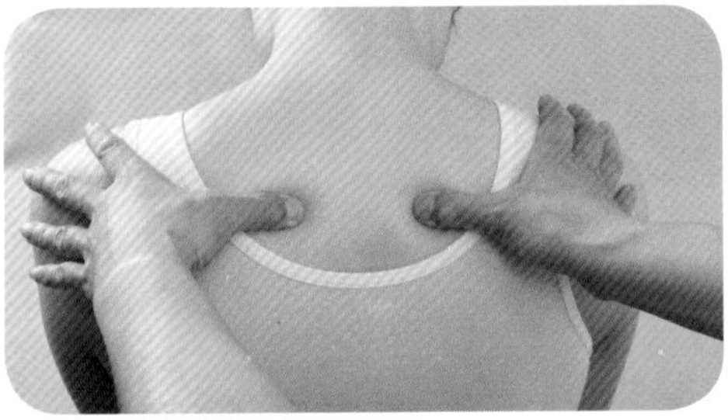

按揉中府穴

【定位】位于胸前壁的外上方，云门穴下 1 寸，前正中线旁开 6 寸。

【按摩】用拇指轻轻按揉中府穴 30 秒，然后按顺时针方向按揉约 2 分钟，以局部出现酸、麻、胀感为佳。

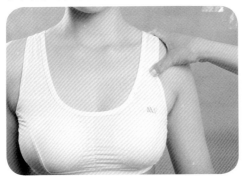

指推膻中穴

【定位】位于胸部，前正中线上，两乳头连线的中点。

【按摩】用中指自下而上推膻中穴约 2 分钟，以局部出现酸、麻、胀感觉为佳。

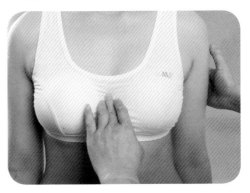

按揉阳陵泉穴

【定位】位于小腿外侧，当腓骨头前下方凹陷处。

【按摩】用拇指指腹按顺时针方向按揉阳陵泉穴约 2 分钟，然后按逆时针方向按揉约 2 分钟，以局部出现酸、麻、胀感觉为佳。

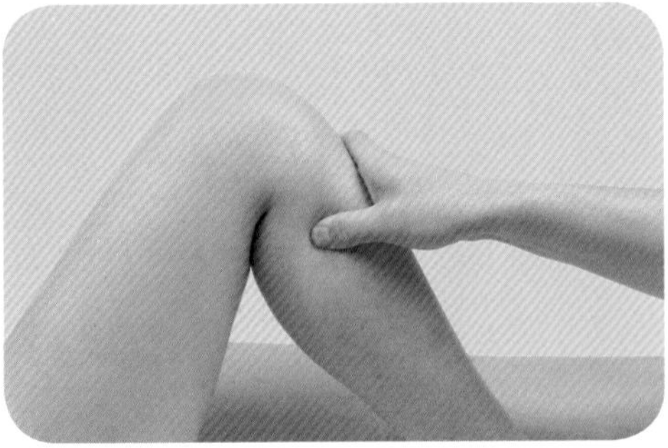

专家解析

肺俞穴调补肺气，中府穴清泻肺热、止咳平喘，膻中穴清肺宽胸，阳陵泉穴疏肝解郁。四穴配伍按摩有清热润燥、养阴生津的功效。

揉按胰俞穴

【定位】位于腰部，在第 8 胸椎棘突下旁开 1.5 寸，膈俞穴与肝俞穴之间。

【按摩】用拇指指腹揉按胰俞穴约 2 分钟，以局部出现酸、麻、胀感觉为佳。

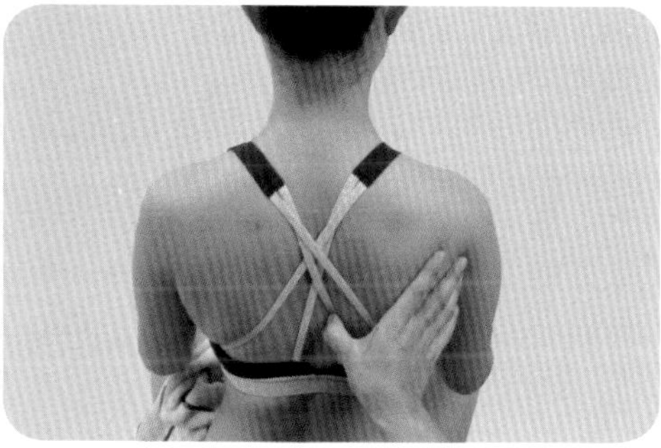

按揉脾俞穴

【定位】位于背部，当第 11 胸椎棘突下，旁开 1.5 寸。

【按摩】用两手拇指按在脾俞穴上，其余四指附着在肋骨上，按揉约 2 分钟；或捏空拳揉擦脾俞穴 30 ～ 50 次，擦至局部有热感为佳。

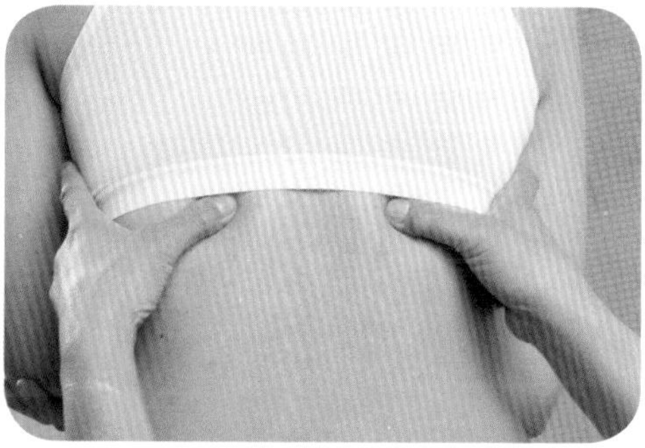

按揉肾俞穴

【定位】位于腰部，当第 2 腰椎棘突下，旁开 1.5 寸。

【按摩】用双手拇指重叠按压肾俞穴 1 分钟，再按顺时针方向按揉约 1 分钟，然后按逆时针方向按揉约 1 分钟，以局部出现酸、麻、胀感觉为佳。

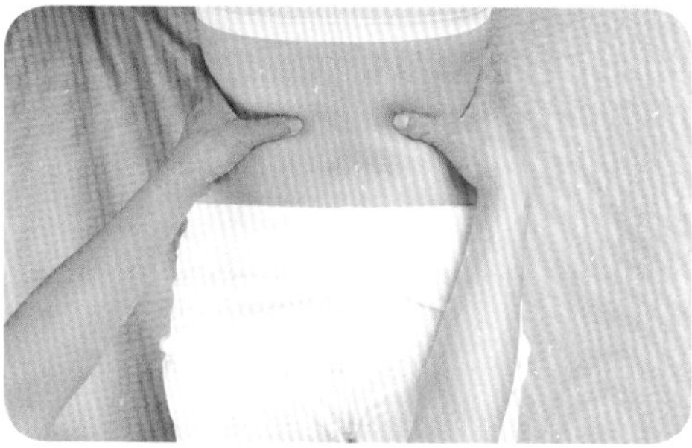

按揉三阴交穴

【定位】位于小腿内侧，当足内踝尖上 3 寸，胫骨内侧缘后方。

【按摩】用拇指按顺时针方向按揉三阴交穴约 2 分钟，然后按逆时针方向按揉约 2 分钟，以局部出现酸、麻、胀感觉为佳。

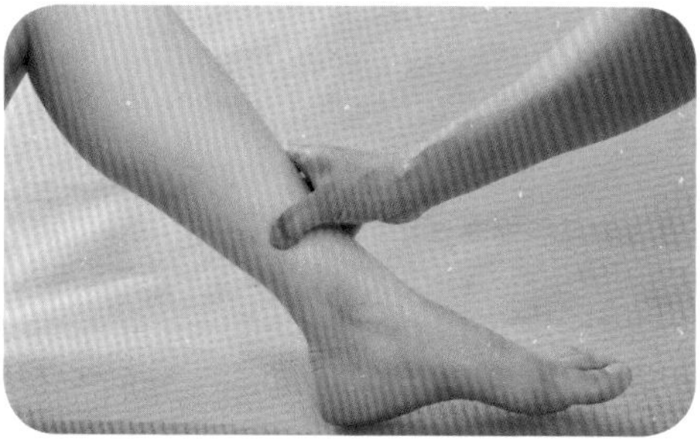

专家解析

胰俞穴健脾和胃、理气止痛，脾俞穴利湿升清，肾俞穴益肾助阳，三阴交穴健脾利湿。四穴配伍按摩对肺热伤津型糖尿病有不错的疗效。

艾灸疗法

灸手三里穴

【定位】位于前臂背面桡侧，当阳溪与曲池连线上，肘横纹下2寸。

【艾灸】宜采用温和灸。每日灸1次，每次10～20分钟，灸至皮肤产生红晕为止。

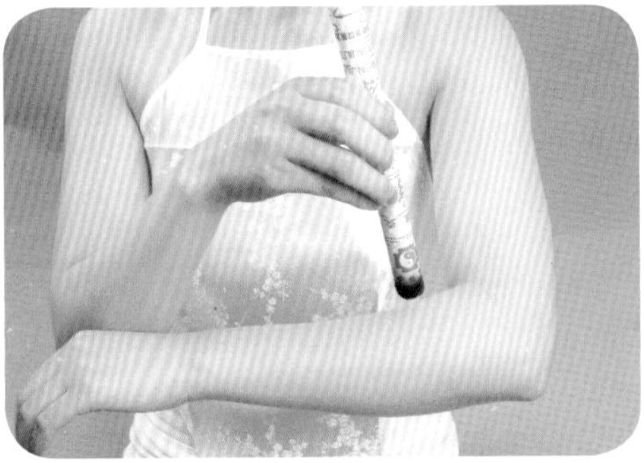

灸云门穴

【定位】位于胸前壁的外上方，肩胛骨喙突上方，锁骨下窝凹陷处，距前正中线6寸。

【艾灸】艾炷灸3～5壮，或艾条灸5～10分钟，灸至皮肤产生红晕为止。

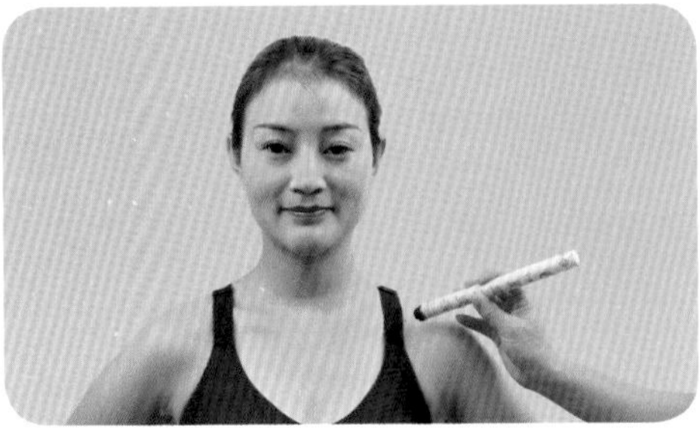

灸胰俞穴

【定位】位于背部，在第8胸椎棘突下旁开1.5寸，膈俞穴与肝俞穴之间。

【艾灸】艾炷灸3～5壮，或艾条灸5～10分钟，灸至皮肤产生红晕为止。

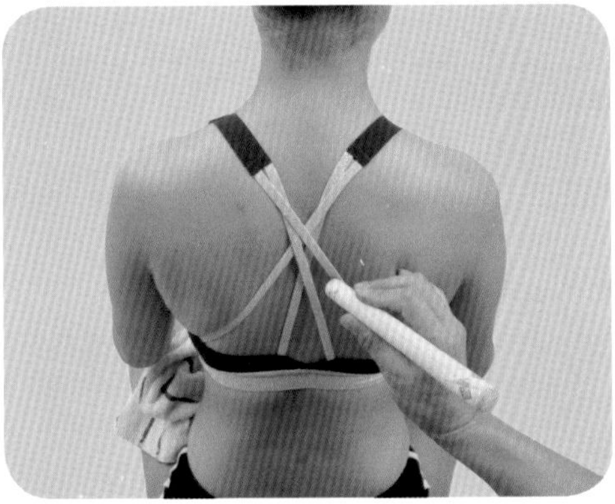

灸阳陵泉穴

【定位】位于小腿外侧，当腓骨头前下方凹陷处。

【艾灸】手执艾条以点燃的一端对准施灸部位，距离皮肤1.5～3厘米施灸，以感到施灸处温热、舒适为度。每日灸1次，每次灸10分钟。

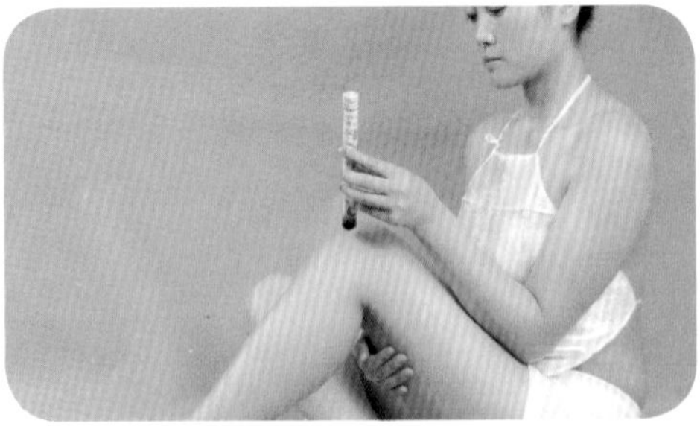

专家解析

手三里穴清热明目，云门穴清肺理气，胰俞穴健脾和胃，阳陵泉穴疏肝解郁。四穴配伍有清热润燥、养阴生津的功效。

刮痧疗法

刮拭膻中穴

【定位】位于胸部，前正中线上，两乳头连线的中点。

【刮拭】以面刮法刮拭膻中穴，潮红出痧即可。

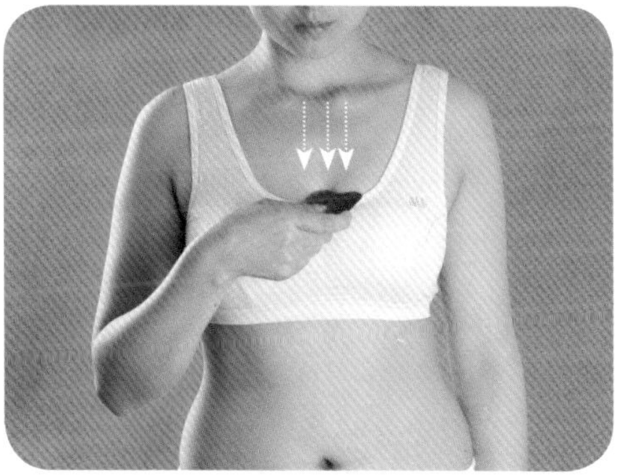

刮拭大椎穴

【定位】位于颈部下端，背部正中线上，第 7 颈椎棘突下凹陷中。

【刮拭】以面刮法从上向下刮拭大椎穴，以出痧为度。

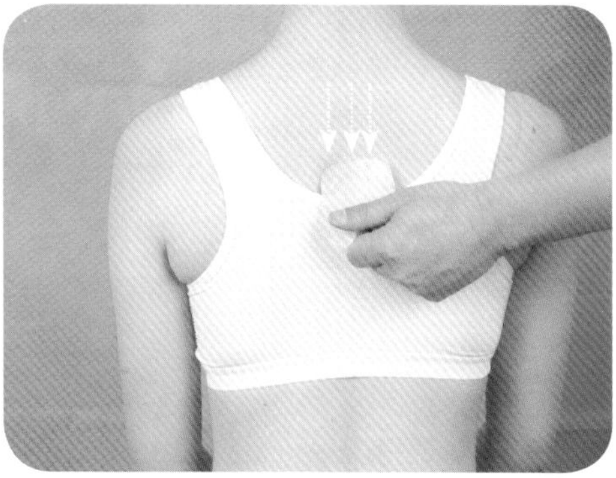

刮拭胰俞穴

【定位】位于腰部，在第 8 胸椎棘突下旁开 1.5 寸，膈俞穴与肝俞穴之间。

【刮拭】以面刮法从上向下刮拭胰俞穴，以出痧为度。

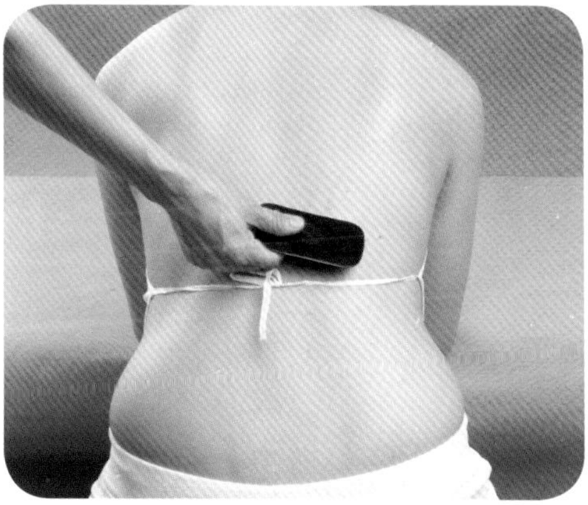

刮拭足三里穴

【定位】位于小腿前外侧，当犊鼻下 3 寸，距胫骨前缘 1 横指（中指）。

【刮拭】用面板法从上向下刮拭足三里穴，力度适中，以局部皮肤潮红出痧为度。

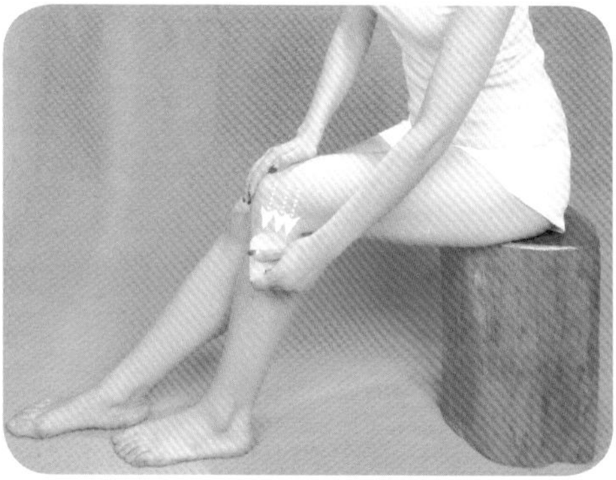

专家解析

膻中穴清肺宽胸，大椎穴祛风散寒，胰俞穴理气止痛，足三里穴燥化脾湿。四穴配伍刮痧，对肺热伤津型糖尿病有不错的疗效。

刮拭支正穴

【定位】位于前臂背面尺侧，当阳谷与小海的连线上，腕背横纹上 5 寸。

【刮拭】用面刮法从上向下刮拭支正穴，力度适中，以局部皮肤潮红出痧为度。

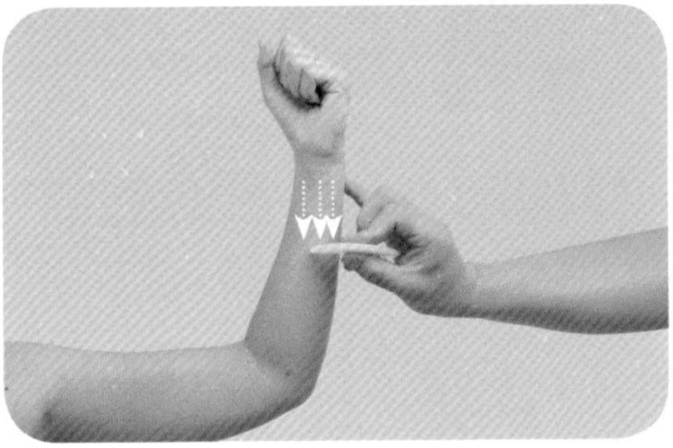

刮拭曲池穴

【定位】位于肘横纹外侧端，屈肘时当尺泽与肱骨外上髁连线中。

【刮拭】以面刮法刮拭上肢肘部曲池穴，以出痧为度。

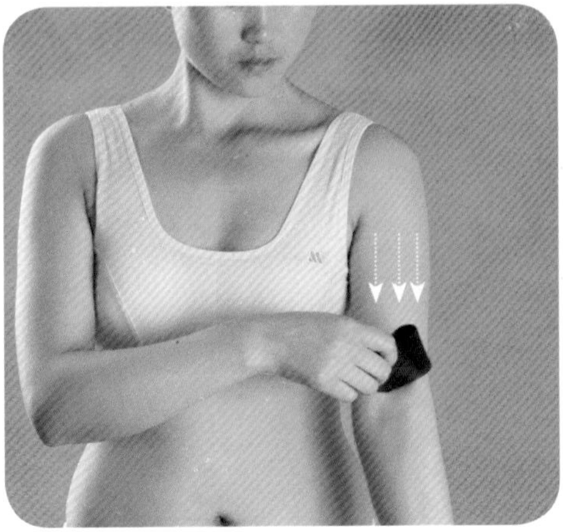

刮拭太渊穴

【定位】位于腕掌侧横纹桡侧端，桡动脉搏动处。

【刮拭】以面刮法刮拭上肢太渊穴，可不出痧。

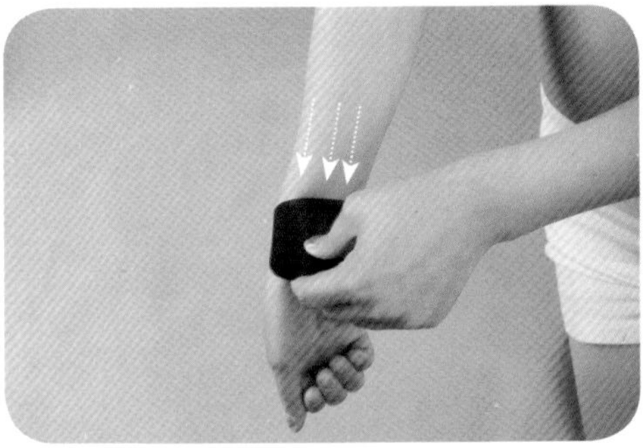

刮拭少府穴

【定位】位于手掌面，第 4、5 掌骨之间，握拳时，当小指尖处。

【刮拭】用刮痧板角部刮拭少府穴，力度适中，以局部皮肤潮红为度。

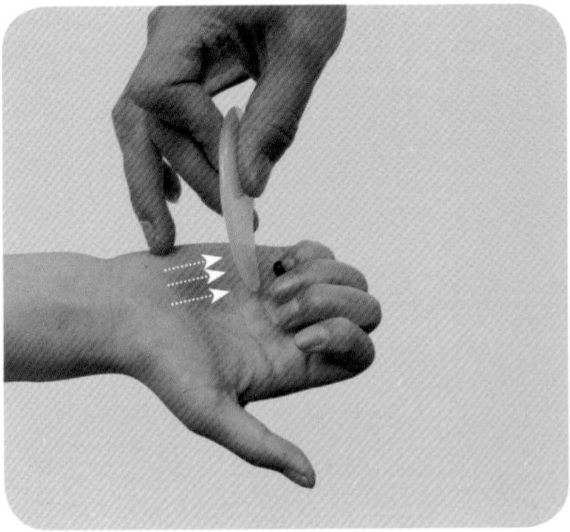

专家解析

支正穴活血止痛，曲池穴清热和营、降逆活络，太渊穴止咳化痰，少府穴清心泄热。四穴配伍刮痧，对肺热伤津型糖尿病有着不错的疗效。

拔罐疗法

拔罐大椎穴

【定位】位于颈部下端，背部正中线上，第 7 颈椎棘突下凹陷中。

【拔罐】将罐吸拔在大椎穴上，留罐 10 分钟左右，拔至皮肤潮红为止，每日 1 次，10 次为 1 疗程。

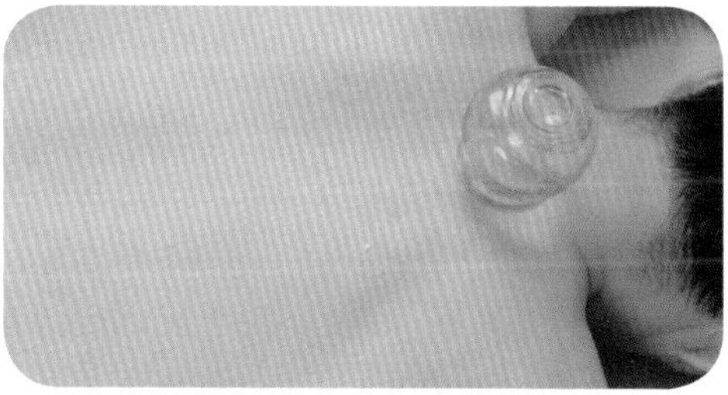

拔罐曲池穴

【定位】位于肘横纹的外侧端，屈肘时当尺泽与肱骨外上髁连线中。

【拔罐】把罐吸拔在曲池穴位上，留罐 10 分钟，拔至皮肤潮红为止，每日 1 次，10 次为 1 疗程。

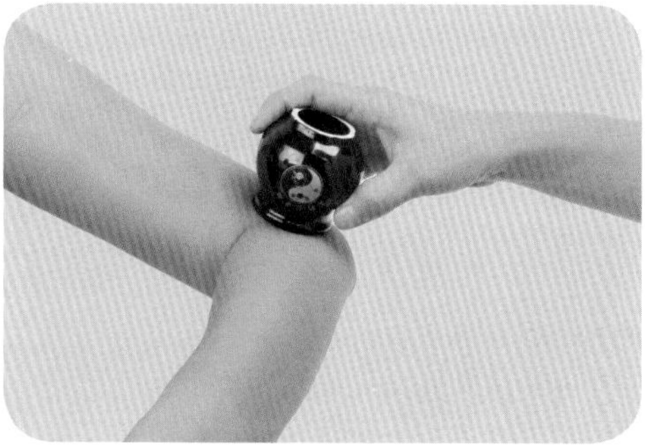

拔罐三阴交穴

【定位】位于小腿内侧，当足内踝尖上 3 寸，胫骨内侧缘后方。

【拔罐】将罐吸拔在三阴交穴上，留罐 10 分钟左右，拔至皮肤潮红为止，每日 1 次，10 次为 1 疗程。

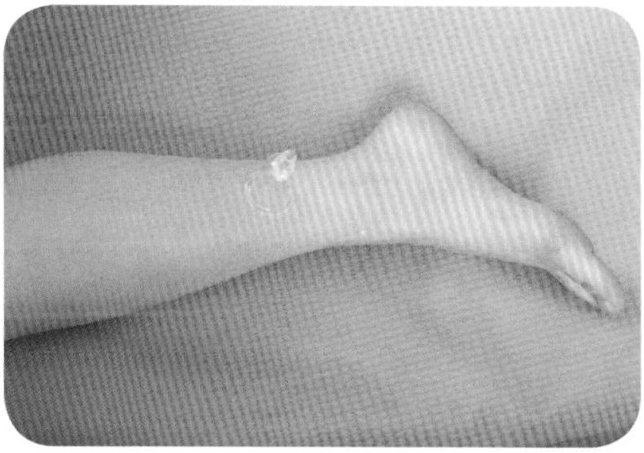

拔罐鱼际穴

【定位】位于手外侧，第 1 掌骨中点，赤白肉际处。

【拔罐】单纯拔罐法或闪罐法，将罐吸拔在鱼际穴上，拔罐后留罐 10 分钟，拔至皮肤潮红为止，每日 1 次，10 次为 1 疗程。

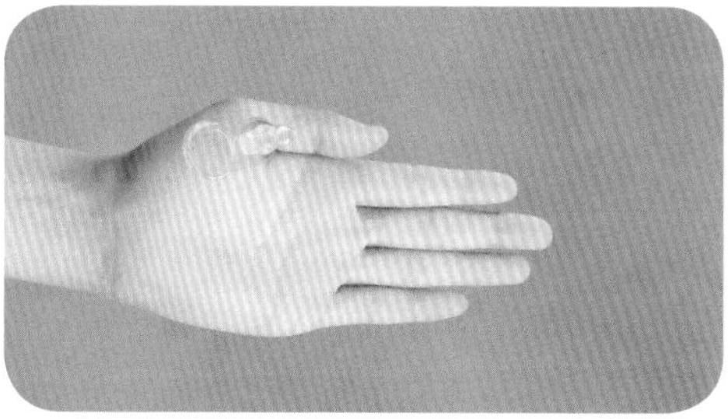

专家解析

大椎穴祛风散寒，曲池穴清热和营、降逆活络，三阴交穴健脾利湿，鱼际穴清宣肺气、清热利咽。四穴配伍拔罐，对肺热伤津型糖尿病有很好的疗效。

拔罐肺俞穴

【定位】位于背部，当第3胸椎棘突下，旁开1.5寸。

【拔罐】单纯拔罐法或闪罐法，将罐吸拔在肾俞穴上，留罐10分钟，拔至皮肤潮红为止，每日1次，10次为1疗程。

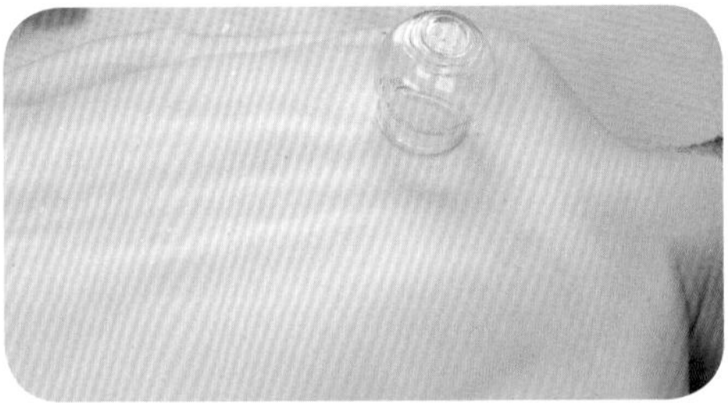

拔罐尺泽穴

【定位】位于肘横纹中，肱二头肌肌腱桡侧凹陷处。

【拔罐】单纯拔罐法或闪罐法，把罐吸拔在尺泽穴位上，留罐10分钟，以局部皮肤潮红为度，每日1次，10次为1疗程。

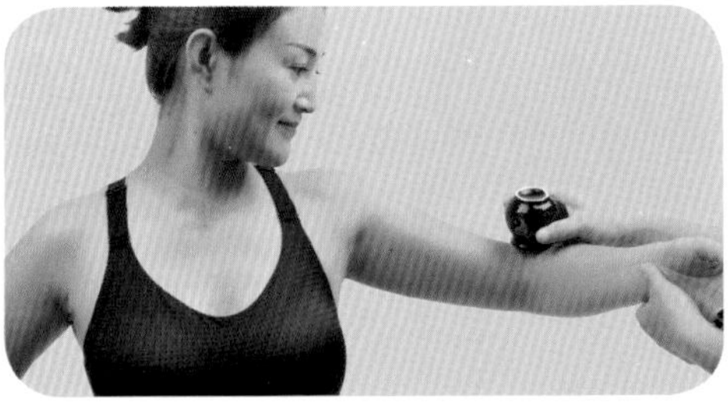

拔罐心俞穴

【定位】位于背部，当第5胸椎棘突下，旁开1.5寸。

【拔罐】单纯拔罐法或闪罐法，把罐吸拔在心俞穴上，留罐10分钟，拔至皮肤潮红为止，每日1次，10次为1疗程。

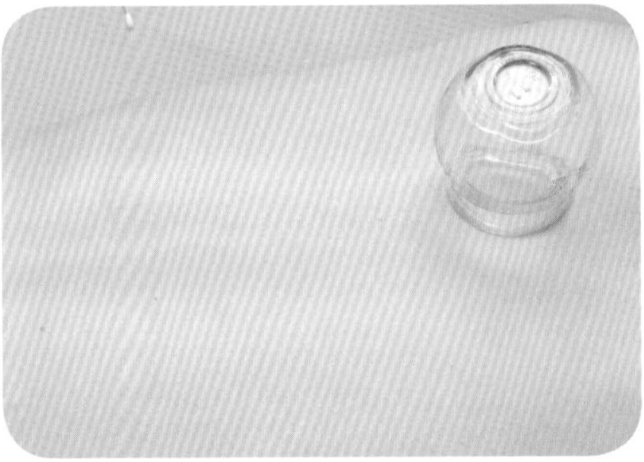

拔罐鱼际穴

【定位】位于手外侧，第1掌骨中点，赤白肉际处。

【拔罐】单纯拔罐法或闪罐法，将罐吸拔在鱼际穴上，拔罐后留罐10分钟，拔至皮肤潮红为止，每日1次，10次为1疗程。

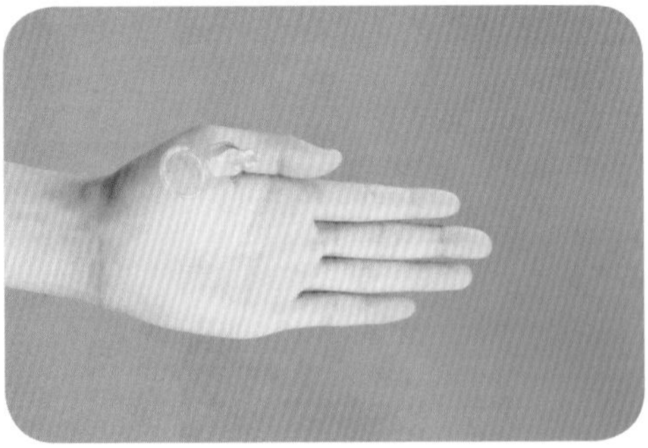

专家解析

肺俞穴调补肺气，心俞穴宽胸理气，尺泽穴散热去痛，鱼际穴清宣肺气、清热利咽。四穴配伍拔罐，对肺热伤津型糖尿病有很好的疗效。

胃热炽盛型

脾胃受燥热损伤，胃火炽盛，脾阴不足，就会口渴多饮，多食善饥，脾气虚，不能输布水谷精微，精微下注小便，所以小便甘，水谷精微不能濡养肌肉，所以日益消瘦。

主要症状

以多食易饥为主，且伴有口渴、尿多、形体消瘦、大便燥结、舌红苔黄、脉滑数有力等。

治疗原则

胃热炽盛型糖尿病的病因病机为饮食失节，长期过食肥甘厚味，辛辣香燥，其主要治疗原则为清胃泻火、养阴增液。

对症食材

苦瓜 西瓜 莲子 马齿苋 鸭肉 兔肉 黄瓜 冬瓜

以上食材有清胃泻火、养阴增液的功效，非常适合此类型糖尿病患者食用。

对症药材

石膏 知母 生地黄 麦冬 黄连 栀子 人参 石斛 天花粉 牡丹皮 赤芍 大黄

以上这些中药材配伍使用，有清胃泻火、养阴增液的功效，胃热炽盛型糖尿病患者可以常服。

石膏

知母

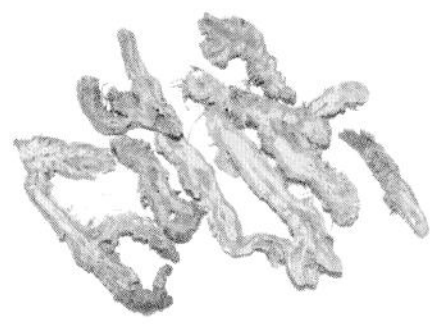

黄连

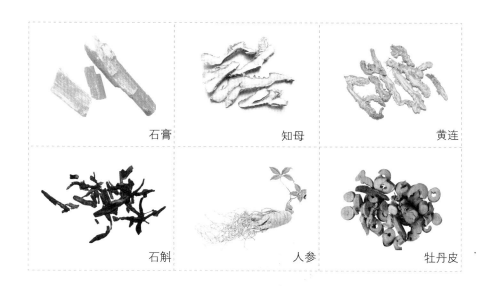

石斛

人参

牡丹皮

按摩疗法

按压建里穴

【定位】位于上腹部，前正中线上，当脐中上 3 寸。

【按摩】用拇指指腹按压建里穴约 30 秒，然后按顺时针方向按揉约 2 分钟，以局部出现酸、麻、胀感觉为佳。

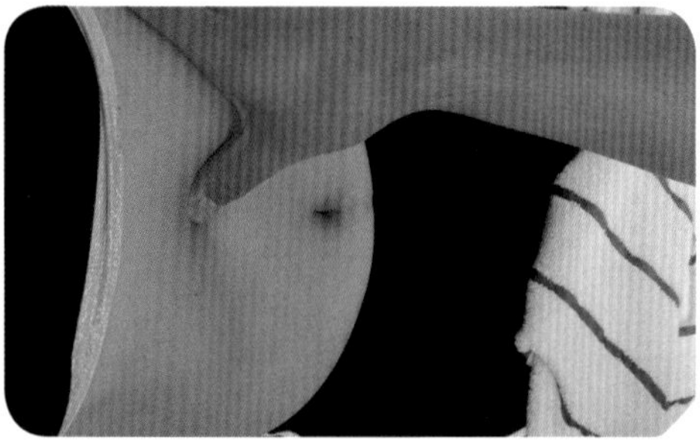

按揉期门穴

【定位】位于第六肋间隙，正对着乳头。

【按摩】用手指缓缓按摩期门穴，按摩 3 ～ 5 秒钟之后吐气，吐气时放手，吸气时再刺激穴道，如此反复，有酸麻的感觉才见效。可中间三个指头并起来，以加大按摩面积。

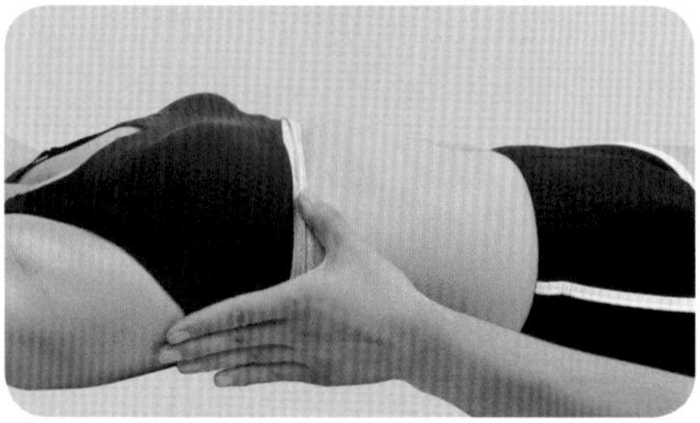

揉按胰俞穴

【定位】位于背部，在第 8 胸椎棘突下旁开 1.5 寸，膈俞穴与肝俞穴之间。

【按摩】用拇指指腹揉按胰俞穴约 2 分钟，以局部出现酸、麻、胀感觉为佳。

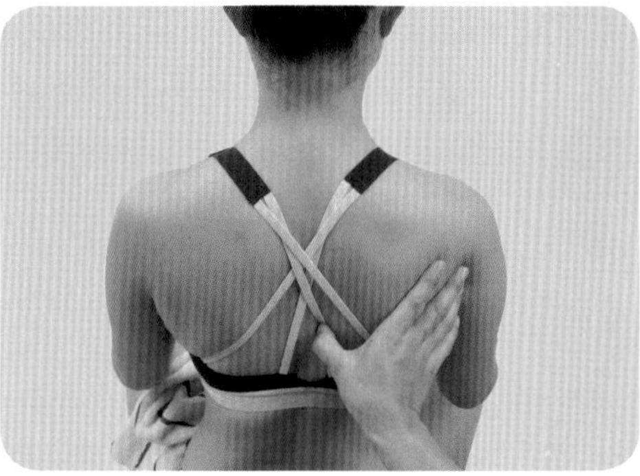

掐揉内庭穴

【定位】位于足背，当第 2、第 3 趾间，趾蹼缘后方赤白肉际处。

【按摩】按压时，以一侧拇指的指端按住此穴，稍用力按压，以酸胀感为宜，每侧 1 分钟，共 2 分钟，每天坚持按摩。

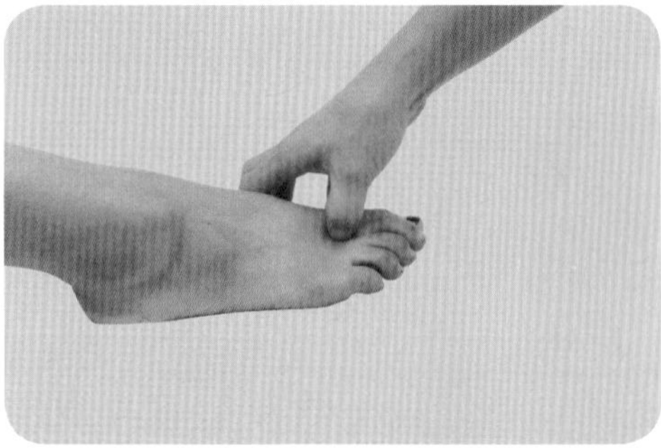

专家解析

建里穴和胃健脾、通降腑气，期门穴疏肝健脾，胰俞穴健脾和胃，内庭穴泻火理气止痛。以上穴位配伍，有清胃泻火、养阴增液的作用。

按揉地机穴

【定位】位于小腿内侧，当内踝尖与阴陵泉的连线上，阴陵泉下 3 寸。

【按摩】用拇指指尖按揉地机穴约 30 秒，然后按顺时针方向按揉约 2 分钟，以局部出现酸、麻、胀感觉为佳。

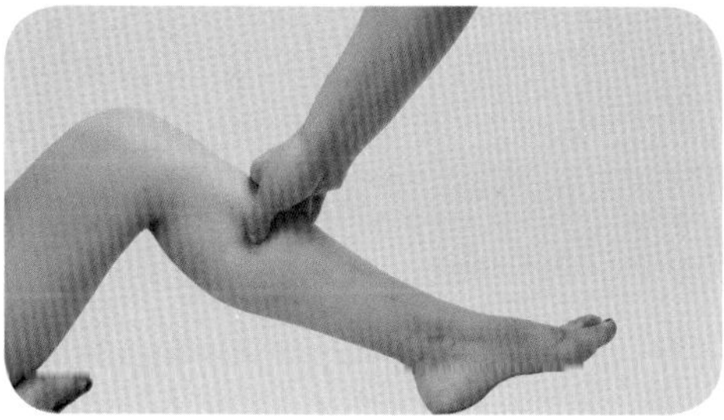

按揉天枢穴

【定位】位于腹中部，平脐中，距脐中 2 寸。

【按摩】用双手拇指指腹按压天枢穴约 30 秒，然后按顺时针方向按揉约 2 分钟，以局部出现酸、麻、胀感觉为佳。

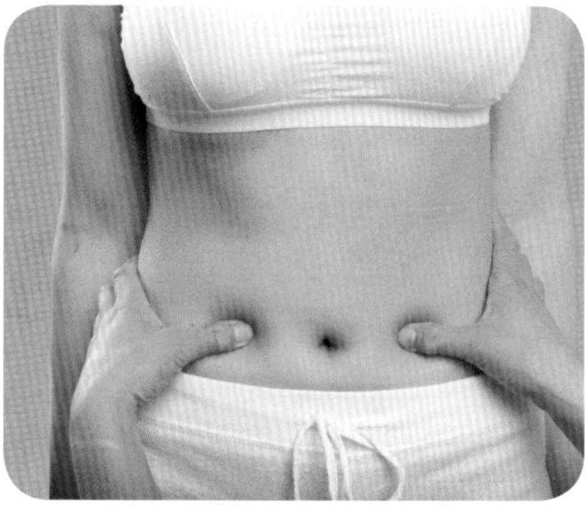

按揉血海穴

【定位】位于大腿内侧，髌底内侧端上 2 寸，当股四头肌内侧头的隆起处。

【按摩】用拇指按顺时针方向按揉血海穴约 1 分钟，然后按逆时针方向按揉约 1 分钟，以局部出现酸、麻、胀感觉为佳。

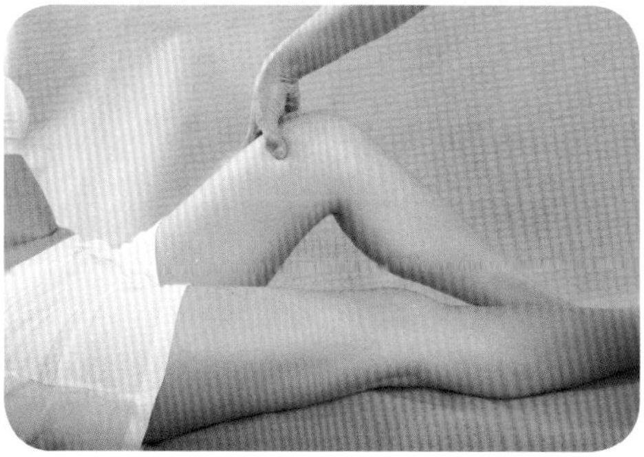

按揉足三里穴

【定位】位于外膝眼下 3 寸，距胫骨前嵴 1 横指，当胫骨前肌上。

【按摩】用拇指按顺时针方向按揉足三里穴约 2 分钟，然后按逆时针方向按揉约 2 分钟，以局部出现酸、麻、胀感觉为佳。

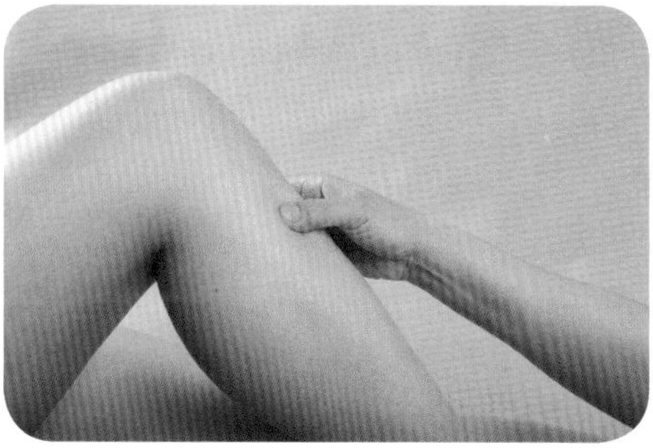

专家解析

地机穴健脾渗湿，天枢穴调理胃肠、消炎止泻，血海穴健脾化湿，足三里穴生发胃气。胃热炽盛型糖尿病患者经常按摩以上穴位，可以缓解病症。

艾灸疗法

灸脾俞穴

【定位】位于背部，当第 11 胸椎棘突下，旁开 1.5 寸。

【艾灸】手执艾条以点燃的一端对准施灸部位，距离皮肤 1.5 ～ 3 厘米，以感到施灸处温热、舒适为度。

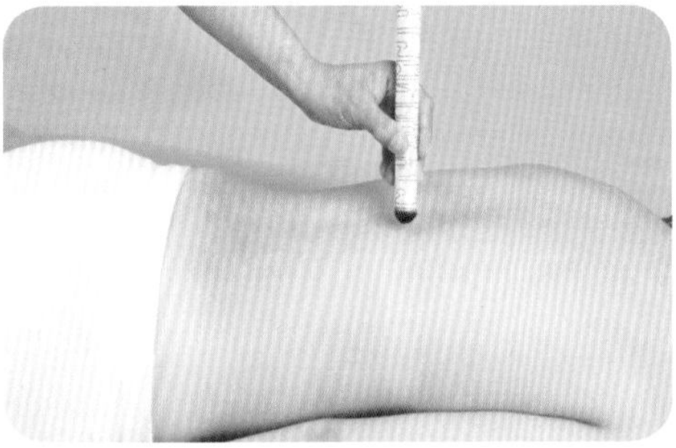

灸神阙穴

【定位】位于腹中部，脐中央。

【艾灸】手执艾条以点燃的一端对准施灸部位，距离皮肤 1.5 ～ 3 厘米，左右方向平行往复或反复旋转施灸。每日灸 1 ～ 2 次，每次灸 10 ～ 15 分钟。

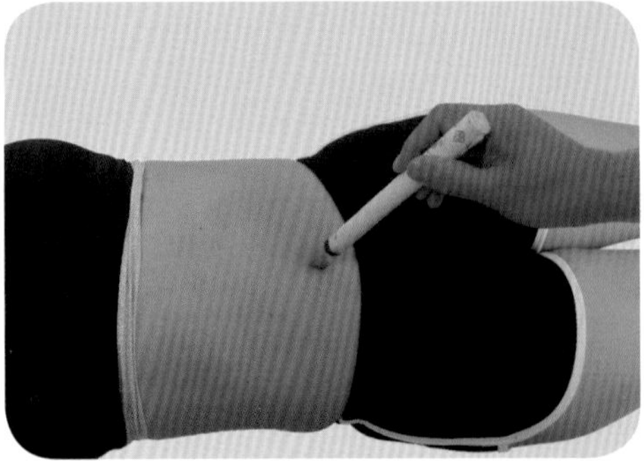

灸关元穴

【定位】位于脐中下 3 寸，腹中线上，仰卧取穴。

【艾灸】手执艾条以点燃的一端对准施灸部位，距离皮肤 1.5 ～ 3 厘米，左右方向平行往复或反复旋转施灸，以感到施灸处温热、舒适为度。

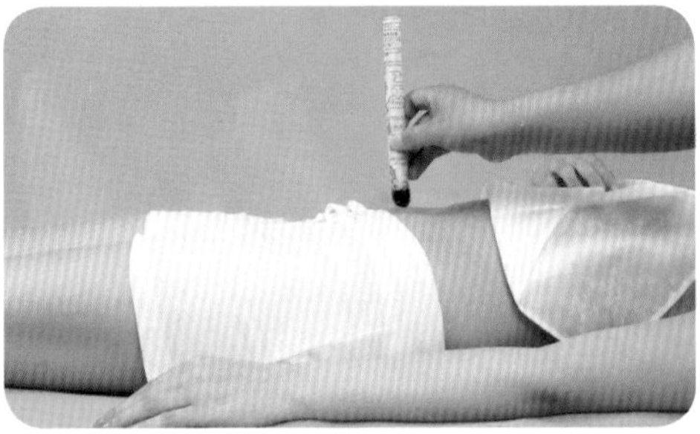

灸足三里穴

【定位】位于外膝眼下 3 寸，距胫骨前嵴 1 横指，当胫骨前肌上。

【艾灸】点燃艾条对准施灸部位，距离皮肤 1.5 ～ 3 厘米，以感到施灸处温热、舒适为度。每次灸 10 ～ 15 分钟，灸至皮肤产生红晕为止。

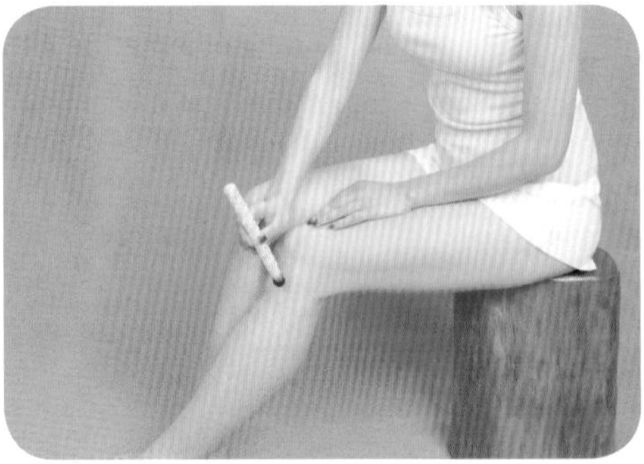

专家解析

脾俞穴健脾和胃，神阙穴通经行气，关元穴固本培元、导赤通淋，足三里穴生发胃气。四穴配伍，可以很好地治疗胃热炽盛型糖尿病。

刮痧疗法

刮拭大杼穴

【定位】位于背部，当第1胸椎棘突下，旁开1.5寸。

【刮拭】用面刮法从上向下刮拭双侧大杼穴，以出痧为度。

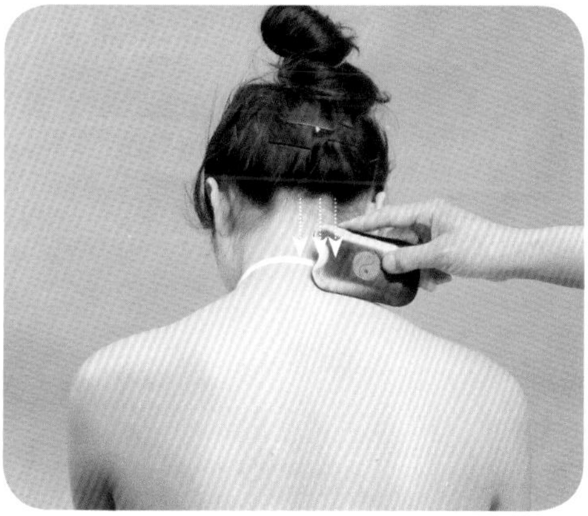

刮拭腹结穴

【定位】位于下腹部，大横下1.3寸，距前正中线4寸。

【刮拭】用角刮法从上向下刮拭双侧腹结穴，以出痧为度。

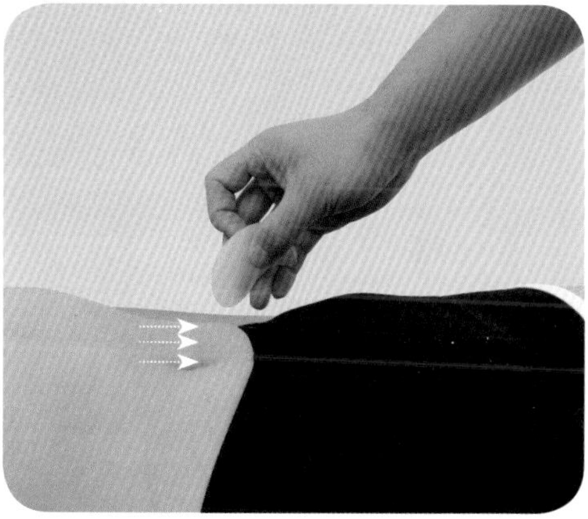

刮拭膀胱俞穴

【定位】位于骶部，当骶正中嵴旁1.5寸，平第2骶孔。

【刮拭】以面刮法刮拭背腰部双侧膀胱俞穴，以出痧为度。

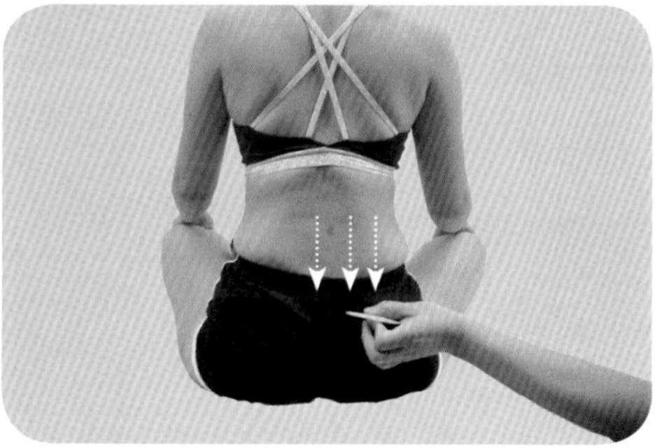

刮拭天枢穴

【定位】位于腹中部，平脐中，距脐中2寸。

【刮拭】以面刮法从上向下刮拭腹部双侧天枢穴。

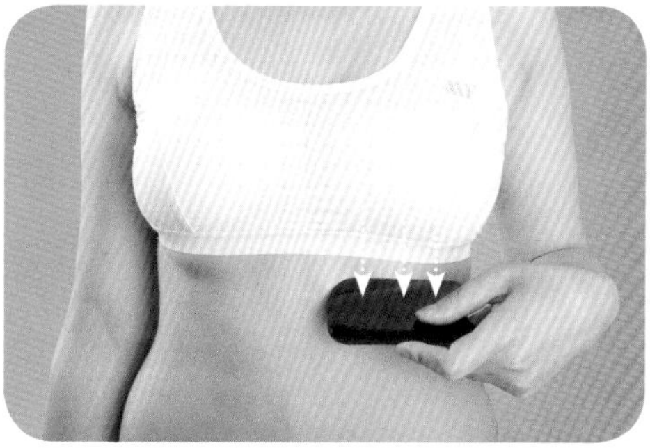

专家解析

大杼穴清热止痛，膀胱俞穴清热利尿，腹结穴健脾利湿，天枢穴调理胃肠。四穴配伍刮痧，对胃热炽盛型糖尿病有很好的疗效。

刮拭脾俞穴

【定位】位于背部，当第 11 胸椎棘突下，旁开 1.5 寸。

【刮拭】以面刮法刮拭双侧脾俞穴，以皮肤出痧为度。

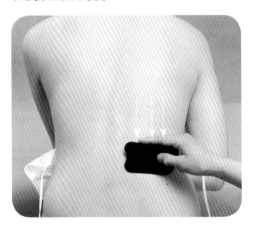

刮拭胃俞穴

【定位】位于背部，当第 12 胸椎棘突下，旁开 1.5 寸。

【刮拭】以面刮法刮拭双侧胃俞穴，以皮肤出痧为度。

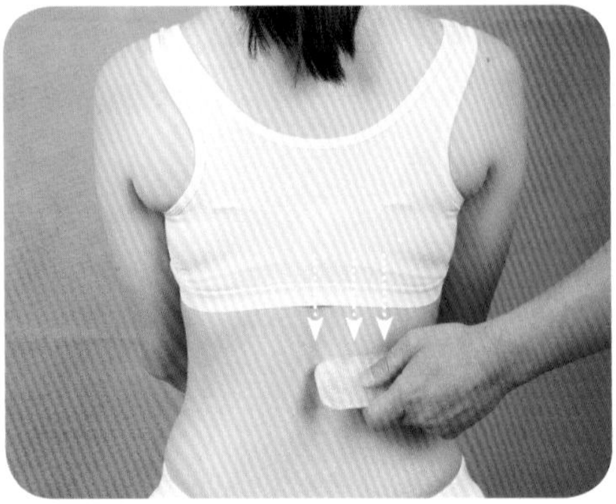

刮拭足三里穴

【定位】位于小腿前外侧，当犊鼻下 3 寸，距胫骨前缘 1 横指（中指）。

【刮拭】以面刮法从上向下刮拭足三里穴，力度适中，以局部皮肤潮红出痧为度。

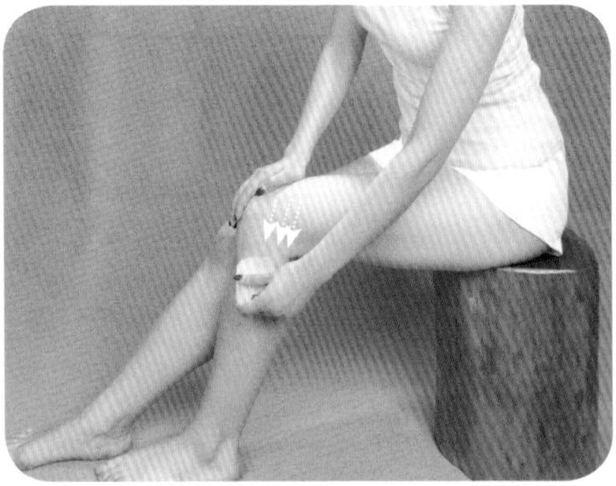

刮拭三阴交穴

【定位】位于小腿内侧，当足内踝尖上 3 寸，胫骨内侧缘后方。

【刮拭】以面刮法从上向下刮拭下肢三阴交穴，以皮肤出痧为度。

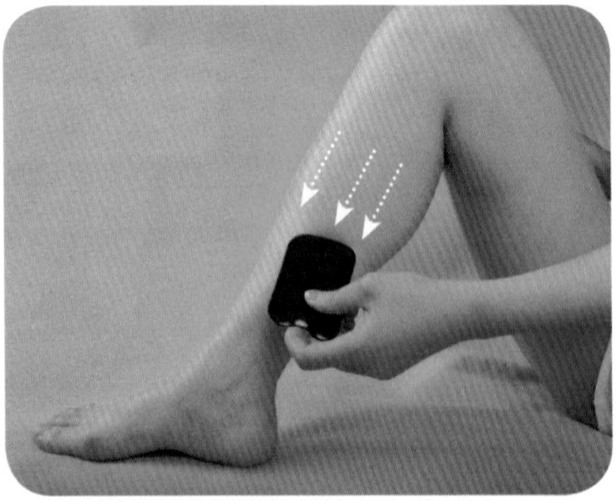

专家解析

脾俞穴健脾和胃，胃俞穴和胃降逆，足三里穴生发胃气，三阴交穴健脾利湿。四穴配伍刮痧，对胃热炽盛型糖尿病有很好的疗效。

拔罐疗法

拔罐大椎穴

【定位】位于颈部下端，背部正中线上，第 7 颈椎棘突下凹陷中。

【拔罐】将罐吸拔在大椎穴上，留罐 10 分钟左右，拔至皮肤潮红为止，每日 1 次，10 次为 1 疗程。

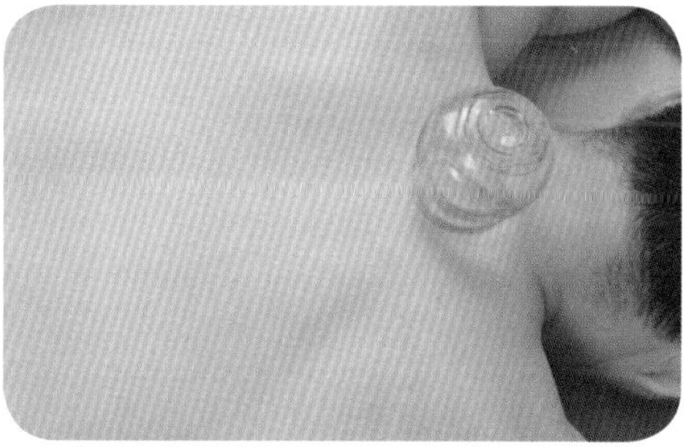

拔罐中脘穴

【定位】位于上腹部，前正中线上，当脐中上 4 寸位。

【拔罐】先把罐吸拔在中脘穴上，以皮肤潮红发紫出现瘀点为止。每日 1 次，10 次为 1 疗程。

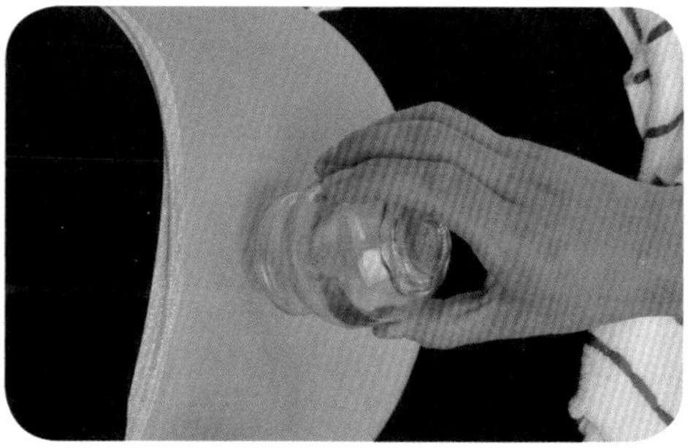

拔罐三阴交穴

【定位】位于小腿内侧，当足内踝尖上 3 寸，胫骨内侧缘后方。

【拔罐】将罐吸拔在三阴交穴上，留罐 10 分钟左右。每日 1 次，10 次为 1 疗程。

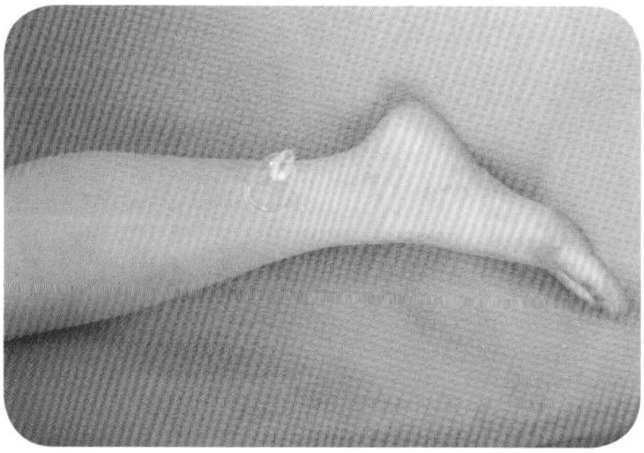

拔罐内庭穴

【定位】位于足背，当第 2、第 3 趾间，趾蹼缘后方赤白肉际处。

【拔罐】内庭穴点刺出血，以微微出血为度，把罐吸拔在内庭穴上，留罐 10 分钟。每日 1 次，10 次为 1 疗程。

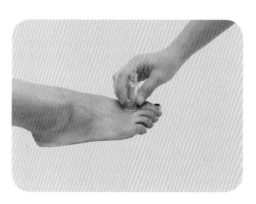

专家解析

大椎穴祛风散寒，中脘穴和胃健脾，三阴交穴健脾利湿，内庭穴清胃热、化积滞。四穴配伍拔罐，对胃热炽盛型糖尿病有很好的疗效。

拔罐脾俞穴

【定位】位于背部，当第 11 胸椎棘突下，旁开 1.5 寸。

【拔罐】让患者取俯卧位，把罐吸拔在脾俞穴上，留罐 10 ～ 15 分钟。

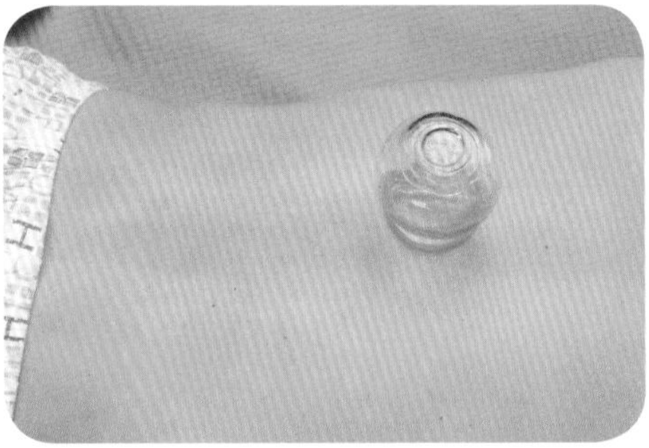

拔罐胃俞穴

【定位】位于背部，当第 12 胸椎棘突下，旁开 1.5 寸。

【拔罐】先让患者取坐位，暴露出背部，然后将罐吸拔在胃俞穴上。拔罐过程中，注意保暖。每次拔罐可选择背部一侧的穴位，下次可选择另一侧。

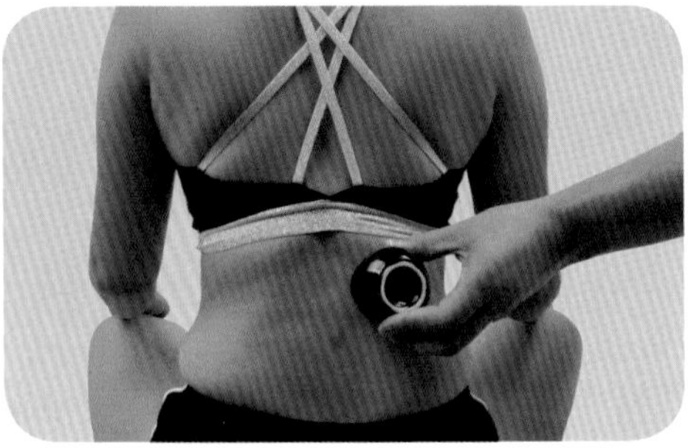

拔罐足三里穴

【定位】位于外膝眼下 3 寸，距胫骨前嵴 1 横指，当胫骨前肌上。

【拔罐】把罐吸拔在穴位上，留罐 10 ～ 20 分钟，至皮肤出现潮红或瘀血再起罐。起罐后，要用消毒棉球擦去瘀血，再用酒精进行消毒，以免感染。

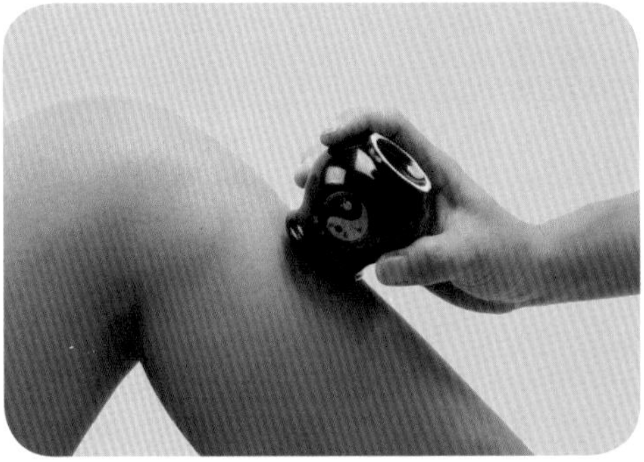

拔罐三阴交穴

【定位】位于小腿内侧，当足内踝尖上 3 寸，胫骨内侧缘后方。

【拔罐】将罐吸拔在三阴交穴上，留罐 10 分钟左右。每日 1 次，10 次为 1 疗程。

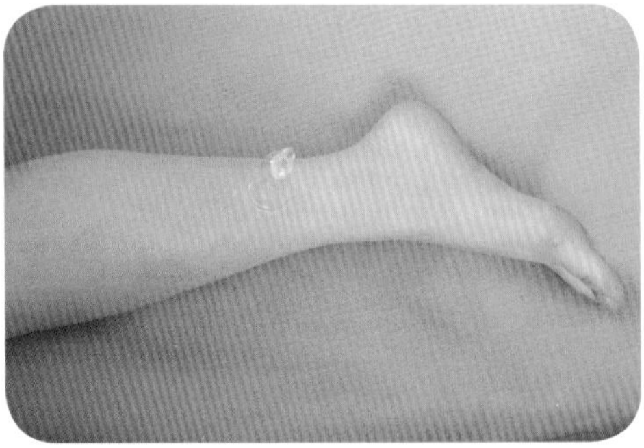

专家解析

脾俞穴健脾和胃，胃俞穴健脾和胃，足三里穴生发胃气，三阴交穴健脾利湿。四穴配伍拔罐，对胃热炽盛型糖尿病有很好的疗效。